SUSE SCHUMACHER

Die Psychologie des Waldes

kailash

SUSE SCHUMACHER

DIE PSYCHOLOGIE DES WALDES

Selbsterkenntnis, Neuorientierung und innerer Frieden durch Waldcoaching

kailash

Für meine beiden Söhne Fritz und Paul

»WALD IST NICHT ALLES, ABER OHNE WALD IST ALLES NICHTS.«

WILHELM BODE, FORSTWISSENSCHAFTLER

INHALT

Wie alles begann 11

1. Die fünf Prinzipien des Waldcoachings 17

Erstes Prinzip: Stärken stärken 18
Zweites Prinzip: Die positive Wirkung des Waldes 28
Drittes Prinzip: Mehr Achtsamkeit wagen 34
Viertes Prinzip: Naturbeobachtung 41
Fünftes Prinzip: Öffnung durch Verbundenheit 45

2. Schritt für Schritt ins Abenteuer – der Waldcoaching-Prozess 53

Erden und ankommen 55
Die Sinne schulen 71
Der Schwellengang 99
Verkörperung: Wie Körper und Psyche zusammenspielen 111
In Herzresonanz 120
Orte der Kraft 131
Tiere als Spiegel 142
Kommunikation mit Pflanzen 156
Den Blick weiten 168
Der Lösung ist das Problem egal 183
Die Kraft der Rituale 200
Im Fluss des Lebens 211

3. Das Waldgefühl in den Alltag integrieren 225

Wir sind der Wald 226
Gegenseitiges Gedeihen 234

Mit dem Herzen sehen 236
Die Botschaft der Raben........................... 242
Tipps für den Alltag 243
Was uns der Wald sagen möchte 245

Dank 248
Anmerkungen 250

Ich danke all meinen Klientinnen und Klienten für ihr Vertrauen, sich auf mich und den Wald eingelassen zu haben. Ich lerne jeden Tag von euch. Von euren vielfältigen Erlebnissen, Erkenntnissen und Erfolgen wird in diesem Buch oft die Rede sein, natürlich anonymisiert. Wenngleich alle Fallgeschichten auf wahren Begebenheiten beruhen, so sind sie doch der Lesbarkeit halber verdichtet. Jeder Dialog ist entsprechend meiner Erinnerung und in meinen eigenen Worten wiedergegeben.

Ich danke allen Leserinnen und Lesern schon jetzt für ihr Verständnis dafür, dass ich mich zugunsten der Lesbarkeit für eine sanfte Form des Genderns entschieden habe.

WIE ALLES BEGANN

Ein Sommer in Schweden. Ich bin zehn Jahre alt und sammle Blaubeeren. Gegen Mittag werde ich müde und lege mich auf ein wunderbar weiches Moospolster. Ich träume von den Tieren des Waldes, die sich zutraulich nähern, mich anstupsen und sich dann zu mir legen. Reh, Hase und Fuchs versichern mir, dass ich dazugehöre und mir keine Sorgen machen soll. Alles ist gut. Beim Aufwachen entdecke ich in einiger Entfernung zwei mächtige Elche, die majestätisch in den Wald schreiten. Insekten schwirren durch die Sonnenstrahlen und um mich herum. Die Blaubeeren duften. Ich fühle mich geborgen in der magischen Welt des Waldes.

Ich hatte das Glück, dass meine Eltern häufig mit mir im Wald waren. Unsere Ferien verbrachten wir oft im Sommerhaus meiner Tante, mitten in der schwedischen Einsamkeit. Im nahen Moorsee machte ich meine ersten Schwimmzüge, im Wald lernte ich, Pilze und Beeren zu bestimmen. Ich war Stunden um Stunden allein unterwegs, ohne mich je einsam zu fühlen. Der Wald war mein Zuhause. Ich habe Elche, Füchse, Rehe beobachtet und den Wechseln des Wetters zugeschaut. Wenn ich mich, so wie jetzt, erinnere, spüre ich umgehend einen tiefen inneren Frieden. Der Wald gibt mir das Gefühl, mit der Natur verbunden zu sein und ihr zu vertrauen. Ist es Liebe? Ich glaube schon.

Seit den sorglosen Tagen in Schweden ist ein halbes Jahrhundert vergangen. Und ich habe meine Verbundenheit zum Wald über viele Jahre vernachlässigt. Natürlich war ich draußen, ob bei Wanderurlauben, Kajaktouren oder den üblichen Spaziergängen. Doch das Leben in der großen Stadt – Hamburg, Köln, Berlin – hat mich gefordert und von der Natur entfremdet. Oft fiel ich völlig erschöpft ins Bett. Während ich dem allgegenwärtigen Rauschen des Verkehrs lauschte, spürte ich einen Mangel, ein Vakuum, aber auch eine tiefe Sehnsucht. Irgendetwas fehlte in meinem Leben, eine Energie, die mir guttut und dafür sorgt, dass ich mich wohlfühle.

Ich war Mitte 40, der zweite Sohn gerade eingeschult, als mich eine heftige Krise erwischte. Unsere Ehe stand auf dem Spiel, eine Paartherapie hatte sich als wirkungslos erwiesen. Hilflos folgte ich einer inneren Stimme, die mich in den Wald trieb. Wie damals in Schweden streifte ich stundenlang durch den Berliner Grunewald. In der Ruhe des Waldes, konfrontiert mit meinem Alleinsein, klärten sich damals viele offene Fragen: Wo stand ich? Was bremste mich? Was wollte ich wirklich? Der Wald hat mir natürlich keine Ratschläge gegeben, aber einen seit Kindheitstagen vertrauten Raum, in dem ich so weit zu mir kam, um Entscheidungen zu treffen, die mein Leben radikal verändern sollten. Damals im Wald wuchs der Entschluss, mein Leben neu zu gestalten.

Mit 45 Jahren schrieb ich mich an der Humboldt-Universität zu Berlin ein, für Psychologie und Gartenbau. Fortan studierte ich mit Einser-AbiturientInnen, die meine Kinder hätten sein können. Ich schrieb meine Masterarbeit über den Einfluss von Zimmerpflanzen im Büro. Ich habe mich in systemischer Naturtherapie fortgebildet, habe wochenlang nur mit Schlafsack und sehr kleinem Gepäck irgendwo draußen gelebt und übernachtet, habe Methoden der Achtsamkeit und Meditation gelernt und bin Hypnose-Coachin und begeisterte Anwenderin des Psychodramas, einer Methode der Humanistischen Psychologie. Meiner Fortbildung zur systemischen Coachin in Positiver Psychologie verdanke ich den empirisch-wissenschaftlichen Hintergrund über die Bedingungen eines gelingenden, guten Lebens und einen konstant lösungsorientierten Blick. Über mein Interesse an der Natur lernte ich auch die Huni Kuin kennen, »das echte Volk«, einen indigenen Stamm aus dem brasilianischen Teil des Amazonasbeckens.

Die Huni Kuin brachten mein westlich-rationales und auf statistische Evidenzen ausgerichtetes Denken ins Wanken. Die Menschen aus dem Regenwald verstehen ihre Umwelt, jede Pflanze, jedes Tier, jeden Stein als beseelte Wesen, denen man mit Respekt und Ehrfurcht begegnet. In dieser Allbeseeltheit, »Animismus« genannt, gibt es keine Unterschiede zwischen materieller und spiritueller Welt. Alles ist eins, miteinander verbunden und gleichermaßen wichtig. Die Menschen leben nicht im, sondern mit dem Wald. Sie sind sinnlich eingebunden in die Natur, ein Gefühl, das die sogenannte Zivilisation uns abtrainiert hat. Das Verbundensein reicht bis ins Gemeinschaftsleben. Ist ein Mitglied des Stammes traurig, tragen alle anderen diese Traurigkeit mit. Die Huni Kuin kennen weder Individualität noch Emotionalität in unserem westlichen Sinne. In ihrem kollektivistischen Verständnis von der Welt steht das Wohl aller an erster Stelle, Teilen ist selbstverständlich, auch das Teilen von Schmerz oder Trauer.

Ohne das harte Leben im Amazonas-Regenwald verklären zu wollen, habe ich von dieser Haltung zum Leben viel gelernt, einer Haltung, die viel älter ist als unsere moderne Welt und – rein evolutionsbiologisch betrachtet – dafür gesorgt hat, dass die Huni Kuin bis heute überlebt haben. Verbundensein ist also offenbar kein flüchtiges Gefühl, auf das man sich dann und wann besinnt, sondern Bedingung für eine robuste und resiliente Gemeinschaft. Von den Huni Kuin habe ich gelernt, meiner Intuition zu vertrauen. Ich übe noch, aber es wird täglich besser.

Seit ich mich auf das intuitive Wahrnehmen einlasse, verstehe und sehe ich den Wald mit alten, neuen Augen. Wie damals in Schweden ist da dieser sichere, vertraute Raum, aber inzwischen auch ein lebendiges Geflecht, mit dem ich in Resonanz gehe. Der Wald ist ein Gegenüber oder besser ein Mittendrin, das mir hilft, mich selbst zu verorten und zu erden, mir aber zugleich auch die Grenzen meines Verstandes aufzeigt. Ich spüre Kraft, wenn ich nicht nur auf meinen Kopf höre, sondern auch auf meinen Körper und auf mein Herz, wo die Gefühle – und vielleicht auch die Seele (griech. ψυχή, Psyche) – sitzen. Wer weiß das schon. Aus dieser Verbundenheit erfahre ich immer wieder Ruhe, Klarheit und schließlich Heilung, im ursprünglichen Wortsinn eines Ganz-Werdens. Der Wald erinnert mich daran, was uns Menschen ausmacht und zusammenbringt: die Verbundenheit mit allem Lebendigen.

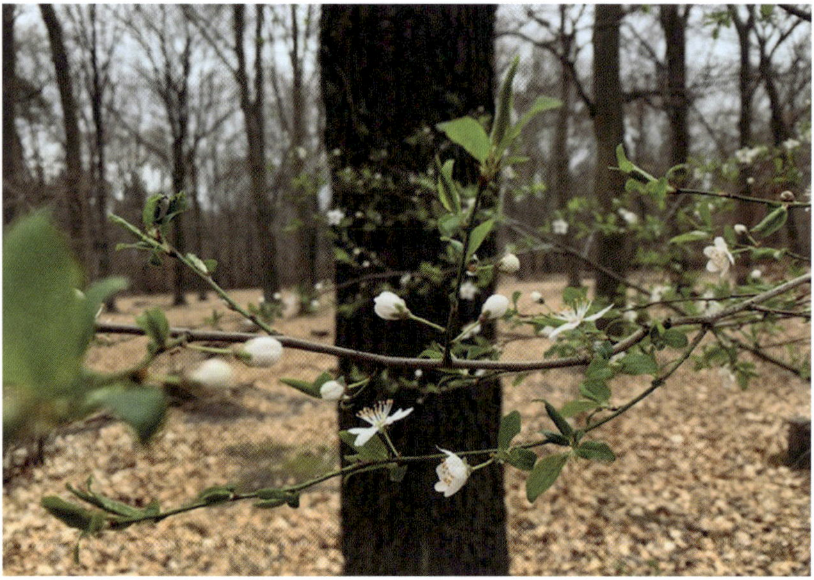

Häufig werde ich gefragt, ob Waldcoaching etwas Ähnliches sei wie *Shinrin Yoku*, das in Japan beliebte »Waldbaden«, wo es ebenfalls um bewusstes Erleben der Natur geht. Der Unterschied: *Shinrin Yoku* ist wie ein entspannendes Bad im Grünen, beim Waldcoaching schwimmen wir aktiv durch einen endlosen grünen Ozean und entdecken gemeinsam Neues. Als ich anfing, dieses Coaching zu entwickeln, fand sich der Begriff »Waldcoaching« gerade mal auf zwei weiteren Seiten im Internet. Inzwischen gibt es viele sehr unterschiedliche Angebote. Der Name ist rechtlich nicht geschützt.

Waldcoaching, wie ich es verstehe, ist ein ganzheitlicher, lösungsorientierter Ansatz, der Körper, Geist und Seele (ich spreche lieber vom Herzen) einbezieht, um Menschen wieder in Verbindung mit sich und ihrer Umwelt zu bringen. Dazu nutze ich Methoden der systemischen Naturtherapie, der Positiven Psychologie und des Psychodramas sowie Achtsamkeitsübungen, Meditationen und Rituale, die ich je nach Situation immer neu kombiniere. Der Wald ist mein Co-Therapeut und unser Coachingraum. Er bietet Ruhe und Entspannung, regt aber zugleich mit vielseitigen Eindrücken auf allen Sinnesebenen dazu an, den Fokus zu erweitern, neue Fragen zu stellen und Lösungen zu finden, kurz: gewohnte Muster zu verlassen.

Ohne den Wald, und sei es nur eine ziemlich unwilde Ansammlung von Parkbäumen in der Großstadt, würde es dieses Buch nicht geben. Ich bin mir bewusst, dass wir in einer komplexen Welt leben, deren Probleme wir mit dem Umarmen von Bäumen allein nicht lösen werden. Gleichzeitig sehe ich ein rapides Ansteigen psychischer Erkrankungen, den Rückgang von Biodiversität und die Folgen des Klimawandels. Macht, Geld und Sex seien die großen Antreiber der Menschen, so heißt es. Aber was ist mit der Natur? Der Zustand unserer Wälder weist eindringlich darauf hin, dass wir unsere Prioritäten neu sortieren sollten, für uns, unsere Kinder, unser Überleben. Ich bin sicher, dass die Natur mit den derzeitigen Problemen locker fertigwird. Bei uns Menschen bin ich da – trotz Positiver Psychologie – nicht so sicher.

Mit diesem Buch will ich Wege weisen, die Natur als Heilungsraum zu verstehen und zu nutzen – auf wissenschaftlicher, emotionaler und intuitiver Ebene. Ich verknüpfe Fallgeschichten aus meiner Praxis mit physiologischem Grundlagenwissen und Studienergebnissen der psychologischen Forschung. Dazu bietet jedes Kapitel vertiefende Übungen, praktisches Waldwissen und schließlich Erfahrungen eines ziemlich bewegten Lebens.

Ich möchte mehr Bewusstheit für die Natur im Allgemeinen und den Wald im Besonderen schaffen, für Rücksicht, Schutz und aktive Präsenz. Dazu gehören Selbsterkenntnis, Zuversicht und Verbundenheit, dieses magische Gefühl, Teil von etwas Größerem zu sein, das uns beschützt und für uns sorgt, wenn wir dasselbe tun.

Es heißt, die Hoffnung stirbt zuletzt. Das klingt mir zu klein und zu negativ. Es ist die Hoffnung, die uns zum Handeln motiviert, die uns Sinn erfahren und uns über uns selbst hinauswachsen lässt. In diesem Sinne wünsche ich dir, liebe Leserin und lieber Leser, viele Erkenntnisse und Inspirationen, die dich wachsen und erblühen lassen.

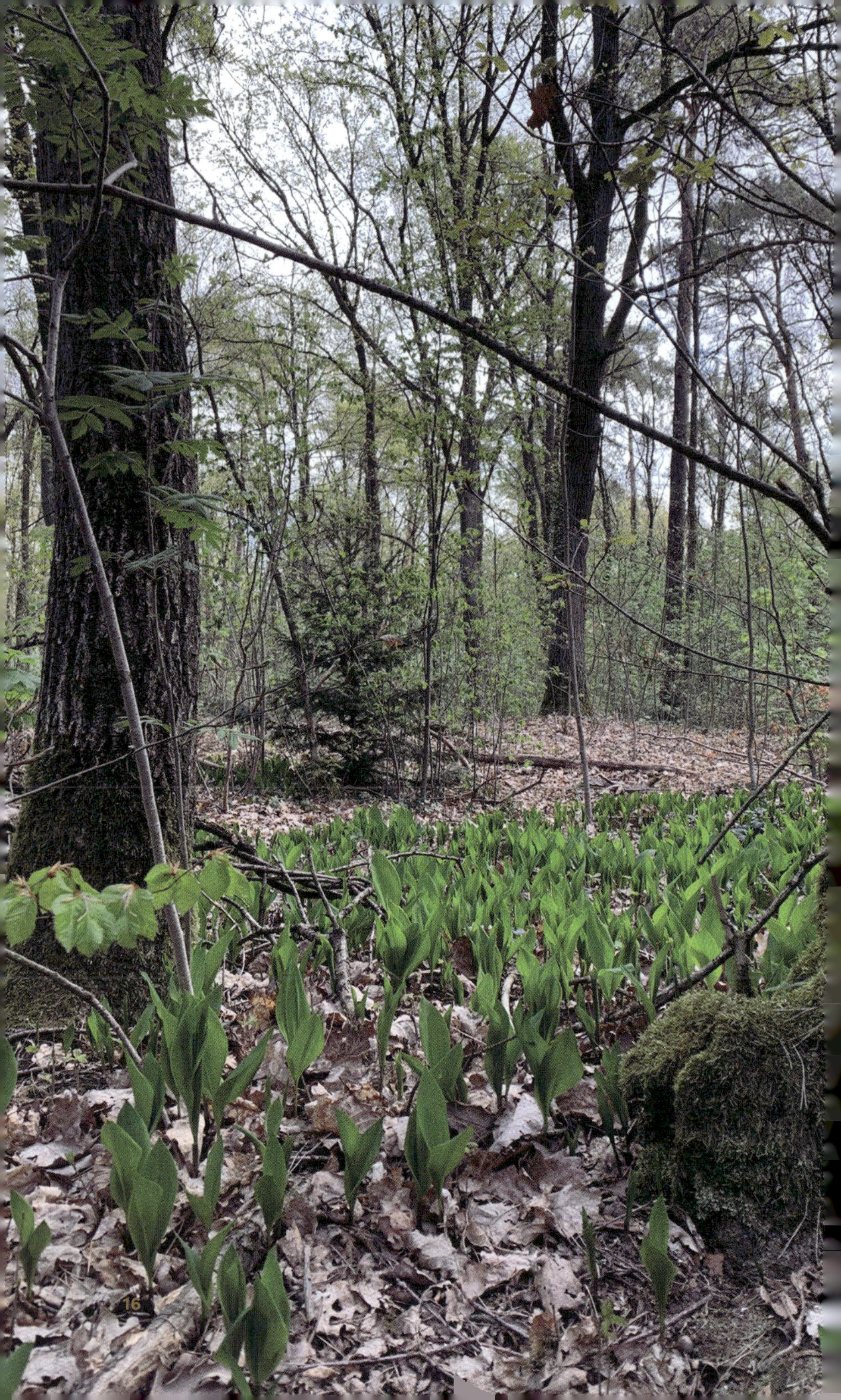

1.
DIE FÜNF PRINZIPIEN DES WALDCOACHINGS

Nach meinem Verständnis ist Waldcoaching eine ganzheitliche, lösungsorientierte Methode. Ganz gleich, um welches Problem es sich dreht, es geht stets um die übergeordnete Frage, wie ein Mensch in eine fließende Bewegung kommt, in eine Verbindung mit sich, seinem Leben und seiner Mitwelt. Waldcoaching betrachtet den Wald als Bühne und Fundus, als Spiegel und Resonanzraum, als sicheren Raum und offenes Experimentierfeld. Zugleich dient das komplexe Ökosystem als Vorbild und Inspirationsquelle, schließlich aber auch als eigenständige Entität mit Bedürfnissen und Eigenarten.

Der Wald bietet Platz für Leben, ist aber gleichzeitig ein lebendiges Gegenüber, mit dem wir in Resonanz gehen können. Menschen erfahren, reflektieren und erkennen sich selbst. Äußere Natursymbole bringen unbewusste seelische Anteile zusammen und können innere Sinnkontexte sichtbar machen, wenn wir zum Beispiel auf einer Lichtung oder im Dickicht, allein oder in der Gruppe urplötzlich Freude, Furcht, Trauer, Hoffnung, Liebe empfinden oder tiefen Frieden verspüren.

Im ersten Teil des Buches erläutere ich die fünf Prinzipien, die meiner Arbeit zugrunde liegen: das psychologische Menschenbild, die positiven physiologischen und psychologischen Wirkungen des Waldes, die Dimensionen von Achtsamkeit, das Eintauchen in den Naturraum durch Naturbeobachtung und schließlich das menschliche Grundbedürfnis nach Zugehörigkeit.

ERSTES PRINZIP: STÄRKEN STÄRKEN

»DER WEG LIEGT NICHT IM HIMMEL.
DER WEG LIEGT IM HERZEN.«
BUDDHA, INDISCHER RELIGIONSSTIFTER

Oktober 2023 in der Abtei Münsterschwarzach. Erwartungsvoll schauen mich die acht Teilnehmerinnen und Teilnehmer an. »Waldcoaching im Herbst – stärken, was dich stark macht« heißt der Titel meines Workshops, in dem es um die besten menschlichen Eigenschaften gehen soll, die weltweit als Stärken beschrieben werden. Dazu zählen Freundlichkeit, Authentizität und Bindungsfähigkeit, aber auch Führungsvermögen, Teamfähigkeit oder Spiritualität.

Stärken sind individuell unterschiedlich ausgeprägte Ressourcen, über die jeder Mensch verfügt. Menschen entwickeln im Laufe ihres Lebens ihr persönliches Stärkenprofil. Diese Stärken werden deshalb auch Charakterstärken genannt. Häufig genutzt, geben sie Energie, während nicht genutzte Stärken in den Hintergrund treten. Stärken werden nur dann genutzt, wenn Situation und Kontext dies erfordern. Ein Beispiel: Die Liebe zum Lernen zeichnet sich durch die Lust aus, sich neue Fähigkeiten und neue Wissensgebiete systematisch anzueignen. Es könnte also sein, dass du dieses Buch liest, weil du dich für Psychologie und den Wald interessierst und dein Wissen erweitern möchtest.

Aber Achtung: Es kommt auf die Balance an! Bei einer Überbeanspruchung könnte die Liebe zum Lernen dazu führen, dass andere dich für eine Besserwisserin halten, bei Unterbeanspruchung begnügst du dich mit deinem vorhandenen Wissen und wirst vielleicht als starrköpfig wahrgenommen.[1] Vielleicht ist dir aber auch kaum bewusst, dass du Stärken hast. Denn wir wachsen in einer Kultur auf, die vor allem auf die Defizite schaut. Das heißt, wir sind überzeugt, dass es sinnvoll ist, die eigenen Schwächen auszumerzen, um die individuelle Leistung zu erhöhen. Hinzu kommen soziale Normen, die sich in Sätzen wie »Eigenlob stinkt« wiederfinden und verhindern, dass wir offen über unsere Stärken sprechen. Auf einzelne Stärken gehe ich im Hauptteil des Buches näher ein. Hier geht es zunächst darum, Stärken überhaupt wahrzunehmen.

Meine Workshop-Gruppe ist eine bunte Mischung, ein Querschnitt durch die Gesellschaft. Da sind Greta, die aktive Rentnerin, die sich fragt, wie sie im Al-

ter leben möchte, Sarah, die herausfinden will, ob sie noch eine neue Ausbildung anfangen soll, Georg, der viel für andere tut und sich selbst wiederfinden möchte, Pauline, die als Selbstständige eine Pause braucht, und Katja, deren Kinder zu Hause ausgezogen sind und die sich fragt, was das Leben noch so bietet. Im Wald wird die Gruppe in den nächsten Tagen auf Entdeckungsreise gehen, um eigene Stärken zu erforschen, auszuprobieren und sie zu stärken.

»Die Positive Psychologie«, schreibt die Psychologin Daniela Blickhan, »geht von der Annahme aus, dass Menschen ein erfülltes Leben führen und ihrem Leben Sinn geben wollen; dass sie daran interessiert sind, ihre guten Seiten zu entwickeln und somit sich selbst, aber auch die Gesellschaft als Ganzes voranzubringen. Damit richtet sich die Positive Psychologie ausdrücklich nicht nur an Patienten mit psychischen Störungen, sondern an alle Menschen.«[2] Dieses Menschenbild stammt aus der Humanistischen Psychologie und betrachtet den Menschen grundsätzlich als lernbereites und entwicklungsfähiges Wesen.

Positive Psychologie ist nicht zu verwechseln mit positivem Denken, das aus der angloamerikanischen Kultur stammt. Danach muss ich nur positiv denken, und dann ändert sich mein Leben. Dieser Ansatz hat durchaus seine Stärken, wird aber in manchen Lebenshilfebüchern arg überstrapaziert und verfügt über keine wissenschaftliche Basis. Nur positiv zu denken, genügt nicht!

Die Positive Psychologie ist die Wissenschaft vom gelingenden und erfüllten Leben und das jüngste Forschungsfeld der akademischen Psychologie. Kern ist der lösungsorientierte Blick auf die Quellen psychischer Gesundheit. Diese Perspektive mag gerade uns Mitteleuropäern zunächst fremd erscheinen, denn wir sind es gewohnt, Probleme zuerst einmal gründlich zu analysieren, bevor wir an Lösungen denken. Sigmund Freud etwa fand Gefallen daran, jedes seelische Problem ausschließlich mit Erlebnissen in der Kindheit erklären zu wollen. Die Positive Psychologie dagegen fragt weniger nach dem Woher als vielmehr nach dem Wohin. »Flourishing«, zu Deutsch »aufblühen«, ist das große Ziel.

Von Charakterstärken und Tugenden

Ein zentrales Konzept in der Positiven Psychologie sind die 24 Charakterstärken, die für die optimale menschliche Entwicklung relevant und empirisch gut erforscht sind. »Sie beschreiben, was das Beste an den Menschen ist«, erklärt der amerikanische Psychologe Ryan M. Niemiec. »Charakterstärken sind positive Eigenschaften und Fähigkeiten, die persönlich befriedigend sind, die andere nicht herabsetzen, die kulturübergreifend allgegenwärtig und wertschätzend sind und die mit zahlreichen positiven Auswirkungen auf einen selbst und auf andere einhergehen.«[3] Dem Stärkenkonzept ging eine historische Analyse über die letzten 2500 Jahre voraus, um Tugenden, die man universell im Menschen über alle Religionen, Kulturen, Nationen und Glaubenssysteme hinweg findet, zu identifizieren. Das Ergebnis war eine Klassifikation von sechs Tugenden, die unabhängig von Zeit und Kultur in allen Gesellschaften hoch geachtet wurden und werden.[4] Tugenden sind Oberbegriffe, die eine Stärkenfamilie zusammenfassen. Charakterstärken sind Wege, die zu Tugenden führen.

1. Tugend der Weisheit und des Wissens: Kreativität, Neugier, Urteilsvermögen, Liebe zum Lernen, Weisheit
2. Tugend des Mutes: Tapferkeit, Ausdauer, Authentizität, Enthusiasmus
3. Tugend der Menschlichkeit: Bindungsfähigkeit, Freundlichkeit, soziale Intelligenz
4. Tugend der Gerechtigkeit: Teamwork, Fairness, Führungsvermögen
5. Tugend der Mäßigung: Vergebungsbereitschaft, Bescheidenheit, Umsicht, Selbstregulation
6. Tugend der Transzendenz: Sinn für das Schöne, Dankbarkeit, Hoffnung, Humor, Spiritualität

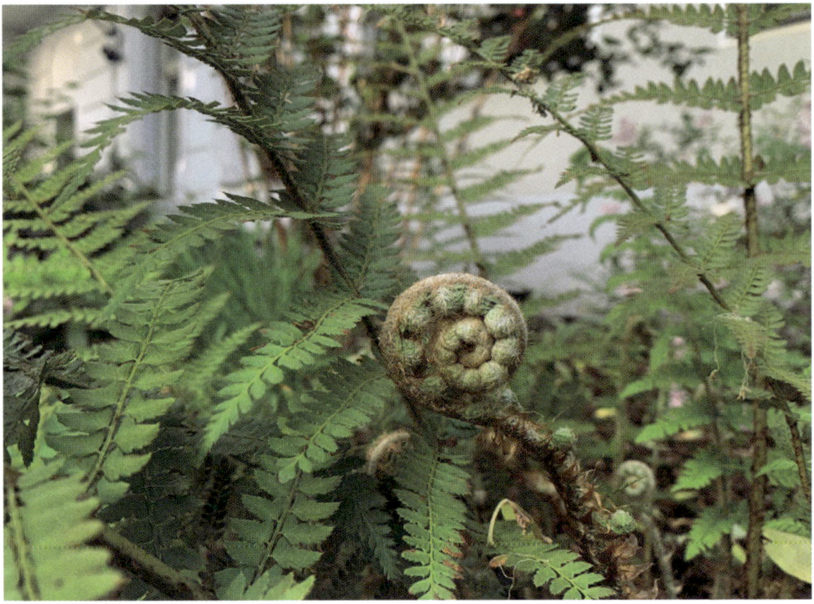

Wie wir unsere Stärken entdecken

Die Gruppe wartet an einer Wegkreuzung auf mich. Ich frage, wie sich die Teilnehmerinnen und Teilnehmer in ihrem Führungsvermögen einschätzen. Meiner Beobachtung nach gibt es in fast jeder Gruppe die Alphas, die gern und fast wie selbstverständlich die Führung übernehmen, und andere, die froh sind, wenn sie keine Verantwortung tragen müssen. Häufig hängt dieses unterbewusste Einordnen in eine Gruppe mit der gewohnheitsmäßigen Nutzung einer Stärke zusammen. Wer wegen seines Berufs gewohnt ist zu führen, wird seine Führungsfähigkeiten auch in einer Waldgruppe hoch einschätzen. Ich wiederum bitte die drei Frauen, die ihr Führungsvermögen eher als gering einschätzen, die Gruppe in den Wald zu leiten. Zugleich müssen die Alphas sich einreihen. Ungewohnte Rollen für alle.

Die Natur fördert und verstärkt das Erleben persönlicher Stärken. Stärken erkennt man daran, dass sie energetisieren. Menschen, die im Kontakt mit ihren Stärken sind, zeigen oft eine aufrechte Körperhaltung, ausgeprägte Gestik und Mimik sowie eine fließende, klare Sprache. Sie werden von anderen als charismatisch erlebt. Gelebte Stärken wirken sich positiv auf unser Denken und Fühlen aus und begünstigen Flow-Zustände, also das Versenken und glückselige Aufgehen in einer Tätigkeit.

Wer verschüttete Stärken entdecken will, hat zunächst einen Berg aus Alltagsgeröll aus dem Weg zu schaffen. Routinen, Erwartungen, Gewohnheiten, Verletzungen oder unausgesprochene Bedürfnisse – ob im Berufs- oder im Privatleben – verengen über die Jahre den Blick auf sich selbst und die Welt. Das Gefühl, auf Schienen am Leben vorbeizugleiten, wächst in den mittleren Jahren, wenn die wilde Jugend weit in der Vergangenheit und ein entspannter Ruhestand noch in ferner Zukunft liegt. Wir haben unseren Platz in der Gesellschaft gefunden, fühlen aber dennoch eine Leere. Die Tage sind voll mit Pflichten und Terminen, zugleich nagen sich immer wieder Fragen ins Bewusstsein: War's das schon? Ist es das, was du wolltest? Was soll das alles?

Menschen, die ins Coaching kommen, stecken meist in solchen Gedanken und Gefühlen fest, manche schon seit Jahren. Sie kommen allein nicht weiter. Waldcoaching ist mit körperlicher Aktivität verbunden. Das einfache Gehen, das neben der Koordination der Bewegungsabläufe auch eine Orientierung im Raum erfordert, führt oft auch zu einer gedanklichen Bewegung. Im Gehirn werden während des Gehens neue Nervenzellen und Verknüpfungen mit bereits vorhandenen Zellen gebildet. Der Hippocampus, ein Teil des limbischen Systems, der für das Speichern von Sinneseindrücken und deren Übertragung vom Kurz- ins Langzeitgedächtnis zuständig ist, wird stimuliert. Dopamin regt das Motivations- und Belohnungssystem an. Das Bewegen in einer ungewohnten Umgebung hilft dabei, die enge Fixierung auf ein Problem zu durchbrechen und neue Perspektiven, Antworten und Lösungen zu finden.

Durch die Mischung aus Ruhe einerseits und vielfältigen natürlichen Reizen andererseits kommen gerade Kopfmenschen in ihrem Körper an, ein unruhiger Geist entspannt sich. Das elende Gedankenkarussell dreht sich im Wald deutlich langsamer. Allein das Gefühl, dem Hamsterrad für eine Weile entkommen zu sein, öffnet den Geist. Aber Vorsicht: Solche Prozesse brauchen Zeit. Wer mit Checkliste und straffem Zeitplan durch den Wald hastet, wird weder Körper noch Geist oder Herz öffnen. Es geht nicht darum, die gelernten Muster aus dem Alltag in den Wald zu übertragen. Vielmehr geht es darum, sich auf etwas Neues einzulassen und bei sich selbst anzukommen. Dafür braucht jeder Mensch sein eigenes Tempo, das nicht mit unserer hektischen Alltagsgeschwindigkeit identisch ist.

Um die tägliche Hetze bewusst zu machen und in ein angenehmes Schritttempo zu kommen, beginne ich Coaching-Einheiten mit Atem- und Achtsamkeitsübungen, die für manche gestresste Zeitgenossen bereits die erste Herausforderung darstellen. Vom Wert bewussten Atmens weiß die Menschheit seit tausenden von Jahren. Ob Yoga oder Meditation, Stressmanagement oder der Umgang mit Panikattacken – stets spielt der Atem eine zentrale Rolle. Gestresste Menschen atmen schnell und flach; das Leben fühlt sich atemlos an. Über den Atem werden Körper und Geist synchronisiert, Druck wird abgebaut, Ruhe breitet sich aus, und der Raum für kreative Denkprozesse vergrößert sich.

Mit dem bewussten Atmen stellt sich ein Gefühl der Entlastung ein. Du musst gar nichts, außer einfach hier zu sein. Ist es nicht entspannend, wenn nichts anderes zu tun ist als den Wald zu riechen, dem Gezwitscher der Vögel zu lauschen, den Blick schweifen zu lassen, Baumrinde zu ertasten oder das Aroma einer Tannennadel zu schmecken? Das umfassende Entschleunigen wirkt sich von Anfang an heilsam auf den Coaching-Prozess aus. Andersherum gilt: Findet das Ankommen und Verankern im Hier und Selbst nicht statt, fehlt dem Prozess die wichtigste Grundlage. Daher widme ich die beiden ersten Kapitel im Hauptteil dieses Buches den physiologischen Reaktionen des Körpers und zeige Übungen, um gut bei sich und im Wald anzukommen.

Um wahre Stärken zu erkunden und nicht nur Erwartungen anderer zu bedienen, vermittle ich meinen Klientinnen und Klienten zudem ein Gefühl von Sicherheit. Auch hier erweist sich der Wald als fabelhafter Helfer. Denn die Vielfalt der Natur bietet unzählige Möglichkeiten, sich mit ihr zu verbinden und sich sicher und geborgen zu fühlen. Diese Verbindung ist eine Kunst, die auch ich Tag für Tag aufs Neue übe. Denn echtes, tiefes Verbinden findet nicht über den Kopf statt, sondern über die Seele.

Der Begriff »Seele« wird in der Psychologie relativ selten benutzt. Die Seele wird oft im Zusammenhang mit metaphysischen Fragen wie der Unsterblichkeit oder der Beziehung zu Gott diskutiert. Seelsorge war und ist eine Kernaufgabe der Kirchen. Ich spreche deshalb lieber vom Herzen. Das Zusammenspiel von Herz und Seele ist wissenschaftlich gut belegt, zum Beispiel die Entstehung von Herzerkrankungen als Folge von psychischen Belastungen wie Stress.

Emotionales Erleben wird oft mit dem Herzen in Verbindung gebracht. Das Herz klopft stark in der Verliebtheitsphase. Es wird uns »schwer ums Herz«, wenn wir traurig sind. Wir sprechen von »einem Herz und einer Seele«, wenn wir zwei Menschen beschreiben, die sich sehr nahe sind. Wir mögen Menschen, die ihr »Herz auf dem rechten Fleck« tragen. Und »uns bricht das Herz« nach einer Trennung. Das Wort »Herzensmensch« wiederum beschreibt einen besonders empathischen Mitmenschen, etwa die engste Freundin, der wir uns uneingeschränkt anvertrauen können.

Eine tiefe emotionale Verbindung zwischen zwei Herzensmenschen ist etwas Magisches. Was im Außen als Nähe wahrgenommen wird, findet seinen Widerhall im inneren Empfinden. Wir sind buchstäblich in Beziehung, sowohl innerlich mit uns als auch äußerlich mit der anderen Person. Positive Emotionen stellen sich ein und finden ihre Entsprechung in einem empfangenden Herzen. Wir spüren Resonanz (lat. *resonare*, widerhallen). Der Soziologe Hartmut Rosa benutzt den Resonanzbegriff, der ursprünglich aus der Physik stammt, als Sinnbild dafür, wie Menschen mit der Welt in Beziehung treten, sich wechselseitig berühren und beeinflussen. So entsteht ein »vibrierender Draht zwischen uns und der Welt«, schreibt Rosa, eine »resonante Weltbeziehung«.[5] Auf dieses elementare, aber oft verschüttete Gefühl der Verbundenheit gehe ich später noch genauer ein.

Im Dialog mit dem Wald

Das Herz ist mehr als eine Pumpe, die das Blut durch den Körper bewegt. Es dient uns als Resonanzorgan und verbindet uns mit der Natur, mit Mensch und Tier. Wenn wir auf einer Waldlichtung die grünen Kronen der Bäume still betrachten und dem Rauschen der Blätter lauschen, dann spüren wir intuitiv die innere Verbundenheit allen Lebens. Dieses zarte Berührtsein erfordert etwas Übung, denn wir müssen das plappernde Gehirn ruhigstellen und uns ganz auf unser Empfinden konzentrieren. Beim Waldcoaching arbeite ich mit Methoden der systemischen Naturtherapie, die auf die menschliche Zugehörigkeit zum Leben an sich abzielt. Gelingt es uns, mit dem Wald in Resonanz zu gehen, schaffen wir zugleich eine Verbindung mit unseren inneren Ressourcen, also unseren Stärken. Welches Gefühl löst eine Waldlichtung

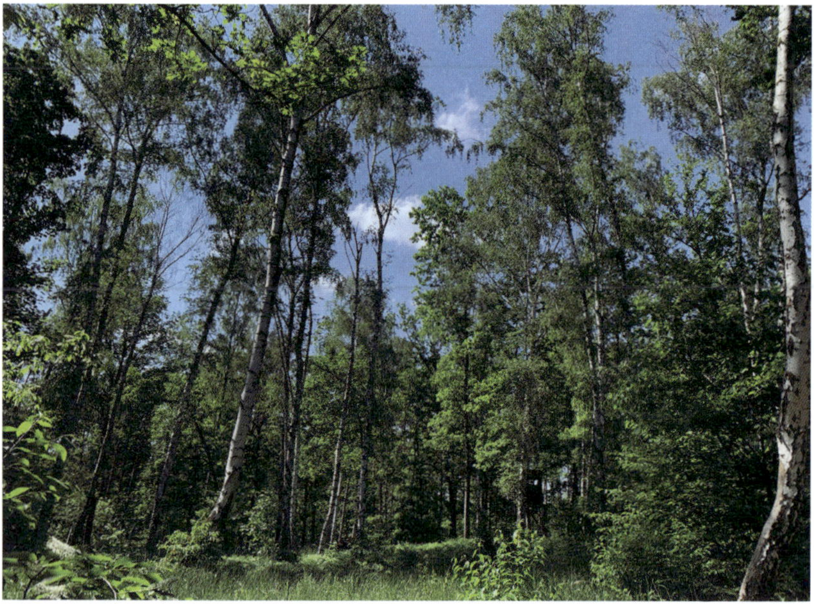

aus, die von Bäumen und Sträuchern begrenzt ist? Sicherheit? Enge? Fremdheit? Was löst der gurgelnde Bach in uns aus? Eine Metapher für den Fluss des eigenen Lebens? Oder Angst, dass nichts bleibt, weil alles ständig in Bewegung ist?

Diese Natur-Dialoge zielen mitten in ein Dreieck aus Körper, Geist und Herz. Es geht darum, dass die drei Seiten in einer fließenden Verbundenheit schwingen. Dafür sorgt die Mitte dieses Dreiecks, die sich in einem ständigen Prozess von Annäherung und Veränderung befindet. Gelingt es, diese Teile auszubalancieren, dann erleben wir Gefühle der Stimmigkeit oder Kohärenz mit uns und dem Leben. Wir spüren ein Gleichgewicht zwischen Autonomie und Kontaktfähigkeit, zwischen Innen und Außen, zwischen uns und der Welt. Diese Kohärenz fördert die seelische und emotionale Resilienz, und sie macht uns stabiler und damit widerstandsfähiger bei Krisen, Ängsten und depressiven Verstimmungen sowie bei allen Übergängen und Entscheidungen im Laufe des Lebens. Sind wir uns unserer Stärken bewusst, bereiten wir der Kohärenz einen guten Boden, um zu blühen.

Wir sind ein gutes Stück auf einem Feldweg entlang der Schwarzach, einem Nebenfluss der Rednitz, gewandert. Auf der anderen Seite des Ufers liegt hinter Äckern der Wald. Dorthin wollen wir. Das Führungstrio schlägt vor, dass die Gruppe barfuß durch das Flussbett watet. Einige Teilnehmerinnen und Teilnehmer grummeln, da die Durchquerung mit etwas Kletterei verbunden ist. Doch dann findet sich eine seichte Stelle am Ufer, die leicht zu erklimmen ist. Die Gruppe erlebt einen besonderen Moment, in dem Stärken wie Kommunikation, Kooperation und Hilfsbereitschaft aufscheinen. Das gemeisterte Abenteuer stärkt auch das Führungstrio. Die drei gehen aufrechter und sprechen klarer als noch vor einer halben Stunde, sie verströmen Freude und Stolz. Sie sind im Kontakt mit ihren Stärken.

ZWEITES PRINZIP: DIE POSITIVE WIRKUNG DES WALDES

»FRIEDEN FINDET MAN NUR IN DEN WÄLDERN.«
MICHELANGELO, ITALIENISCHER KÜNSTLER

Münsterschwarzach: Wir bleiben vor einer Kreuzung stehen. Zwei Schotterstraßen führen in den Wald, die eine nach links, die andere nach rechts. Eine weitere Entscheidung ist zu treffen. Das Führungstrio berät sich: Der rechte Weg sieht freundlicher und heller aus. Also los. Das kleine Flussabenteuer hat sich positiv auf die Stimmung ausgewirkt. In der Gruppe wird gelacht und gescherzt. Alle freuen sich, einen Tag in der Natur zu verbringen.

Kaum ein Begriff wird so inflationär verwendet wie »Natur« oder »natürlich«. Ob Plastikverpackung oder Chemieschminke – alles reinste Natur. Das ist natürlich Unsinn. Aber solche Werbeversprechen zeigen auch unmissverständlich, worauf wir anspringen. Auf Natur eben. Oder ihre Simulation.

Der Begriff »Natur« stammt von dem lateinischen Wort »nasci« ab und bedeutet »geboren werden«. Natur ist also lebendig. Das Gabler Wirtschaftslexikon definiert Natur als den Teil der Welt, »der nicht vom Menschen geschaffen wurde, sondern der von selbst entstanden ist«.[6] Natur wird hier als Gegensatz zur Kultur verstanden, der menschengemachten Zivilisation. Und schon wird es kompliziert: Ist eine Fichtenschonung nun Natur, weil sie aus Bäumen besteht, oder Kultur, weil sie von Menschen in einer unnatürlichen Ordnung angelegt worden ist?

Und was ist mit uns Menschen selbst? Ist eine Familie wie meine, die aus lauter Großstadtpflanzen besteht, nun Teil von Natur oder von Kultur? Darüber sind sich nicht mal die Menschen selbst einig. In einer

Studie aus dem Jahr 2008 betrachteten sich drei Viertel der Befragten als Teil der Natur. Jeder Achte dagegen fühlte sich getrennt von ihr. Natur wurde von den Teilnehmenden als unberührt und frei von menschlichen Eingriffen definiert.[7]

Ein natürlicher Wald wäre demnach ein Urwald, »ursprünglich, von Menschen nicht kultiviert, mit reicher Fauna«, so der Duden. Von solchen Urwäldern gibt es in Osteuropa einige, vom Biogradska Gora in Montenegro über die Wilden Karpaten in Rumänien, den Kubany-Urwald in Tschechien, den Bialowieza-Nationalpark in Polen bis hin zum Dvinsky-Urwald in der russischen Taiga. Aus Mitteleuropa sind echte Urwälder weitgehend verschwunden, sieht man von kleinen, mit Zäunen und Stacheldraht bewehrten Reservaten wie der Döberitzer Heide vor den Toren Berlins einmal ab. Seit der Völkerwanderung, spätestens aber seit dem Mittelalter werden Wälder von Menschen bewirtschaftet, also oft zu Monokulturen umgebaut. Die weitverbreitete Karstlandschaft rund um das Mittelmeer entstand, weil das rohstoffhungrige Römische Reich Unmengen an Holz verschlang, vor allem für Schiffe. Was blieb, war nackter Fels.

Der Wald von Münsterschwarzach wird wirtschaftlich genutzt. Wir laufen an Stapeln frisch gesägter Stämme vorbei, die auf ihre Weiterverarbeitung warten. Harzgeruch liegt in der Luft, fast wie Parfüm. Das Führungstrio findet einen Platz auf einer sonnenbeschienenen Lichtung mit Moosinseln und verschiedenen Bäumen. Greta gähnt laut und führt dies auf die entspannende Wirkung des Waldes zurück.

Wir brauchen die Natur

Ich möchte hier nicht weiter auf Naturdefinitionen eingehen. Nach meinem Verständnis können natürliche Umwelten nicht nur Berge, Flüsse, Küsten, Felder oder Meere, sondern auch Kulturlandschaften sein. Was zählt: Natur im weitesten Sinne tut Menschen nachweislich gut. Kein Wunder, schließlich leben wir von den rund sieben Millionen Jahren menschlicher Entwicklungsgeschichte gerade mal ein paar hundert Jahre in Häusern oder gar elektrifizierten Großstädten mit Kühlschrank, Kanalisation und Netflix. Mag unser Kopf halbwegs mit der neuen, schnellen, bequemen und unnatürlichen Welt klarkommen – unser Organismus ist immer noch ein Naturmädel oder -bursche, dessen über hunderttausende von Jahren verfeinerte Funktionen uns heute nerven wie etwa die Fähigkeit zum Speichern von Fettreserven. So leben wir modernen Menschen in einer permanenten Spannung. Der Kopf will Reize, der Körper will nach draußen. Und die Seele hat ihren eigenen Rhythmus.

Unsere Affinität zur Natur ist von der Evolution gewollt und in unseren Genen festgeschrieben. Denn wer in und mit der Natur zu leben verstand, hatte höhere Überlebenschancen. Die evolutionäre Anpassung an das moderne Leben wird dagegen noch ein paar Jahrhunderttausende dauern. Dass unsere Systeme für ein bequemes, aber unnatürliches Dasein nicht ausgelegt sind, belegt die stete Zunahme von chronischen Erkrankungen, physischer wie psychischer Erschöpfung und Schlaflosigkeit. Übergewicht und Bewegungsmangel sind die neuen Volkskrankheiten, ebenso wie Burn-out, Angststörungen oder die vielen Spielarten der Depression. Tendenz steigend. Die Botschaft ist immer dieselbe: zu viel, zu laut, zu schnell. Wie aber kommen wir mit Stress und Einsamkeit, mit Smartphone-Sucht und Feinstaub klar? Das ungebrochene Interesse an Selbsthilfebüchern, Ratgebern und Naturführern weist auf eine ungestillte

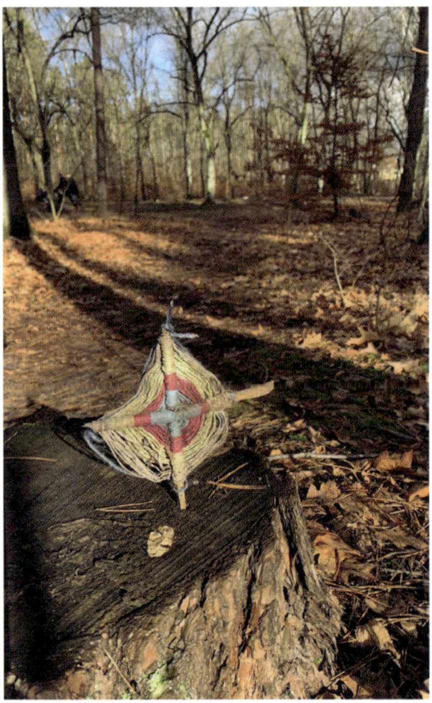

Sehnsucht hin: die Sehnsucht nach Klarheit und Einfachheit, nach innerer Ruhe und Verbindung.

Der Wald ist der Inbegriff von Ruhe, Frieden, Freiheit, Verbundenheit und Lebendigkeit. Er ist ein Sehnsuchtsort und Schauplatz zahlloser Mythen, Märchen und Sagen. Eine Gegenwelt zur städtischen Ruhelosigkeit. Der Wald ist Sinnbild für den Kreislauf des Lebens, für jahreszeitliche Rhythmen und Zyklen. Er schützt das Klima, bietet Tieren ein Zuhause, liefert Holz und ist ein Erholungs- und Heilungsort, geheimnisvoll, wild und immer da. Ein Ort, der guttut und nichts erwartet. Der Mensch darf hier einfach sein.

Erkenntnisse aus der Wissenschaft

Was nach deutscher Romantik klingt, nach Hölderlin und Caspar David Friedrich, ist inzwischen wissenschaftlich sauber belegt. Die positiven Wirkungen des Waldes sind physiologisch und per Fragebogen, experimentell und im MRT untersucht worden. Fazit: Wald hilft. Ein Spaziergang unter Bäumen senkt den Blutdruck, die Herzfrequenz und den Adrenalinspiegel. Waldaufenthalte fördern das Wohlbefinden und die geistige und körperliche Gesundheit. Angstzustände, Aggression und Erschöpfung werden gemindert. Positive Gefühle nehmen zu, der Stress nimmt ab. *Forest Medicine* wie *Shinrin Yoku*, das japanische »Waldbaden«, ist auch bei uns populär.

Selbst das Atmen im Wald hat einen positiven Effekt auf unser Immunsystem, denn die Luft inmitten von Bäumen ist reich an Terpenen. Diese Boten- und Aromastoffe werden von Bäumen ausgestoßen, dienen der Kommunikation untereinander und dem Menschen als Gesundmacher. Der 2023 verstorbene Biologe Clemens G. Arvay spricht in diesem Zusammenhang von »Kommunikations-Molekülen« oder »Pflanzen-Vokabeln«, mit denen Artgenossen etwa vor nahenden Schädlingen gewarnt werden.[8] Wird eine Pflanze angegriffen, produzieren die Nachbarn umgehend spezifische Abwehrstoffe, sogenannte »flüchtige organische Stoffe« (*Volatile Organic Compounds*), zu denen auch die Terpene gehören.

Diese Botenstoffe dienen wiederum den Feinden des Schädlings als Angriffssignal: Achtung, da kommt eine warme Mahlzeit anmarschiert. Jede Baumart stößt ihren eigenen Hilferuf aus, den Tiere zu verstehen wissen.

Ein Waldspaziergang bedeutet demnach einen Marsch durch eine unglaubliche Vielfalt an Botenstoffen, unsichtbar zwar, aber offenbar sehr wirkungsvoll. Wenn auch unbewusst, kommuniziert unser Immunsystem mit dem Waldklima. Über unsere Lungen holen wir die Moleküle von Terpenen in unsere Körper, dazu Sporen von Pilzen, Moosen oder Farnen. Einige Terpene wirken gesundheitsfördernd, indem sie unsere Abwehrkräfte stärken. Während eines Waldaufenthalts erhöht sich nachweislich die Zahl unserer natürlichen Killerzellen, die geschädigte, fremde oder virusinfizierte Zellen im Organismus erkennen und Eindringlinge abtöten.

In Japan werden diese Prozesse seit 2012 in einem eigenen Forschungszweig, der »Waldmedizin«, untersucht. Mehrere groß angelegte Studien zeigen, dass ein einziger Tag im Wald die Zahl natürlicher Killerzellen durchschnittlich um fast 40 Prozent steigert.[9] Dieser Effekt ist auch sieben Tage später noch messbar. Verlängert sich der Waldaufenthalt auf zwei bis drei Tage, wächst der Anteil der natürlichen Killerzellen um mehr als 50 Prozent und sorgt bis zu dreißig Tage lang für eine effizientere Abwehr von Viren und Bakterien. Je tiefer man in den Wald vordringt, desto höher ist die Konzentration der Terpene. Deren Konzentration steigt ab April und Mai steil an, ist im Sommer von Juni bis August am höchsten und nimmt zum Winter hin ab. Besonders viele gesundheitsfördernde Terpene schwirren nach Regen oder bei Nebel in der Waldluft herum. Die feuchte Luft tut auch der Haut gut.

Das junge und weltweit einzigartige Forschungsfeld der Umweltneurowissenschaften – am Max-Planck-Institut für Bildungsforschung in Berlin angesiedelt – erkundet den Einfluss der Umwelt auf das Gehirn. Dass das Leben in Städten ein erhöhtes Risiko für psychische Störungen bedeutet, ist bekannt. Aber das Warum ist noch nicht klar. NeuroumweltwissenschaftlerInnen interessieren sich vor allem für die Amygdala, auch »Mandelkern« genannt, eine Region im Gehirn, die die körperliche Erregung sowie die Abwehrreaktionen bei Gefahr steuert. Als Teil des limbischen Systems ist die Amygdala wichtig für die Empfindung von Angst und Furcht, aber auch für Lust sowie die emotionale Bewertung von Erinnerungen.

Für eine Studie wurde bei 63 gesunden TeilnehmerInnen zunächst die Erregung der Amygdala gemessen. Danach wurden die Probandinnen und Probanden in einen erregten, gestressten Zustand versetzt.[10] Nun wurde eine Hälfte der Versuchspersonen auf einen einstündigen Spaziergang in die Berliner City geschickt, die andere in den Grunewald. Hinterher wurden die Gehirnfunktionen erneut gemessen. Es zeigte sich, dass die Aktivierung der Amygdala nach einem Spaziergang im Wald abnimmt, das Stresslevel also sinkt, während sie in einer städtischen Umgebung stabil bleibt. Ähnliche Unterschiede zeigten sich bei Menschen, die am Waldrand wohnen oder in der Stadt leben.[11]

In einer finnischen Studie (2014) wurden drei städtische Naturumgebungen – ein bebautes Gebiet, ein Stadtpark und ein Stadtwald – auf die psychologischen und physiologischen Effekte hin untersucht. Park und Wald lagen fast gleichauf bei der wahrgenommenen Erholung, der subjektiven Vitalität, der Stimmung, der Kreativität und der objektiv messbaren Cortisol-Konzentration im Speichel, die auf Stress hinweist.[12]

Keine Frage, solche Forschungsergebnisse sind stets mit Vorsicht zu interpretieren. Doch die Ergebnisse weisen darauf hin, dass der Wald mit seinen natürlichen Geräuschen wie dem Gesang der Vögel, seinen Gerüchen und verschiedenen Grüntönen die Entspannung fördert. Er bietet Ruheinseln und die Gelegenheit, achtsam umherzuschweifen, ohne müssen zu müssen. Wer es versteht, sich auf diese natürliche Heilkraft einzulassen, schafft Raum für Inspiration und neue kreative Ideen. Denn von kreativen Menschen weiß man, dass sie Ruhephasen nutzen, um assoziativ zu denken. Assoziatives Denken bedeutet wiederum, dass sich beliebige Gedanken zu Assoziationsketten fügen, die neue Bedeutungszusammenhänge ergeben.

Kreative Menschen sind flexibler in ihren Denkprozessen. Sie lassen ihren Gedanken freien Lauf, ohne eine fertige Lösung anzusteuern. In der Psychologie sprechen wir von »divergentem« oder »ungeregeltem«, also offenem Denken. Konvergentes Denken dagegen, das beispielsweise die Mathematik fordert, folgt klaren Regeln. Es gibt nur eine richtige Lösung. Mit mathematischen Formeln aber lösen wir unsere Alltagssorgen nicht. Wir wollen vielmehr raus aus den eingefahrenen Denkmustern. Hier hilft der Wald. Denn körperliche Bewegung und geistige Entspannung unter Bäumen beruhigen das Gehirn. Wir können weiter und ungeregelter denken als in der hektischen Enge der Stadt. So hilft ein Tag im Wald, das ebenso quälende wie ergebnislose Grübeln zu reduzieren, und schafft zugleich Raum für neues Denken. Die Natur bietet, was wir brauchen. Und deswegen brauchen wir die Natur.

DRITTES PRINZIP: MEHR ACHTSAMKEIT WAGEN

»DIE HERRSCHAFT ÜBER DEN AUGENBLICK IST DIE HERRSCHAFT ÜBER DAS LEBEN.«[13]

MARIE VON EBNER-ESCHENBACH, ÖSTERREICHISCHE AUTORIN

Münsterschwarzach, im Wald. Ich habe Kärtchen dabei, auf denen verschiedene Stärken genannt sind. Jede und jeder zieht eine Karte. Die Aufgabe lautet: Kennst du diese Stärke aus deinem Leben? Wenn ja, wo zeigt sie sich? Die Teilnehmenden sollen sich paarweise austauschen. Katja winkt mich heran. Sie ist ratlos. Mit »Vision« kann sie nichts anfangen. Ich frage, ob sie eine Situation aus ihrem Leben mit diesem Begriff verbindet. Da fällt ihr ein, dass sie in letzter Zeit häufiger über die nächste Lebensphase nachdenkt. Sie ist in meinem Alter, die Kinder sind aus dem Haus. Wie soll es weitergehen? »Vision« könnte also für ihre Lebensplanung stehen.

Manchmal geht mir im Wald das Herz auf. Es fühlt sich an, als ob da etwas Größeres existiert, das mein Verstand nicht erfassen kann. Dieses Gefühl ist schwer zu beschreiben, aber eines steht fest: Mein Herz braucht Natur, um aufzugehen, um dieses unbestimmte, aber tiefe sinnliche Berührtsein zu erfahren. Bin ich wunderlich, wie mein Mann bisweilen behauptet? Nein, sagt Dr. Qing Li von der Nippon Medical School in Tokio. Er beschreibt dieses Empfinden als eine Intuition oder einen Instinkt. »Im Japanischen haben wir einen Begriff für jene Gefühle, die sich Worten entziehen: *yūgen. Yūgen* verleiht uns ein umfassendes Gespür für die Schönheit und das große Geheimnis des Universums.«[14]

Dieses große Geheimnis ist in vielen Kulturen bekannt und wird als transzendente Urkraft in allen Dingen, als Mysterium des Seins oder schlicht als Lebensenergie beschrieben. Indigene Stämme, die seit Jahrtausenden mit und in der Natur leben, verstehen sich als Teil dieser Energie, die sich im Alltag als Respekt vor der Welt und all ihren Wesen zeigt. Indigene betrachten etwa Bäume als heilige Geschöpfe und weise Lehrer, die sich in Träumen oder Visionen unter Anleitung von Medizinmännern oder Schamaninnen mitteilen. Auch unsere Vorfahren hielten über Jahrtausende hinweg die Natur für beseelt.

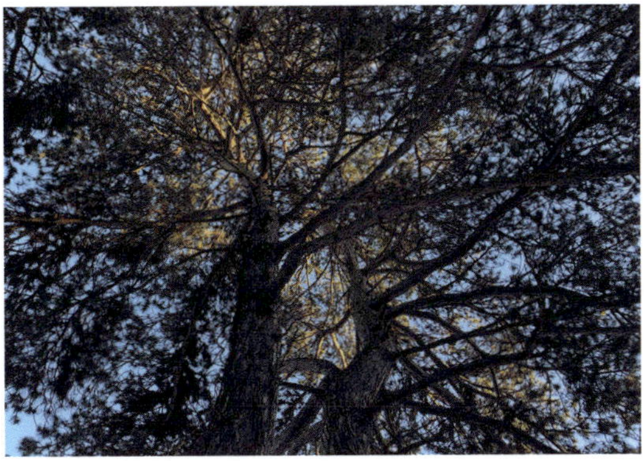

Um dieses innerliche wie äußerliche Eingebundensein zu erfahren, bedarf es einer feinen, stets präsenten Aufmerksamkeit, die wir »Achtsamkeit« nennen. Achtsam zu sein, bedeutet, im Hier und Jetzt präsent und in Resonanz mit uns selbst und unserer Umwelt zu sein. Die Psychologin Kristin Neff und der Achtsamkeitsexperte Christopher Germer bezeichnen Achtsamkeit als »eine simple Fähigkeit, weil sie lediglich erfordert, dass wir etwas mit unseren fünf Sinnen wahrnehmen, während es geschieht«.[15] Dennoch erfordert Achtsamkeit einige Übung. Denn unser Kopf beschäftigt sich besonders gern mit allem, was gerade ansteht: Einkaufslisten, Telefonaten, Insta-Posts oder dem nahen Urlaub. Unser Gehirn ist der Gegenwart oft ein paar Schritte voraus, was zu einer dauernden Ungleichzeitigkeit führt. Der Körper ist vielleicht noch im Wald, das Gehirn plant dagegen schon den Abend. Wir sind nicht richtig hier, aber auch noch nicht dort.

Wie Achtsamkeit wirkt

Dagegen hilft Meditation. Warum? Weil Meditation eine der bekanntesten Achtsamkeitsübungen ist. Es geht darum, die Gegenwart einfach nur wahrzunehmen, Gedanken zu bemerken, um sie ziehen zu lassen, ohne das Wahrgenommene gedanklich zu bewerten. Achtsam zu sein, heißt, das ständig plappernde Gehirn liebevoll zu ignorieren – unser »Monkey Mind«, wie mir ein buddhistischer Mönch in Tibet lachend erklärte. Der hektische Verstand, der wie ein wild gewordener Affe herumtobt, ist in allen Gegenden der Welt bestens bekannt. Als Gegenmittel nutzen Religionen Mantren oder Mandalas, gregorianische Gesänge, gemurmelte Gebetsverse oder einfach nur Schweigen. Nur wer im Moment ist, kann in einen sinnlichen Kontakt mit der Natur treten, damit sich das Herz öffnet.

Achtsamkeit kommt leise daher, birgt aber eine immense Kraft, mit der wir uns von empfundenen Einschränkungen befreien können. Durch praktizierte Achtsamkeit entsteht eine Verbindung mit dem inneren Gewahrsein, einer Art geistigem Raum, aus dem heraus wir die Freiheit haben, selbst zu entscheiden, wie wir mit einer Situation umgehen. Wer selbst und frei entscheidet, entwickelt ein Gefühl von Selbstwirksamkeit. Ich empfinde mich nicht länger als fremdbestimmt, sondern nehme die Zügel selbst in die Hand. Wer Meditation und Achtsamkeit praktiziert, wird mit der Zeit zum bewussten und verantwortlichen Gestalter seines Lebens. Es mag paradox klingen, aber: Wer es schafft, den Augenblick einfach ohne jeden Veränderungswunsch wahrzunehmen, der kreiert den Raum für Veränderung. Nur wollen, aber nicht machen, genügt eben nicht.

Achtsamkeit ist auch ein äußerst wirkungsvolles Mittel gegen die Hektik unseres Lebens. Wir sind es gewohnt, Ziele zu verfolgen, Dinge einzuordnen, zu bewerten und zu interpretieren. Grübeln wir über Vergangenes oder malen wir uns Zukunftsszenarien aus, dann sind wir überall, aber nicht da, wo unser Leben gerade stattfindet, nämlich im Moment. Wir sind nicht mit uns selbst verbunden.

Häufig wird Achtsamkeit mit Entspannungsverfahren gleichgesetzt, was vermutlich mit der Entwicklung des Stressreduktionstrainings (MBSR: *Mindfulness-based Stress Reduction*) zusammenhängt, das Ende der 1970er-Jahre von dem amerikanischen Mediziner und Molekularbiologen Jon Kabat-Zinn entwickelt wurde. Sein Training hilft Menschen bis heute dabei, besser mit Stress, Angst und Krankheit umzugehen. In allen Weltreligionen und vielen philosophischen Denkschulen ist das Prinzip der Achtsamkeit verankert. Die Wurzeln der Achtsamkeitspraxis sind allerdings im frühen Buddhismus entstanden und über 2500 Jahre alt.

500 Jahre bevor Jesus geboren wurde, lebte und lehrte in Nordindien der Religionsstifter Siddhartha Gautama, besser bekannt als Buddha. Die *Satipatthana Sutta*, ein Text, der auf die Lehrreden Buddhas zurückgehen soll, behandelt die Grundlagen der Achtsamkeit in der Meditationspraxis: Atem, Körperhaltung, Gefühle, Geist, aber auch die Hindernisse. Der Text beginnt mit einem Praktizierenden, der in den Wald geht und sich an die Wurzel eines Baumes setzt und bewusst atmet, um zu meditieren. Die bis heute überlieferte spirituelle Praxis fand zu Buddhas Zeiten meist im Wald oder unter Bäumen statt.

Die Effekte des achtsamen Gewahrseins sind auch wissenschaftlich belegt. Studien zeigen, dass regelmäßige Achtsamkeitsmeditation das Ruhenetzwerk (*Default Mode Network*) des Gehirns beeinflusst.[16] So können sich Meditierende im Alltag besser fokussieren. Andere Studien belegen, dass Menschen, die sich in Achtsamkeitspraxis üben, ihre Emotionen besser regulieren, automatisierte Gedanken- und Verhaltensmuster erkennen und sich leichter davon lösen können.[17] Intensive oder negative Empfindungen können mit Achtsamkeit leichter angenommen werden, was die allgemeine Resilienz verbessert, also die Fähigkeit, schwierige oder traumatische Ereignisse gut zu bewältigen.[18] Achtsame Menschen nehmen ihre persönlichen Werte eher wahr und versuchen, nach diesen Werten und Interessen zu handeln. Schließlich führt Achtsamkeit zu Verhaltensweisen, die Gesundheit und Wohlbefinden begünstigen und Empathie fördern, also das Einfühlungsvermögen in Empfindungen, Emotionen, Gedanken, Motive und Persönlichkeitsmerkmale anderer Menschen. Darüber hinaus ist Achtsamkeit eine Übung für uns, in schwierigen Situationen angemessen zu reagieren.

Dimensionen der Achtsamkeit

Es werden drei Formen von Achtsamkeit unterschieden: die innere, die äußere und die relationale Achtsamkeit. In der Meditationspraxis geht es um die innere Achtsamkeit. Hier ist die absichtslose Wahrnehmung primär auf innere Prozesse wie die Atmung gerichtet. Man spricht vom »absichtslosen Wahrnehmen als unbeteiligter Beobachter«. Bei der äußeren Achtsamkeitspraxis richtet sich die bewusste Aufmerksamkeit nach außen, auf die Natur als Umwelt oder Mitwelt. Bei der relationalen Achtsamkeit geht es um die Wechselwirkungen zwischen Individuum, Mitmenschen und Umwelt. Es gibt keine Hierarchie dieser Dimensionen von Achtsamkeit. Alle drei sind gleichermaßen wichtig für den Aufenthalt im Wald.

Münsterschwarzach, im Wald. Die Gruppe hat sich über ihre Stärken ausgetauscht und nimmt eine Brotzeit ein, die etwas anders verläuft als gewohnt. Anstatt dass alle ihr Brot allein essen, bleiben die Teilnehmerinnen und Teilnehmer in ihren Zweiergruppen zusammen. Während sich eine Person die Augen ver-

bindet, zerteilt die andere Brot und einen Apfel in mundgerechte Stücke. Die Aufgabe besteht nun darin, die Person, die die Augen verbunden hat, zu füttern. Erstere soll sich ganz auf das langsame Kauen und Schmecken konzentrieren. Ich habe diese Achtsamkeitsübung schon öfter mit Gruppen im Wald gemacht. Die TeilnehmerInnen, die sich vollständig darauf einlassen, erzählen hinterher von intensiveren Geschmackserlebnissen. Manchen wird bewusst, dass sie im Alltag nicht essen, sondern schlingen. Durch das achtsame und langsamere Kauen, das auch für die Verdauung besser ist, sind sie schneller satt und brauchen weniger.

Während die innere Achtsamkeit gut nachvollziehbar ist, verlagert sich der Fokus bei der äußeren Achtsamkeit ganz auf die Umwelt. Diese Form wird beim Waldbaden genutzt und spricht unsere Sinnessysteme an. Sie hilft, um im Körper und damit im gegenwärtigen Moment anzukommen.

Beim Coaching im Wald lege ich großen Wert auf die relationale Achtsamkeit, also das Erkennen der Wechselwirkungen zwischen den äußeren Gegebenheiten und dem inneren Erleben. Menschen lernen, indem sie beobachten und sich und die Welt zueinander in Beziehung setzen. Wir brauchen das Gegenüber und dessen Reaktionen, um uns reflektieren zu können. Ich kann dem Regen entfliehen wollen oder aber ganz ruhig wahrnehmen, was die Tropfen mit mir machen, welche Reaktionen sie auslösen, wie es sich anfühlt, wenn das Wasser kühl den Nacken hinabläuft. Auf diese Weise werden Selbstreflexion und Selbsterkenntnis gefördert.

Der Wald bietet eine endlose Auswahl an Reizen, die wir als angenehm oder unangenehm, schön oder hässlich, wertvoll oder wertlos wahrnehmen können. Wie stehen wir zum Beispiel zur Ameise? Bewundern wir ihren Staat, oder fürchten wir ihren Biss? Relationale Achtsamkeit sorgt dafür, dass wir Automatismen, Reflexe und spontane Bewertungsmuster wahrnehmen, um sie bei Bedarf liebevoll zu hinterfragen.

Dass selbst Kleinigkeiten große Botschaften in sich bergen, beweist eine Workshop-Teilnehmerin in Münsterschwarzach. Sie stolpert über eine Wurzel und sagt laut zu sich selbst: »Mann, bist du doof. Kannst du denn nicht aufpassen!« Ich frage, ob sie solche Sätze öfter zu sich sagt. Sie stutzt, denkt nach und stellt fest, dass sie häufiger in diesem Ton mit sich spricht. Ich schweige und warte, weil ich spüre, dass die Frau auf dem richtigen Weg ist. Laut überlegt sie, woher solche abwertenden Sätze stammen und was sie mit einem Menschen auf Dauer machen. Allein diese Frage empfinde ich als großen Schritt nach vorn. Denn die Frau hat reflektiert. Sie hat sich selbst beobachtet und Wechselwirkungen zwischen Stolpern und Selbstbeschimpfung festgestellt.

Tatsächlich können sich Denkmuster verfestigen, die irgendwann dann unbewusst und automatisch ablaufen. Sie prägen unser Selbstbild und beeinflussen unser Erleben und Verhalten. So führt ein harmloses Stolpern, das im Wald bei jedem Schritt passieren kann, zu einer fortwährenden Bestätigung des eigenen Selbstbildes von einer ungeschickten Person.

Sobald sich die Teilnehmerin dieses negativen Bewertungsautomatismus bewusst wird, kann eine Umwertung stattfinden. Ist die Ungeschicklichkeit eine Persönlichkeitseigenschaft? Natürlich nicht. Ich ermutige sie, Tätigkeiten aufzuzählen, bei denen sie sich besonders geschickt anstellt, die also mit positiven Emotionen verknüpft sind. Diese bewusste Umbewertung richtet ihren Fokus hin zu einem positiven Selbstbild. Diese Art der Umbewertung nennt sich »Reframing« und wird im Coaching oft genutzt. Der Test, wieweit das Reframing fortgeschritten ist, erfolgt mit jedem neuen Stolpern. Beschimpft sie sich immer noch? Oder lautet ihr erster gelassener Gedanke: Nicht so schlimm. Kann ja mal passieren. Wer achtsam durchs Leben geht, der weiß, dass wir selbst entscheiden, wie wir mit einem Stolpern umgehen.

VIERTES PRINZIP: NATURBEOBACHTUNG

»GLAUBE MIR, ICH HABE ES ERFAHREN, DU WIRST EIN MEHRERES IN DEN WÄLDERN FINDEN ALS IN DEN BÜCHERN; BÄUME UND STEINE WERDEN DICH LEHREN, WAS KEIN LEHRMEISTER DIR ZU HÖREN GIBT.«
BERNHARD VON CLAIRVAUX, FRANZÖSISCHER MYSTIKER

Münsterschwarzach, immer noch im Wald: Die TeilnehmerInnen sind allein unterwegs. Die Aufgabe lautet: Gehe mit offenem Herzen, wohin es dich zieht. Verlasse dich auf deine Intuition und spüre, ob dich ein Ort anzieht, eine Pflanze, ein Stein, was auch immer. Lasse diese Anziehung zu und schau, was der Wald dir zu deinem Stärkenbegriff anbietet. Die Herausforderung besteht darin, die gesamte Aufmerksamkeit bewusst nach außen zu verlagern und auf jegliche gedankliche Vorwegnahme zu verzichten. Gibt es Dinge, die dich genau in diesem Moment anziehen, ohne dass dein Geist dazu erst eine Geschichte liefert? Lassen sich Stärken assoziativ spüren?

Hier ist ein Prinzip meiner Arbeit sehr gut zu erkennen: Natürlich liefert der Wald keine Antworten. Aber er hält ein vielfältiges Angebot von Symbolen bereit. Oft stellen Menschen dazu eine persönliche Bedeutung her. Entdecke ich auf dem Waldboden zum Beispiel eine einsame Ameise, dann kann ich sie für ein armes, einsames Tier halten, das seinen Ameisenstaat verloren hat, oder aber für eine mutige Späherin, die für ihren Stamm neues Terrain erkundet. Was diese Assoziationen bedeuten können, erkunden meine Klientinnen und Klienten selbst. Ich sehe mich als Ermöglicherin, die neue Perspektiven eröffnet, aber keinesfalls als Deuterin.

Beobachten stärkt unsere Stärken

Achtsames, absichtsloses Umherstreifen, das Verweilen an einem Ort oder eben ein Wechsel der Perspektiven – Waldcoaching hilft, das Draußen für sich neu zu entdecken. Bewusste Naturbeobachtungen trainieren das genaue Hinsehen, das Wissen über jahreszeitliche Kreisläufe schafft Sicherheit. Die Fähigkeit, Vogelstimmen zu erkennen oder Pilze, Beeren und Kräuter zu bestimmen, sorgt für ein Gefühl der Zugehörigkeit. Mag der Wald auf manche zunächst finster und furchterregend wirken – wer öfter und tiefer in diese Welt eintaucht, der wird sich mit jedem Besuch heimischer fühlen und beglückende Momente erleben, wenn sich nach einer Weile des stillen Wartens plötzlich ein scheues Wildtier zeigt.

Der Universalgelehrte Alexander von Humboldt (1769-1859) sah im absichtslosen sinnlichen Wahrnehmen von Natur eine wichtige Erweiterung der streng wissenschaftlichen Naturbeobachtung und stellte fest: »Der Mensch wird durch alles belebt, was auf Naturwahrheit hindeutet: sei es in der Schilderung der von der Außenwelt empfangenen sinnlichen Eindrücke, oder des tief bewegten Gedanken und innerer Gefühle. … Sie [die Natur] wirkt anregend auf das Gemüt, wo sie einer ästhetischen Behandlung großer Naturerscheinungen fähig ist.«[19] Für Humboldt ist die physische Präsenz zentral, das Sein im Hier und Jetzt. Ein klares Plädoyer für die Achtsamkeit.

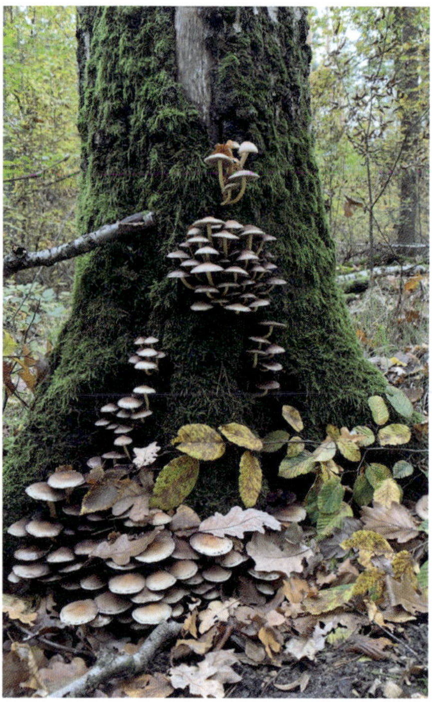

Mein Klient Thomas beobachtet seit seiner Kindheit Vögel. Er kann die verschiedenen

Arten an ihrem Flugbild, am Ruf und am Nestbau erkennen. Bin ich mit Thomas im Wald, dann lerne ich immer etwas Neues. Wer Tiere beobachten will, ist zur Achtsamkeit nahezu gezwungen. Plötzlich ist jeder Schritt, jeder Atemzug, die kleinste Bewegung wichtig. Das leise Knacken eines Astes, auf den ich unachtsam getreten bin, vertreibt den Eisvogel, den ich so gern beobachtet hätte.

Wer wirklich eintaucht in die Welt des Waldes, wird sich besonnen und ruhig verhalten. Geduld und Durchhaltevermögen werden gestärkt, unsere Sinne zugleich geschärft. Der Mensch wird als stiller Beobachter zu einem Teil dieses faszinierenden Ökosystems. Wir spüren vielleicht einen Anflug von Demut und Bescheidenheit, auch zwei menschliche Stärken. Oft stellt sich sogar ein tiefes Gefühl von Ehrfurcht und Dankbarkeit ein, das sich zu einer wachsenden Wertschätzung gegenüber der Natur entwickelt. So erfährt das eigene Dasein eine Erweiterung und bekommt einen neuen Bezugsrahmen. Die Natur wird nicht mehr nur als Umwelt, sondern als lebendige Mitwelt erfahren, der wir uns zugehörig und verbunden fühlen. Für mich persönlich ist der Wald ein neues Zuhause geworden.

Der Wald als Schule des Lebens

Die Natur ist eine große Inspirationsquelle und bietet vielfache Anregungen, wenn man sie als Vorbild versteht, schreibt Katja Dienemann. Die Erlebnispädagogin und Coachin verweist auf die smarten Anpassungsstrategien von Pflanzen und Tieren, die sich im Laufe der Evolution entwickelt und verfeinert haben, um dem obersten Ziel allen Lebens zu dienen: ihrem Fortbestehen. »Biologische Systeme, Pflanzen und Tiere leben vor, wie man seine Ziele effizient und einfallsreich erreicht oder wie man gut mit Veränderungen und Krisen umgeht. Sie sind innovativ, reaktionsschnell, flexibel und gleichzeitig robust.«[20] So wird der Wald zur Schule des Lebens.

Ich arbeite besonders gern mit Symbolen und Metaphern. Unsere Sprache ist ein faszinierendes Medium, aber erfordert vor allem den Kopf.

Die stabile Eiche, der flatternde Schmetterling oder ein Spinnennetz im Morgentau dagegen spricht den Menschen sinnlich an. Symbole helfen, das Unbewusste spürbar zu machen, um daraus Erkenntnisse zu gewinnen, Zukunftsvisionen zu entwickeln oder Ressourcen zu stärken. So kann sich aus dem Betrachten der Eiche die Frage ergeben: Wo in deinem Leben bist du stabil und standhaft? Oder: Was braucht es, damit sich diese Qualitäten in deinem Leben zeigen? Zu Metaphern und Symbolen findest du im Kapitel »Den Blick weiten« ausführliche Informationen (→ Seite 168).

Lassen sich Menschen offen und erwartungslos auf den Wald als Inspirationsquelle ein, verlassen sie automatisch ihre Komfortzone aus Sicherheit, Denkmustern und Glaubenssätzen. Der Zugang zum »authentischen Selbst«, wie Katja Dienemann unseren unverfälschten inneren Kern bezeichnet, wird erleichtert und damit ein Vordringen zur Frage aller Fragen, die der Philosoph Frithjof Bergmann (1930-2021) einst so formulierte: »Was will ich wirklich wirklich?«

Es ist immer wieder faszinierend, wie kreativ meine KlientInnen assoziieren, wenn sie eine kleine grüne Pflanze entdecken, die sich im

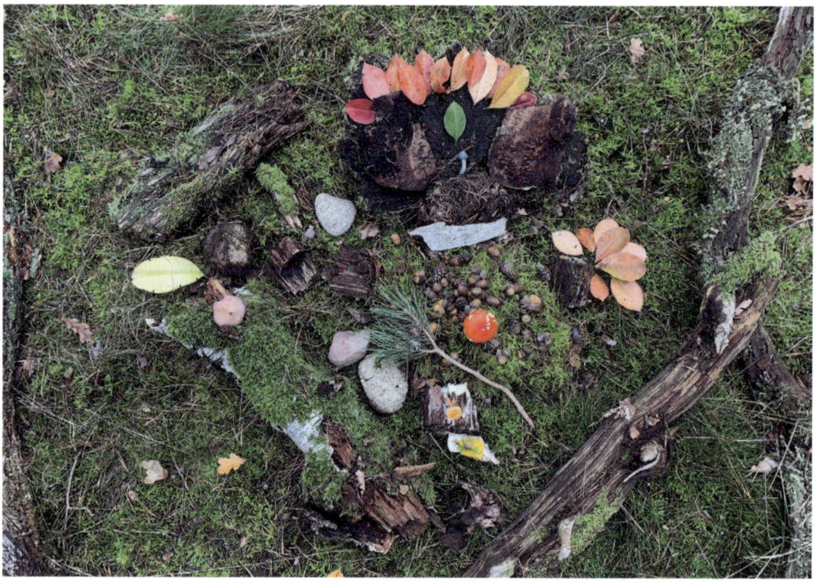

Frühling durch die trockenen, halb gefrorenen Blätter des Vorjahres gearbeitet hat, um sich nun der Sonne entgegenzustrecken. Das Gewimmel eines Ameisenhaufens kann ebenso inspirierend und bedeutungsvoll sein wie der fleißige Specht, der unermüdlich eine Bruthöhle in den Stamm hackt. Ganz neue innere und äußere Welten tun sich plötzlich auf.

Um mich herum ist kreatives Schaffen und Gestalten. Es werden Äste geschleppt, Kiefernzapfen gesammelt, Moospolster verlagert. Bunte Herbstblätter, Beeren und Blüten schmücken Baumscheiben. So entstehen acht Naturkunstwerke, die zu einer Ausstellung verschiedener Stärken werden. Der Begriff »Vision«, den Katja zunächst nicht richtig greifen konnte, hat nun auch eine Ausdrucksform gefunden. Das Zentrum ihres Kunstwerks bildet ein Zweig, der mit seinen grünen Blättern wie ein Pfeil in Richtung Zukunft zeigt. Ihre Vision: Veränderung und Wachstum. Mehr geht nicht.

FÜNFTES PRINZIP: ÖFFNUNG DURCH VERBUNDENHEIT

»JEDES GESCHÖPF IST MIT EINEM ANDEREN VERBUNDEN, UND JEDES WESEN WIRD VON EINEM ANDEREN GEHALTEN.«[21]

HILDEGARD VON BINGEN, BENEDIKTINERIN UND NATUR- UND HEILKUNDIGE UNIVERSALGELEHRTE

Münsterschwarzach, am Abend. »Ich habe das Gefühl, euch alle schon ganz lange zu kennen«, sagt Pauline, »dabei kenne ich euch gerade mal zwei Tage.« Alle nicken. Wir sitzen im Kreis und sprechen über unsere Erlebnisse im Wald. Magische Momente. Menschen verschiedenen Alters, verschiedener Herkunft und mit ganz verschiedenen Problemen öffnen sich plötzlich, zeigen sich und teilen Dinge miteinander, von denen manchmal nicht mal der Partner oder die beste Freundin wissen. Bei acht Menschen, die sich vor 72 Stunden noch nicht einmal kannten, ist ein Gefühl von Zugehörigkeit gewachsen, auch deswegen, weil diese Menschen die Chance nutzen, sich von ihren Alltagsrollen zu befreien. So entstehen authentische, ehrliche Gespräche auf Augenhöhe. Die Teilnehmerinnen und Teilnehmer akzeptieren sich trotz ihrer Unterschiedlichkeit und tragen so zum Wohle aller bei. Denn sie sind verbunden, mit sich und den anderen.

Tiefe und erfüllende Beziehungen sind wie Vitamine: Wir können sie selbst nicht herstellen, brauchen sie aber zum Leben. Denn wir Menschen sind soziale Wesen. Ohne Gemeinschaft wird das Leben schwer. Das Gefühl von Verbundenheit ist ein Grundbedürfnis. Ohne Bindungen, die wir als sicher wahrnehmen, empfinden wir Schmerzen und fühlen uns einsam, was in manchen Ländern bereits als ernstes gesundheitliches Problem verstanden wird.

Auf einer Wellenlänge

Verbundenheit zeigt sich in den Gehirnen der verbundenen Menschen. Nach einer Weile gemeinsamen Sprechens, Tanzens, Musizierens oder Kooperierens synchronisieren sich die Gehirne, ihre Gehirnwellen passen sich einander an, schwingen gleichsam im selben Takt. Menschen befinden sich dann tatsächlich auf einer Wellenlänge. Das Phänomen der synchronisierenden Gehirnwellen nennt sich in den Neurowissenschaften »Inter-brain Synchrony«. Auch bei Tieren wie den Mahaliwebern, einer Singvogelart aus Afrika, lassen sich synchronisierte Gehirnwellen nachweisen, und zwar immer dann, wenn ein Paar oder die ganze Vogelkolonie zusammen zwitschert.[22] Solche Resonanzeffekte finden auch bei etlichen Körpervorgängen statt, die keiner willentlichen Steuerung unterliegen, wie Herzschlag, Atemfrequenz und Leitfähigkeit der Haut, wenn Menschen in einem Konzertsaal klassischer Musik lauschen, ohne miteinander zu interagieren. Einer Studie zufolge hatten die Konzertbesucher, die von der Musik sehr ergriffen waren, einen besonders synchronen Herzschlag.[23]

Die Erklärung für dieses Phänomen ist ebenso einfach wie faszinierend: Die Evolution hat uns offenbar mit Mechanismen ausgestattet, die Gemeinschaft fördern. Menschen lebten immer schon in Gruppen zusammen, weil sie allein kaum überlebt hätten. Zusammenleben wiederum braucht Kooperation und Empathie. Dieses Einfühlungsvermögen wird als Fähigkeit verstanden, die Emotionen einer anderen Person nachzufühlen und eine Vorstellung davon zu entwickeln, was das Gegenüber denkt oder empfindet, um darauf angemessen reagieren zu können. Die Psychologin und Neurowissenschaftlerin Tanja Singer fand in ihrer Forschung zur Schmerzempathie heraus, dass bereits das Beobachten einer leidenden Person Hirnregionen aktiviert, die den Schmerz nachempfinden.[24] Ein Foto oder Video genügt schon, um dieses Mitgefühl zu aktivieren. So entsteht Verbundenheit.

Wald und Mensch gehören zusammen

Ich erlebe, dass viele Probleme meiner Klientinnen und Klienten mit mangelnder Verbundenheit zu tun haben. Beziehungsfähigkeit gilt in der Positiven Psychologie als Stärke. Und im Wald lässt sich diese Fähigkeit sehr gut zurückgewinnen. Denn Wald und Mensch gehören seit Urzeiten zusammen. Der Coachingraum Wald bietet einen bestens ausgestatteten Freiraum, um Verbindungen wiederzubeleben oder ganz neu zu entdecken. Das Ökosystem Wald besteht aus unzähligen verbundenen Systemen, mit denen der Mensch automatisch in Kontakt kommt, etwa beim Ein- und Ausatmen der Waldluft. Wir erleben mit allen Sinnen Naturverbundenheit, die nicht einseitig, sondern wechselseitig funktioniert. Wir atmen die terpenhaltige Waldluft ein und geben zugleich verbrauchte Atemluft zurück ins System. Jeder Schritt, jede Bewegung, jedes Geräusch, das wir machen, erzeugt Reaktionen, ob im Mikrokosmos des Bodens oder bei Tieren, die uns hören oder sehen.

Allerdings müssen wir uns auf das Gefühl von Verbundenheit einlassen. Und das ist gar nicht so leicht in einer Welt, in der »ein nur auf rationale Kontrolle eingestelltes Verhältnis zur Realität unsere Weltbeziehung verkümmern lässt«, wie der Philosoph Matthias Jung schreibt.[25] Die Vorherrschaft des logisch-rationalen Denkens und die Identifikation mit unserem Verstand als Zentrum des Bewusstseins und der Ich-Identität führen zu einem isolierten Selbst, das sich von der Natur und anderen Individuen als abgetrennt wahrnimmt. Unsere egomanische, menschenzentrierte Sicht beruht auf der Annahme, »dass Mensch und Welt einander grundsätzlich fremd sind, dass sie von fundamental verschiedener Art sind«, so der Philosophieprofessor Wolfgang Welsch.[26] So kommt es zu einer Teilung von menschengemachter Zivilisation, der Kultur, die eine scheinbar wilde Natur unbedingt zähmen will. Diese Trennung ist weder klug noch gesund.

Nach meinem Verständnis sind Menschen viel mehr als nur Kopfwesen, die laut Descartes' Ausspruch »Cogito ergo sum« nur denken müssen, um zu sein. Neben dem Verstand sind da eben auch Gefühle, Instinkte, körperliches Erfahrungswissen und ein Sinn für Transzendenz, der sich in mystischen, religiösen oder spirituellen Erfahrungen zeigt und mit dem Kopf allein nicht zu erfassen ist, auch wenn immer mehr dieser Phänomene von der Wissenschaft inzwischen messbar sind.

Unser Erleben der Wirklichkeit ist so viel reicher als ein rein wissenschaftliches Denken, dessen Resultate immer nur vorläufig bleiben, bis sie von neueren abgelöst werden. In dieser permanenten Unsicherheit bedürfen empathische Wesen mehr als je zuvor dieses ursprünglichen Gefühls der Verbundenheit, das Sicherheit gibt und die Basis für ein tiefes, emotionales Verständnis von Liebe, Vertrauen, Geborgenheit, Hoffnung und Ehrlichkeit ist – Gefühle, die wir alle nur in Verbundenheit spüren können. Nicht der Kopf, sondern das Herz stellt die Verbindung zu allem Lebendigen her.

Beim Waldcoaching geht es natürlich um das persönliche Anliegen der Klientin oder des Klienten. Mir ist es darüber hinaus aber auch wich-

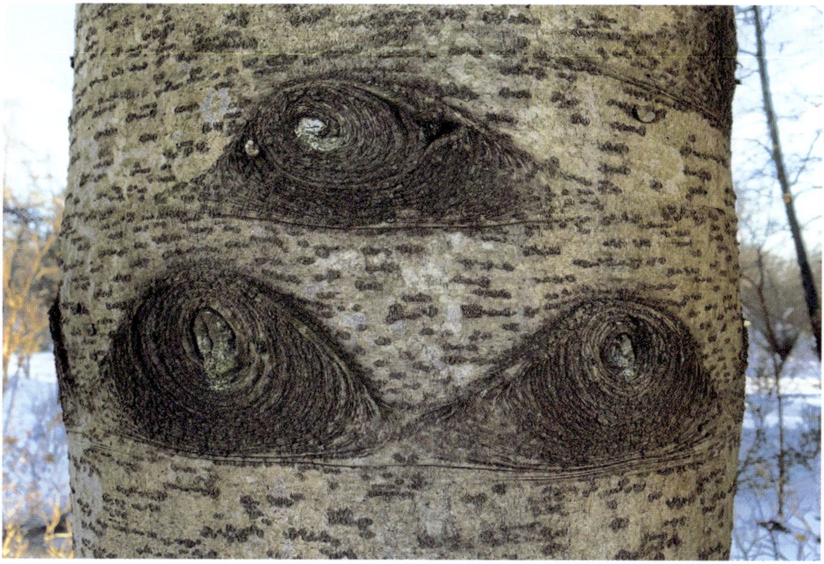

tig, diesen Menschen zunächst ihr Dasein in einem großen, lebendigen Gefüge bewusst zu machen. Wer sich mit der Welt verbunden fühlt, kann sich als vollwertiges Subjekt wahrnehmen und seine Verbundenheit mit sich selbst erfahren. Ist ein Mensch mit sich, seinen Werten, Emotionen, Gedanken, Überzeugungen und Bedürfnissen verbunden, dann fühlt sich sein Leben stimmig an. Durch die innere Verbundenheit wiederum entsteht Sicherheit als Voraussetzung für das Öffnen gegenüber anderen. Es ist ein Wechselspiel.

Die griechischen Philosophen hatten ein Wort für die Fähigkeit des Herzens, die Welt wahrzunehmen und sich mit ihr zu verbinden: *Aisthesis*. Das Wort bedeutet übersetzt »sinnliche Wahrnehmung« oder »Empfinden«. Damit ist das sinnliche Aufnehmen oder Einatmen der lebendigen Phänomene der Welt gemeint. Gleichzeitig nimmt uns der Wald auf, atmet uns ein. Wir sind als Lebewesen also Teil dieses faszinierenden Organismus, den wir »Erde« nennen. Dieses Angebundensein an eine beseelte Welt wird in noch so heimelig gestalteten Praxisräumen nicht so spielend gelingen wie in der Natur.

Wir verstehen die Natur nun etwas besser, werden uns lösungsorientiert auf Stärken konzentrieren und achtsam unsere Verbindungsfähigkeit erkunden und verbessern. Jetzt sind wir gut für das nächste Kapitel ausgerüstet, in dem ich detailliert die Schritte beschreibe, die ein erfüllendes Waldcoaching ausmachen.

Nützliches für den Aufenthalt im Wald

- Kleidung, die Arme und Beine bedeckt, Schichten nach dem Zwiebelprinzip, passend für alle Wetterlagen
- Festes Schuhwerk
- Kopfbedeckung
- Tuch zum Draufsetzen oder Einwickeln von Fundsachen
- Notizheft zum Schreiben
- Handy im Flugmodus für Fotos oder Musik
- Unterlage zum Sitzen
- Augenbinde
- Mücken- und Zeckenspray, Zeckenzange
- Desinfektionsspray
- Sonnencreme
- Etwas zu trinken und ggf. zu essen
- Tüte für Müll
- Genügend Zeit

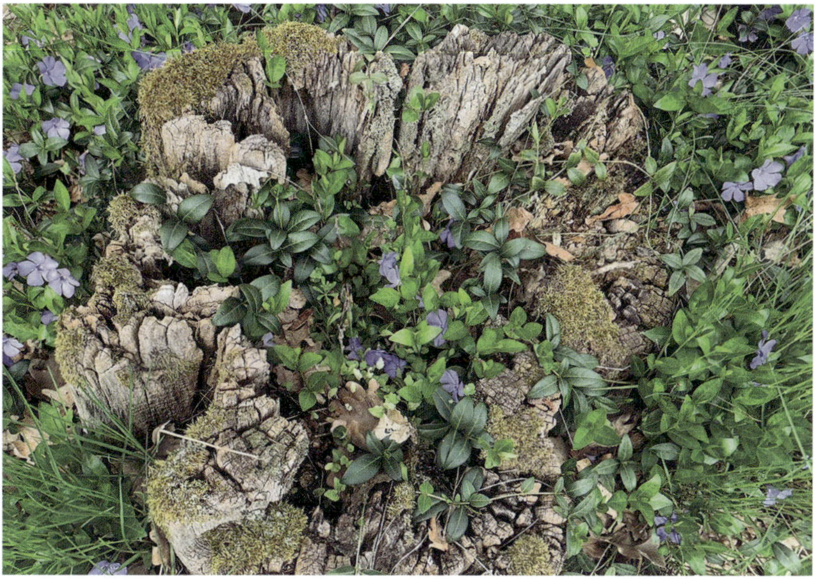

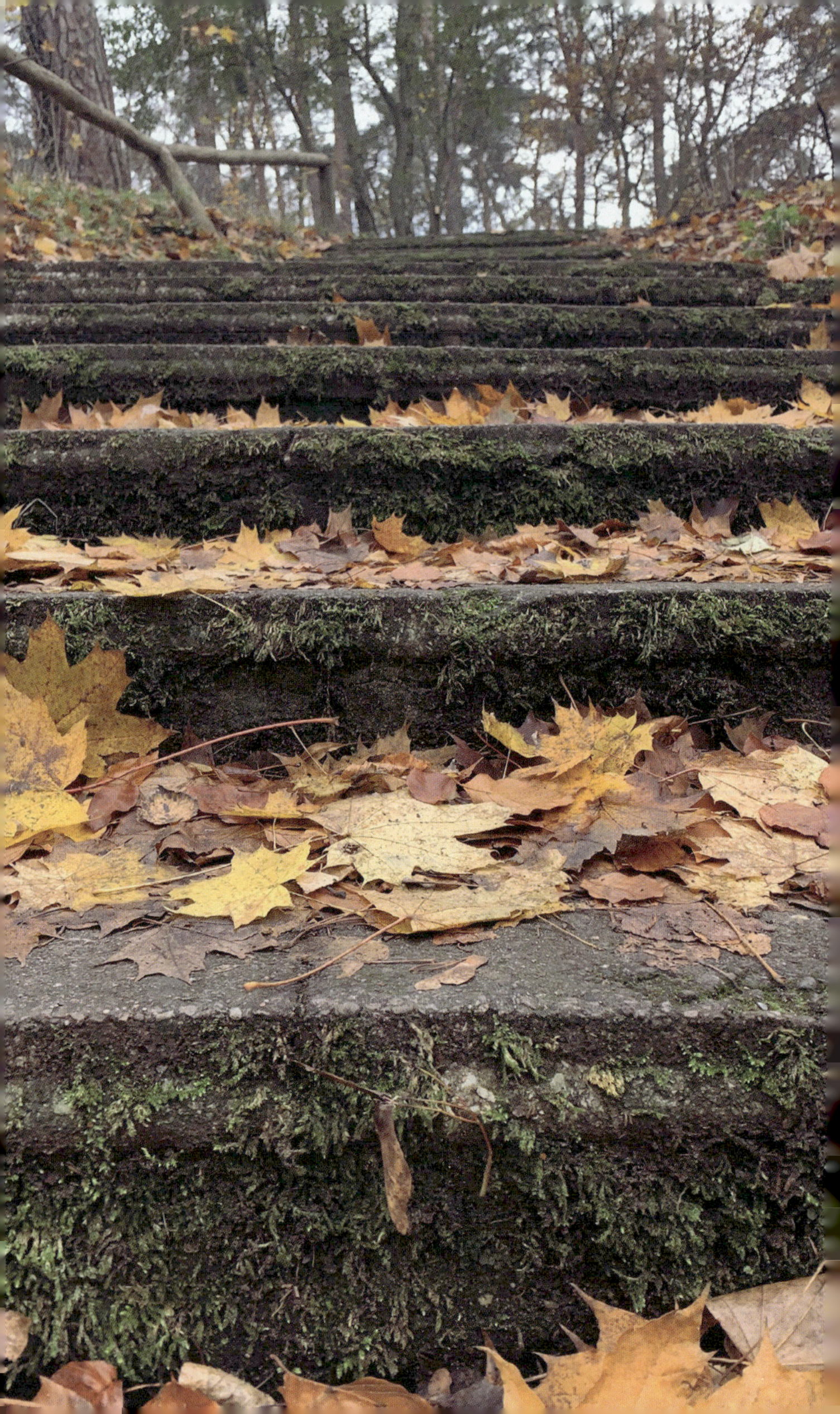

2.
SCHRITT FÜR SCHRITT INS ABENTEUER – DER WALDCOACHING-PROZESS

»ICH GEHE IN DEN WALD, UM MEINEN VERSTAND ZU VERLIEREN UND MEINE SEELE ZU FINDEN.«

JOHN MUIR, SCHOTTISCH-AMERIKANISCHER NATURPHILOSOPH

Endlich gehen wir los. Im Hauptteil dieses Buches schildere ich in zwölf Kapiteln die Aspekte des Coaching-Prozesses, die mir am Herzen liegen. Ich berichte – anonymisiert – von KlientInnen, verrate einige wirkungsvolle Übungen und streife ein wenig durch die aktuelle Forschung.

Diese zwölf Schritte können, müssen aber nicht linear oder absolut gleichrangig verlaufen. Jedes Coaching, jeder Waldtag hat eine eigene Energie und erfordert meine situative Kreativität. Oft plane ich etwas, um mich dann spontan für ein völlig anderes Programm zu entscheiden.

An diesem Punkt hat mir der Wald sehr geholfen. Lange habe ich viel Kraft für die Vorbereitung verwendet und war verstimmt, wenn die Dinge anders liefen als geplant. Die Jahre im Wald haben mich Vertrauen gelehrt, auch das Vertrauen in mich selbst. Die Natur bietet so viele Möglichkeiten, mein Werkzeugkoffer ist so prall gefüllt, dass ich inzwischen meiner Erfahrung, vor allem aber meiner Intuition voll und ganz vertraue.

Über das Programm bestimmen immer die Klientinnen und Klienten mit ihren Anliegen, mit ihren persönlichen Lebensgeschichten und ihren ganz individuellen Resonanzerlebnissen mit dem Wald. Nein, der Wald spricht nicht zu uns. Aber er bietet mit seiner reichhaltigen Symbolik eine wunderbare Projektionsfläche. Die Natur macht unbewusste seelische Inhalte sichtbar und spürbar. Gemeinsam mit dem Wald möchte ich Menschen in ihre Autonomie, Selbstwirksamkeit und Ganzheitlichkeit begleiten.

So, und jetzt: Willkommen im Wald!

ERDEN UND ANKOMMEN

»ERST IM WALD KAM ALLES ZUR RUHE IN MIR, MEINE SEELE WURDE AUSGEGLICHEN UND VOLLER MACHT.«
KNUT HAMSUN, NORWEGISCHER SCHRIFTSTELLER

Gute Erdung ist die Basis

Daniela, 49 Jahre, lebt mit ihrem Mann Marc zusammen und hat alles, was man zu einem guten Leben braucht: eine große Wohnung mit Garten, einen guten Job mit viel selbstbestimmtem Arbeiten und einen Partner, mit dem sie sich seit zwanzig Jahren ergänzt und versteht. Als ihr eine entfernte Bekannte schreibt, dass sie sich von ihrem Mann getrennt habe und nun verzweifelt eine Wohnung suche, will Daniela helfen. Sie bespricht sich mit Marc und bietet dann der Bekannten an, doch übergangsweise ein Zimmer in ihrer Wohnung zu beziehen.

Die Mitbewohnerin erweist sich als Gewinn. Sie lockert den Paaralltag auf. Man kocht zusammen, diskutiert bis tief in die Nacht in der Küche, ein wunderbares WG-Gefühl entsteht. Die Wohnungssuche gestaltet sich schwierig, die Atmosphäre kippt. Marc wird Daniela gegenüber immer stiller, zieht sich zurück und blüht nur auf, wenn sie zu dritt sind. Er überschüttet die Frau mit Komplimenten, scherzt mit ihr und zeigt sich ungewohnt hilfsbereit. Daniela fragt, ob er sich verliebt habe, er dementiert zunächst. Doch bald ist die Sache so offensichtlich, dass er gesteht: Ja, er habe sich verliebt und suche nun eine neue Wohnung – für die Frau und sich.

Daniela ist fassungslos, wütend, traurig, eifersüchtig, leer, gekränkt, verzweifelt. Leben auf der Achterbahn. Sie kann weder essen noch schlafen noch arbeiten. Stattdessen endloses Gegrübel: Was hat sie übersehen? Welche Fehler hat sie gemacht? An welchem Punkt hat sie Marc verloren? Und warum? Gibt es eine zweite Chance? Einsam und todtraurig stolpert sie durch endlos erscheinende Tage. Daniela hat ihre Bodenhaftung verloren.

Stelle dir einen Baum im Wald vor, der von einer kräftigen Böe gepackt wird. Blätter rauschen, lösen sich und fliegen wild durch die Luft. Äste knarzen. Die Krone des Baums biegt sich. Dort oben im Wipfel ist Unruhe. Doch der Stamm steht stabil und stoisch da. Ist der Baum gesund und fest verwurzelt, dann trotzt er jedem Sturm. Seine starken Wurzeln reichen tief in den Boden und verzweigen sich immer mehr bis zu den feinen Wurzelspitzen, die Wasser und Nährstoffe aufnehmen, Reize wahrnehmen und kommunizieren. Mag oben im Wipfel noch so viel Unruhe und Gezerre sein – die Wurzeln geben Halt. Der Baum ist geerdet.

Bäume sind ein wunderbares Sinnbild für einen guten Umgang mit unserem widersprüchlichen Leben. Die Stürme des Lebens bewegen uns, aber wir fühlen uns fest verwurzelt und halten stand. Wir finden schnell zurück in die Balance. Wir spüren Widerstandskraft und Resilienz. Eine gute Erdung gibt uns Halt und Stabilität, wir können uns auf uns selbst verlassen, nichts kann uns umhauen.

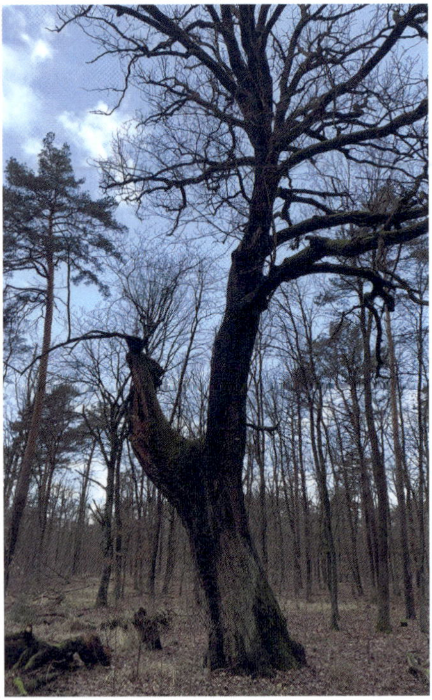

Daniela dagegen fühlt sich, als sei sie – mitsamt aller Wurzeln – aus ihrem Leben herausgerissen worden. Sie fühlt sich instabil, der kleinste Lufthauch lässt sie schlingern. Sie hat mit der Bodenhaftung die innere Verbindung zu sich selbst verloren. Permanente Unruhe und ständiges

Grübeln können ebenso ein Zeichen für Entwurzelung sein wie Überempfindlichkeit und Selbstzweifel.

Das Erden markiert bei meinem Waldcoaching stets den Start. Wir finden unsere Basis. Alle weiteren Schritte bauen auf einer gewissen Grundstabilität auf. Erdung bedeutet Innehalten, tiefes Atmen und das Hineinspüren in den Körper. Stehen wir stabil, mit beiden Beinen auf dem Boden? Sind wir in gutem Kontakt mit unserem Körper sowie mit unseren Gefühlen und Gedanken, ohne dass sie uns überfluten? Ein geerdeter Mensch ist innerlich zentriert und strahlt Ruhe und Vertrauen aus. Er denkt, fühlt und handelt, ohne sich von der äußeren Welt aus dem Gleichgewicht bringen zu lassen. Wir alle kennen diese Personen, die tief in ihrer Mitte ruhen. In der buddhistischen Lehre gilt diese Ruhe – nennen wir sie »Bodenhaftung« – als Tugend sowie als Voraussetzung für geistige und spirituelle Entwicklung.

Basisübung: Sich erden

Diese Übung funktioniert nicht nur im Wald, sondern überall. Sie beruhigt und fokussiert. Gerade in stressigen Zeiten wirkt es Wunder, wenn wir uns für ein paar Minuten aus dem Irrsinn des Alltags zurückziehen und uns erden.

- Stelle dich breit und stabil hin, gern barfuß. Das stärkt die Fußmuskulatur, verbessert die Motorik und stimuliert die Nervenenden.
- Schließe deine Augen und stelle dir vor, dass deine Wurzeln tief in den Boden reichen und sich verzweigen.
- Lasse dir Zeit, bis du ein stabiles Gefühl für deine Wurzeln entwickelt hast.
- Nun atme über die Nase tief in den Bauch und stelle dir vor, wie dein Atem bis in die Spitzen deiner Wurzeln hinunterreicht und von dort zu dir zurückkehrt. Atme über deinen Mund wieder aus. Nimm dir Zeit, die Stabilität zu spüren.

- Nun lege eine Hand auf deinen unteren Bauch und die andere Hand auf deinen Brustraum. Atme weiter über die Nase tief nach unten und beobachte, wie sich der Bauch unter deiner Hand hebt und senkt. Atme sämtliche verbrauchte Luft aus, gern mit einem Prusten, Schnauben oder Seufzen. Stelle dir vor, dass du alles ausatmest, was dich davon abhält, in diesem Moment anzukommen.
- Fokussiere dich jetzt auf deinen Brustraum. Spüre auch hier, wie der Atem kommt und geht. Stelle dir vor, dass sich der Raum um dein Herz mit jedem Atemzug weitet. Spüre diese Weite sowohl auf der Vorder- als auch auf der Rückseite deines Körpers.
- Nimm dir so lange Zeit für diese Übung, bis sich ein Gefühl vollständiger Verankerung einstellt. Lasse die Atmung dann langsam wieder natürlich fließen, während du der Wirkung auf Körper und Geist nachspürst. Öffne die Augen erst, wenn du dich wirklich gut geerdet fühlst. Wie nimmst du den Wald jetzt wahr?

Wenn uns Gefühle runterziehen

Ich treffe Daniela auf einem Parkplatz am Grunewald. Sie trägt eine Sonnenbrille, obwohl Wolken am Himmel stehen. Daniela versteckt sich vor der Welt; niemand soll ihre umschatteten, verheulten Augen sehen. Sie kommt zögerlich auf mich zu, den Blick zu Boden gerichtet, unsicher. Ich weiß, wie weh es tut, wenn der Partner auf dem Sprung ist. Die Gefühle sind überwältigend, nicht kontrollierbar und äußerst schmerzhaft, oft bis tief in den Körper zu spüren. Daniela klagt, dass ihr alles unglaublich schwerfalle. Sie habe Probleme, sich im Job zu konzentrieren. Oft starre sie nur apathisch vor sich hin, ohne Antrieb, ohne Perspektive.

Psychologen wissen: Liebeskummer kann sich zu einem Krankheitsbild auswachsen. Der emotionale Ausnahmezustand – in seiner Intensität vergleichbar mit der Trauer über den Tod eines Menschen – wirkt sich auch hormonell aus. Der Spiegel motivierender Glückshormone wie Serotonin und Dopamin sinkt rapide, Stresshormone wie Adrenalin und Cortisol übernehmen. Der Körper gerät unter dauernde Anspannung, gerade so, als seien wir auf der Flucht. Wir atmen flacher, unser Denken verengt sich, uns fehlt die Ruhe, um abzuwägen und besonnen zu reagieren. Schlechter Schlaf, Panikattacken, Appetitlosigkeit und Konzentrationsstörungen verschärfen die Situation. Alles, was bleibt, sind tiefe Traurigkeit, Wut und am Ende eine tiefe Erschöpfung.

Wer derart tief in einer Krise steckt, dem fehlt meist die Kraft, sich allein aus dieser Notlage zu befreien. Denn der emotionale Ausnahmezustand schränkt uns kognitiv ein. Überwältigt von unseren Emotionen, fühlen wir uns hilflos, überfordert und als Opfer der Umstände. Wir erleben einen umfassenden Kontrollverlust.[27] Wer jemals unter Liebeskummer gelitten hat, der weiß, wie schwer das Ausbrechen aus selbstzerstörerischen Grübeleien fällt. Gespräche helfen, vor allem aber Bewegung, Spaziergänge mit Freunden oder Sport. Denn Bewegung normalisiert den Hormonhaushalt, und der Serotoninspiegel steigt langsam wieder. Der Kontakt mit unserem Körper ist die Basis für alle weiteren Fortschritte.

Wer nur traurig grübelnd auf dem Sofa liegt, wird sehr viel langsamer genesen als jemand, der sich aufrafft, und sei es nur zu einer Runde um den Block. In Bewegung fühlen wir uns autonomer und aufrechter, fitter und frischer. Die Atmung wird wieder tiefer, wir spüren, wie wir langsam wieder festen Boden unter die Füße bekommen. Über die körperliche kehrt auch die seelische Stabilität zurück. Wir sind wieder geerdet.

Wir sehen die Welt durch eine Brille

Die Kunst beim Erden besteht darin, den Kopf und sein ewiges Geplapper liebevoll wahrzunehmen, um dann mit der Aufmerksamkeit wieder in den Körper zurückzukehren. Das ist gar nicht so leicht in einer schnelllebigen Welt, die uns – auch ganz ohne Liebeskummer – unter

Dauerstress setzt. Ständig Termine, Pläne, Vorhaben, Erwartungen. Dazu die Versprechen der Selbstoptimierungsgesellschaft, dass wir unsere Erschöpfung mit Yoga, Pilates oder gesunder Ernährung in den Griff bekommen. Leider bedeutet Selbstoptimierung meist noch mehr Stress.

Viele von uns ordnen ihr Leben einem tradierten Leistungsverständnis unter, das Eltern und Großeltern vorgelebt haben. Die großen deutschen Nachkriegsmythen wie Wiederaufbau, Wirtschaftswunder und Wohlstand basieren auf fortwährendem Wachstum, also einem permanenten Mehr an Leistung. Wer aber ständig von sich erwartet, höher, besser und schneller zu werden, betrachtet Ruhe, Tagträumereien und Innerlichkeit als Luxus oder gar Schwäche. Wer Selbstoptimierung, Statussymbolen und Macht hinterherhechelt, verliert die Fähigkeit, mit Unwägbarkeiten umzugehen und eigene Schwächen gelassen zu akzeptieren.

Spätestens seit der Aufklärung vor 250 Jahren beherrscht die Vernunft unsere Kultur. Wir identifizieren uns vor allem mit unserem Denken, unserem Verstand. Gefühle dagegen gelten als vernachlässigbare Faktoren, dauerhaft negative Gefühle bisweilen sogar als Schwäche. Mit etwas Vernunft wird sich die Traurigkeit ja wohl überwinden lassen. Denk doch einfach mal positiv. Der Glaube an die Allmacht der Vernunft basiert auf einem Denkfehler. Denn wir setzen Vernunft mit objektiver Richtigkeit gleich. Gedanken aber sind subjektiv, sie taugen nicht zum Maß aller Dinge. Jede und jeder von uns betrachtet die Welt durch ihre/seine ganz eigene Brille, die wiederum von unseren Erfahrungen und Glaubenssätzen, von Kultur und Religion, von Elternhaus und Bezugsgruppen eingefärbt ist. Menschen haben verschiedene Wahrheiten. Wir können uns darauf einigen, dass eine Erdbeere rot ist. Ob ich mit einer Erdbeere allerdings die Süße einer glücklichen Kindheit verbinde, mein Gegenüber aber ein wässriges Etwas, das mit Dünger auf Maximalgröße getrimmt wurde, ist Teil meiner eigenen Wahrheit.

Die Rolle der Gefühle

Spielen die Gefühle verrückt, reißen sie die Gedanken gleichsam mit. Das funktioniert auch andersherum, wenn negative Gedanken unangenehme Gefühle in uns auslösen. In diesem unguten Wechselspiel schrauben wir uns immer weiter in die Düsternis. Ist etwa mein Job in Gefahr, dann könnte meine Denkschleife folgendermaßen klingen: Arbeitslos? Ich? In meinem Alter? Ich finde garantiert keinen gleichwertigen Arbeitsplatz mehr. Wie soll ich dann meine Miete bezahlen? Ich muss mir Geld leihen. Aber wo? Meine Freunde wenden sich bestimmt von mir ab. Mir fehlt die Kraft zur Fortbildung. Ich werde vereinsamen, verelenden, in der Gosse landen. Wie peinlich ist das denn! Es hat doch sowieso alles keinen Sinn …

Derlei Gedanken erzeugen wiederum Gefühle wie Angst, Selbstzweifel und Hilflosigkeit. Was wir für Vernunft halten, ist nichts anderes als ein fortwährender Mindfuck. PsychologInnen nennen das auch »katastrophisieren«, denn ob all dies tatsächlich eintreten wird, das wissen wir nicht.

Der Glaube an die objektive Vernunft prägt gerade Klientinnen und Klienten meiner Generation, die zwischen 1946 und 1964 geborenen Babyboomer. Sie haben oft Schwierigkeiten, ihre Emotionen überhaupt wahrzunehmen. Männer haben gelernt, dass Jungen nicht weinen. Frauen kennen die Frage: »Warum bist du denn so hysterisch?« Gefühle werden als minderwertig, ja störend wahrgenommen. Bei nachfolgenden Generationen wiederum scheint das Verhältnis zu den eigenen Gefühlen gelegentlich ins Gegenteil umzuschlagen. Manchmal zählt nur noch das Emotionale. Wer sich diskriminiert, benachteiligt oder irgendwie unwohl fühlt, scheint automatisch im Recht zu sein. Hier wäre eine Prise Vernunft angebracht. Wie immer geht es um die Balance.

Emotionen sind per se nicht gut oder schlecht. Sie bestimmen unser Verhalten, unsere Entscheidungen und bereiten uns auf Handlungen vor. Ohne sie wäre unser Leben reiz- und sinnlos. Vor allem aber geben sie uns Hinweise. Bei einem Tantra-Workshop vor einigen Jahren sagte der Leiter einen wunderbaren Satz, der mir bis heute im Gedächtnis geblieben ist und mich – privat und beruflich – begleitet: »Du hast Gefühle, aber du bist nicht deine Gefühle. Gefühle sind wie Wetter im April, sie kommen und gehen und ändern sich manchmal ganz abrupt. Mit etwas Übung lernst du, deine Gefühle gelassen zu beobachten wie das Wetter.« Prägnanter lässt es sich kaum sagen. Und dieser Satz lässt sich sogar auf das Gewimmel unserer Gedanken übertragen, unser ständig herumtobendes Monkey Mind: Wir haben Gedanken, aber wir sind nicht unsere Gedanken.

Erdung bringt uns zu uns selbst

Menschen wie Daniela, die in einer Krise stecken, fühlen sich als Opfer ihrer Gefühle und Gedanken. Sie schwanken unablässig zwischen Vergangenheitsverklärung und Katastrophenszenarien. Ihre erdachten Katastrophen haben nichts mit der objektiven Wirklichkeit zu tun, dominieren sie aber dennoch. Höchste Zeit für eine Erdung.

Wir stehen am Waldrand. Daniela nimmt kaum wahr, dass um uns herum die Vögel in den Bäumen zwitschern, dass Insekten durch die Luft sirren und die Blätter der Bäume im Wind rauschen. Alles ist friedlich und gut. Ich bitte Daniela, ihre Schuhe auszuziehen. Sie schaut mich verständnislos an, folgt aber, wenn auch kraftlos. Ich bitte sie, sich einfach nur hinzustellen und einen Punkt angenehmer Stabilität zu finden. Mit geschlossenen Augen atmet sie, erst hektisch und flach, dann langsam tiefer und ruhiger. Ich bitte sie, sich vorzustellen, wie ihre Fußsohlen fest mit dem Boden verbunden sind – so, als ob sie in der Erde verwurzelt sei. Ich lasse ihr Zeit, dieses verlorene Gefühl der Stabilität zu erspüren. Ich frage Daniela, was sie wahrnimmt? Sie gähnt und stellt mit leichter Verblüffung fest: »Ich fühle mich ruhiger und zentrierter.« Magie? Nein. Nur ein Moment der Besinnung nach langer innerer Hektik. Daniela steht eine Spur aufrechter. Sie öffnet die Augen, schaut mich an und lächelt. Das erste Mal an diesem Tag.

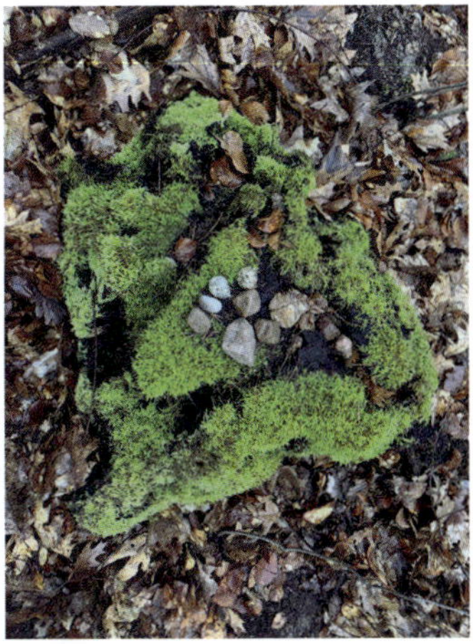

Das Verwurzeln mit und in sich selbst bereitet die Grundlage für den Coaching-Prozess. Die Aufmerksamkeit fließt in den Körper, das unmittelbare Berühren der Erde über die Fußsohlen schafft ein Gefühl der Stabilität. In der Psychologie spricht man von »selektiver Aufmerksamkeit« und nutzt den Umstand, dass Menschen nicht mehr als drei Reize gleichzeitig wahrnehmen können: Füße, Körper und Atem erfordern die gesamte Aufmerksamkeit. Das Monkey Mind hat Pause.

Allein der Akt, Schuhe und Strümpfe auszuziehen, zwingt meine Klientinnen und Klienten, ihre Komfortzone zu verlassen und sich auf ein neues Wahrnehmen einzulassen. Im Wald bedeutet jeder Schritt mit nackten Füßen ein kleines Abenteuer. Zunächst ist die Kühle zu spüren, dann die vielfältigen Botschaften des Waldbodens an die Füße: Moos, Holz, Steine, Wurzeln, Sand, Tannennadeln. Ist das ein Ast, der da pikt? Und das Glitschige: Ist das ein feuchtes Grasbüschel, Matsch oder eine Nacktschnecke? Dominieren anfangs die Befürchtungen, wächst mit jedem Schritt die Sicherheit. Wir setzen achtsam unsere Schritte und konzentrieren uns ganz auf die Reize an unseren Fußsohlen. Für das Plappern im Kopf ist gerade keine Zeit. Wir spüren unseren Körper und seine Verbindung zur Erde. Wir kommen im Moment an. Der Alltag verflüchtigt sich. Und so wächst langsam ein Raum für neue Ideen oder Lösungen.

Atmen hilft beim Erden

Unsere Atmung spielt eine wichtige Rolle dabei, uns zu erden. Der Atem ist unsere unbewusste Verbindung zur Welt. Während wir unseren Körper spüren, geschieht die Atmung unbewusst. Es atmet uns sozusagen, etwa dreizehnmal in der Minute. So kommen wir an einem

Tag auf etwa 20000 Atemzüge. Optimal ist die tiefe Bauchatmung, doch viele Menschen bleiben mit ihrer Atmung im oberen Drittel – ein klassisches Stresssymptom. Bei der flachen Atmung sind nur Schultern und Brustkorb beteiligt. Anstatt das Lungenvolumen vollständig zu nutzen, versorgen wir nur den oberen Teil der Lunge mit Sauerstoff. Unsere Konzentration lässt schneller nach, Müdigkeit und Kopfschmerzen stellen sich ein. Gleichzeitig pumpt unser Herz schneller, um den knappen Sauerstoff bis in jede Körperzelle zu transportieren. Wir nehmen den Herzschlag intensiver wahr. In extremen Fällen kommt es zu Schwindelgefühlen und Beklemmungen.

Immer wieder höre ich von Klientinnen und Klienten, dass sie ihren Herzschlag als bedrohliches Pochen im Hals spüren oder das Gefühl haben, nicht genug Luft zu bekommen. Panik macht sich breit. Die Atmung wird noch hektischer und flacher. Bisweilen flieht der gestresste Körper in die Ohnmacht, seine einzige Chance, den Teufelskreis zu durchbrechen. Denn Ohnmacht schaltet das Bewusstsein vorübergehend aus und damit auch die panischen Gedanken.

Beim Erden achte ich darauf, dass meine KlientInnen unbewusst in ein tieferes Atmen kommen. In der Ruhe kommt es verstärkt zur tieferen Bauch- und Zwerchfellatmung, das ganze Lungenvolumen wird genutzt. Sport oder Gartenarbeit sind ebenfalls hilfreich. Gerade Frauen haben über die Jahre gelernt, möglichst flach zu atmen, weil sie sich antrainiert haben, den Bauch einzuziehen und eingezogen zu halten. Bleiben aber die Muskeln der Bauchdecke dauerhaft angespannt, trifft das Zwerchfell auf Widerstand und kann sich nicht ausdehnen. Das Umstellen von flacher Brustatmung auf die tiefere Bauchatmung kann anfangs schwierig sein, weil der Körper sich an den dauerangespannten Bauch gewöhnt hat. Viele KlientInnen berichten von einem Gefühl der Befreiung und Entspannung, wenn sie sich auf tiefes Atmen umstellen.

Dieses Gefühl ist begründet. Denn tiefe Bauchatmung stimuliert den Parasympathikus, einen Teil des vegetativen Nervensystems. Der Parasympathikus, auch als »Ruhenerv« bekannt, ist für die Regeneration des

Körpers zuständig, aber auch für den Aufbau von Energiereserven. Er senkt die Herzfrequenz und den Blutdruck, stimuliert die Tätigkeit von Magen und Darm, kontrahiert die Harnblase und ermöglicht die Erektion der Geschlechtsorgane von Frau und Mann. Gründe genug, ihn mit tiefer Atmung anzuregen.

Übung: Schöner atmen – drei Techniken

1. Atem verlangsamen: Halte vor und nach dem Einatmen jeweils kurz inne und zähle bis drei, dann atme langsam ein oder wieder aus. Die Atempause verlangsamt deine Atemfrequenz. Als Steigerung kannst du vier Sekunden durch die Nase ein- und sechs Sekunden ausatmen. Studien zeigen, dass diese Übung nach etwa zehn Minuten Stress und Schmerzen mindert sowie den Blutdruck senkt.
2. Wechselatmen: Nimm Daumen und Zeigefinger deiner linken Hand und halte damit deine Nase zu. Nun lasse einen der beiden Finger los und atme langsam durch das nun freie Nasenloch ein und aus. Dann verschließe das Nasenloch wieder mit dem Finger und atme stattdessen durch das andere Nasenloch ein und aus. Diese Übung wirkt bei Lampenfieber, akutem Stress und Angst nachweislich beruhigend. Die Forschung legt nahe, dass der Effekt neben der Verlangsamung insbesondere auf der Nasenatmung beruht.
3. Gute Gedanken einatmen: Sprich bei jedem Einatmen in Gedanken ein beruhigendes Mantra, zum Beispiel »Ich atme ruhig ein« oder »Ich atme Freude ein«. Stelle dir beim Ausatmen vor, dass du deine Probleme, Ängste und Sorgen gemeinsam mit der verbrauchten Luft ausatmest, und sprich in Gedanken ein passendes Mantra wie »Ich lasse meinen Stress los« oder »Die Angst verlässt mich«.

Die tiefe Bauchatmung führt zu einer Entspannungsreaktion des Körpers und hilft beim Erden. Durch das bewusste Ein- und Ausatmen über die Nase steigt die Konzentrationsfähigkeit. Atmet man durch die Nase ein und aus und fokussiert sich auf jeden Atemzug, synchronisiert sich zudem die neuronale Aktivität in der gesamten Großhirnrinde mit dem Rhythmus der Atmung. In Studien fand man heraus, dass sich so das räumliche Vorstellungsvermögen[28] und das Erinnerungsvermögen[29] steigern lassen. Was Wissenschaftler im Labor erforschen, wird in der Yoga-, Meditations- und Achtsamkeitspraxis schon seit Jahrtausenden praktiziert. Während der Meditation führt die Konzentration auf den Atem zu einem Zustand der Gelassenheit, Ruhe und Bewusstheit.

Im Wald ankommen

Mein Mann hat sich lange Zeit über einen Satz von mir lustig gemacht, den ich gern sage, wenn wir an einen unbekannten Ort reisen. Unser Dialog geht in etwa so:

Er: *»Schatz, schau mal, wie schön es hier ist.«*
Ich: *»Ja, hier ist es wirklich sehr schön.«*
Er: *»Was wollen wir jetzt machen? Hast du Lust, an den Strand zu gehen, oder wollen wir die Stadt erobern?«*
Ich: *»Hm, ich weiß gerade nicht, was ich machen will.«*
Er: *»Aber Schatz, wir sind jetzt im Urlaub. Du musst doch wissen, was du möchtest?«*
Ich: *»Ich muss erst mal ankommen.«*
Er: *»Aber wir sind doch schon da.«*
Ich: *»Ich noch nicht.«*
Meist fängt er dann an zu lachen oder rollt mit den Augen: »Du bist doch hier?«

Aber bin ich wirklich schon da? Was bedeutet »ankommen« eigentlich genau? Kommen wir überhaupt jemals irgendwo an, oder ist unser Leben nicht ein ständiges vergebliches Suchen nach einem Ankommen? Gerade auf Reisen habe ich manchmal das Gefühl, dass sich mein Körper zwar schon am neuen Ort befindet, Kopf und Herz sind aber noch auf der Reise. Ich brauche eine Weile, um das Gefühl zu haben, voll und ganz da zu sein.

Deswegen beginne ich meine Waldtage gern mit der Frage: Was hält dich ab, vollständig hier zu sein? Manche Teilnehmenden gucken mich ratlos an. Wieso? Wir sind doch da. Doch dann spüren sie, dass sich ihr Kopf anderswo herumtreibt, bei Vergangenem oder bei anstehenden Terminen. Ein kleines Ritual stimmt uns auf den Wald ein:

Übung: Ritual zum Ankommen

- Stelle dich hüftbreit hin und schließe deine Augen. Atme ein paarmal tief in den Bauch, indem du durch die Nase ein- und durch den Mund ausatmest.
- Stelle dir vor, wie du mit dem Fahrstuhl aus deinem Kopf in dein Herz fährst.
- Wenn du gedanklich angekommen bist, dann stelle deinem Herzen folgende Frage: »Was hält mich davon ab, ganz und gar hier zu sein?« Vielleicht steigen Worte, Bilder oder Personen vor deinem inneren Auge auf, beispielsweise der missmutige Chef.
- Suche dir einen Stock, ein Blatt oder einen Stein, der ab sofort auf dein Chef-Thema aufpasst. Suche dir ein hübsches Plätzchen, formuliere das Thema noch einmal so genau wie möglich und bitte den Gegenstand, bis zum Ende des Coachings darauf aufzupassen. Ob du laut sprichst oder gedanklich formulierst, ist egal. Wichtig ist, das Thema gedanklich und auch emotional loszulassen, bevor du den Wald betrittst.

Diese Übung mag albern klingen, aber: Sie funktioniert. Je ernster du den Vorgang nimmst, desto freier wird dein Kopf, und desto mehr neuen Raum für Impulse bietet er dir.

Ich wiederhole dieses kleine Ritual dreimal, bis alle Teilnehmerinnen und Teilnehmer signalisieren, dass sie wirklich angekommen sind. Ich mache solche Übungen übrigens immer mit, da ich mich dabei ertappe, wie mein Monkey Mind bereits über den weiteren Verlauf nachdenkt, obgleich wir noch nicht mal gestartet sind. Ein Teilnehmer äußerte einst den Wunsch, seinen ganzen Kopf am Eingang des Waldes ablegen zu wollen. Um dieses Bild zu verstärken, nahm er beide Hände und tat so, als würde er seinen Kopf abschrauben. Er ließ ihn symbolisch auf einer Astgabel zurück. Vier Stunden später – wir waren schon ein Stück aus dem Wald heraus – stellte er plötzlich fest, dass er seinen Kopf vergessen hatte. Er rannte zurück und schraubte den Kopf wieder an. Der Mann hatte die Übung verstanden und perfekt ausgeführt.

Ich finde dieses Bild des »abgeschraubten« und »geparkten« Kopfes sehr passend, denn es illustriert die Botschaft: Wir verabschieden uns vom Denken, von Erwartungen und von Konzepten, um mit allen Sinnen im Wald anzukommen. Unser Kopf – so hilfreich er auch ist – kann beim Coaching stören, weil er alles sofort einordnen und bewerten will. Ständiges Bewerten aber schränkt unsere Wahrnehmung ein. Die kleinen Wunder am Wegesrand nehmen wir im Bewertungsmodus kaum wahr. Genau um diese vermeintlichen Kleinigkeiten aber geht es. Sie erfordern Innehalten und genaues Hinschauen. Wir lassen uns ein, unmittelbar, neugierig, offen und ohne Wertung. Das bedeutet Angekommensein für mich.

Neugier öffnet uns für Neues

Daniela und ich biegen in einen Waldweg ein und laufen an einem Stapel Totholz vorbei. Plötzlich höre ich ein dunkles Brummen. Ich bleibe stehen. Wer macht so ein lautes Geräusch und bleibt dennoch unsichtbar? Wir umrunden vorsichtig den Holzstapel und entdecken etwas Schwarzes, das aus dem Holz krabbelt. Das Tier sieht aus wie eine riesige Schmeißfliege, aber der wuchtige blauschwarze Körper und die blau schimmernde Färbung der Flügel weisen dar-

auf hin, dass es sich um ein anderes Tier handeln muss.. Ich habe so ein Insekt noch nie gesehen. Was macht es hier? Ob es gefährlich ist? Vorsichtig ziehe ich mein Handy aus der Tasche und fotografiere das Wesen, bevor es sich vor unseren Augen erhebt und laut brummend davonfliegt. Wir schauen ihm hinterher. Meine Neugier ist entfacht.

Neugier ist tief in uns verankert, sie ist der Motor für Neuerungen aller Art, für Entwicklung und Wissenserwerb. Neugier ist angeboren. Schon kleine Kinder möchten wissen, was in ihrer Umgebung passiert, woher ein Geräusch kommt oder welche Stimme da spricht. Sie stecken sich Dinge in den Mund, um sie sinnlich zu erfahren. Neben der Wissbegierde, die auch »intellektuelle Neugier« genannt wird, ist es vor allem die Wahrnehmungsneugier oder »perzeptuelle Neugier«, die Menschen dazu bringt, fremde Gerichte zu probieren oder einen Fallschirmsprung zu wagen. Stärker als die Angst ist der sinnliche Hunger: Wie fühlt sich das an?

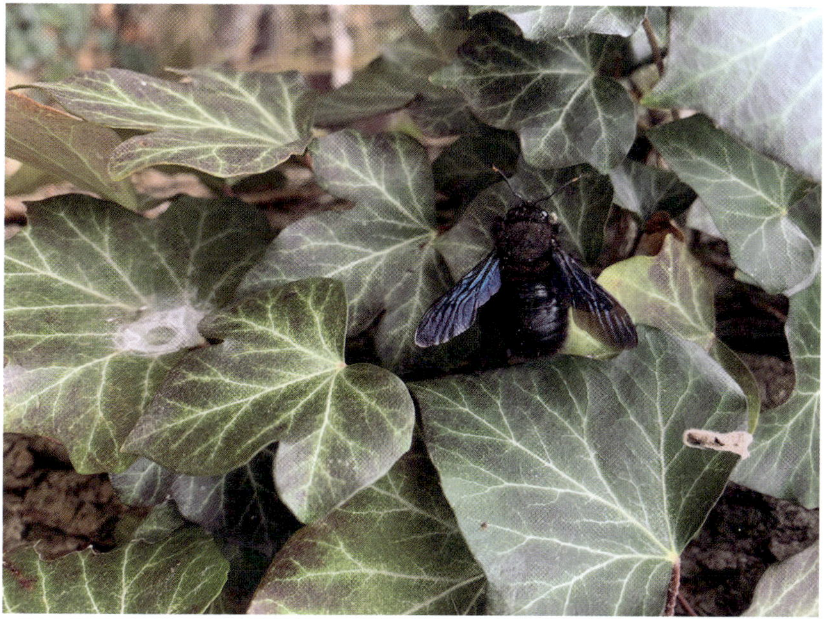

Neugier ist bisweilen verpönt, weil sie mit Hinterherschnüffeln gleichgesetzt wird. Neugier im nicht-übergriffigen Sinn aber ist eine positive Eigenschaft, ein Interesse an der Welt und den Menschen. Der Drang, entdecken, erforschen und verstehen zu wollen. Neugierige Menschen suchen aktiv nach Abwechslung und Herausforderungen. Sie lieben neue Erfahrungen und das Ausprobieren.

Neugier ist eine der 24 Charakterstärken in der Positiven Psychologie, und wir können diese Stärke durchaus trainieren und unser Leben bereichern, indem wir uns bewusst dafür entscheiden, uns auf Neues einzulassen. Kultiviere ich Neugier in meinem Leben, dann öffne ich mich für eine Welt voller Wunder. Wann immer ich die Zeit habe, versuche ich zum Beispiel, meine täglichen Wege auf neuen Routen oder mit wechselnden Verkehrsmitteln zurückzulegen. Neugier trägt dazu bei, unsere Alltagsroutinen hier und da zu durchbrechen und das Leben buchstäblich zu würzen.

Daniela geht es sichtlich besser. Die Ruhe des Waldes hat ihr gutgetan. Sie wirkt etwas gelöster und kann sogar über einen Witz lachen. Auch wenn uns beiden klar ist, dass dieser Zustand nicht ewig anhalten wird, hat Daniela doch ein paar Anregungen bekommen, wie sie sich erden und stabilisieren kann.

Wieder zu Hause fahnde ich bei Google nach dem dunklen Brummer aus dem Holzstapel. Offenbar handelte es sich um eine Blauschwarze Holzbiene, die in Süd- und Mitteleuropa vorkommt und Wärme liebt. Die Holzbiene ist ein typischer Klimawandel-Profiteur und ist infolge der steigenden Temperaturen inzwischen in ganz Deutschland heimisch. Trotz ihres furchterregenden Brummens sind Holzbienen friedliche Zeitgenossen, die häufig in naturnahen Gärten mit alten Obstbäumen leben, aber auch an lichten Waldrändern, sofern dort Totholz einfach liegen bleibt. Auch Holzbienen müssen ja irgendwo ankommen.

DIE SINNE SCHULEN

»SCHÖN IST EIGENTLICH ALLES, WAS MAN MIT LIEBE BETRACHTET.«
CHRISTIAN MORGENSTERN, DEUTSCHER DICHTER

Unsere Sinne sind der Schlüssel zum Wald

Menschen erfahren die Welt durch sinnliches Wahrnehmen. Was stellt sich bei dir ein, wenn du an eine samtige Blattunterseite denkst? Bei mir taucht augenblicklich die sinnliche Assoziation mit einem jungen zarten Buchenblatt auf. Unsere Sinne sind unser Tor zur Welt und helfen uns, uns miteinander zu verbinden und zu anderen Lebewesen in Beziehung zu setzen. Wir erleben uns und das Gegenüber, indem wir sehen, riechen und hören. Eine Verbindung entsteht, die sowohl negative als auch positive Gefühle erzeugen kann. Der Anblick einer Wespe erinnert mich zum Beispiel an das Brennen eines Wespenstichs vor fünf-

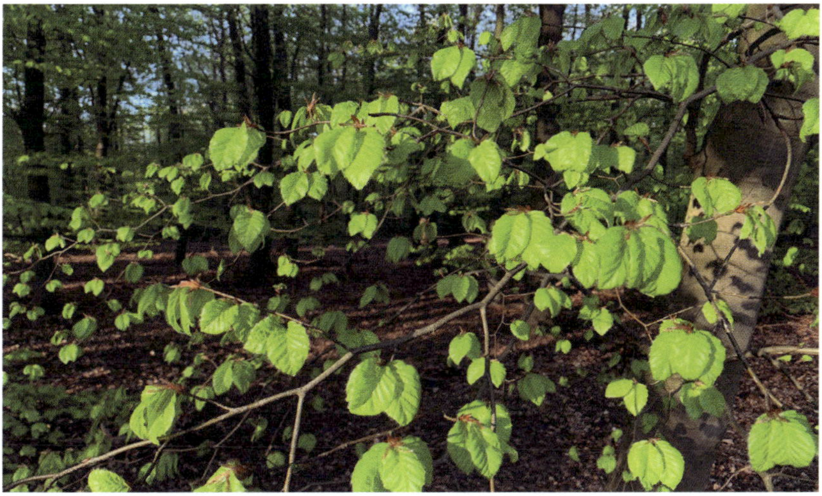

zig Jahren, während der Duft von harzigen Tannennadeln das Hochgefühl fröhlichen Badens im grünen Wasser des Fichtennadelschaumbads in mir aufkommen lässt.

Der Grund für den engen Zusammenhang zwischen Sinneswahrnehmungen und Gefühlen ist, dass unsere Sinne mit Gehirnbereichen verbunden sind, in denen vor allem Emotionen und Gefühle verarbeitet werden. Die Begriffe »Emotion« und »Gefühl« werden oft synonym benutzt, unterscheiden sich aber. Emotionen sind angeboren und kulturübergreifend ähnlich, sei es Ärger, Angst, Trauer, Freude, Ekel, Überraschung, Verachtung, Scham, Schuld, Verlegenheit oder Scheu. Das limbische System, das phylogenetisch zu den ältesten Teilen des Gehirns gehört, hat eine wichtige Aufgabe bei der emotionalen Bewertung. Hier werden unter anderem Emotionen erkannt, verarbeitet und reguliert, es spielt aber auch für unseren Antrieb, unser Lernen und unsere Motivation sowie die Verknüpfung von Emotionen mit Erinnerungen und die Gedächtnisbildung eine entscheidende Rolle.

Bei Gefühlen handelt es sich dagegen um sekundäre oder soziale Emotionen, die nicht angeboren sind, sondern im Laufe des Lebens gelernt werden, etwa Mitgefühl und Dankbarkeit, aber auch Neid und Gier. Für ihre Verarbeitung ist der präfrontale Cortex zuständig.

Aus der Summe vieler Einzelerfahrungen erschaffen wir unseren ganz persönlichen sinnlichen Blick auf die Welt. Ohne unsere Sinne könnten wir uns nicht zurechtfinden, weil uns Orientierung und Selbstkonzept fehlen würden. Sinnlichkeit ermöglicht also Verbindung. Mit all unseren Antennen nehmen wir einen Luftzug in unserem Gesicht wahr, einen Sonnenstrahl, der sich seinen Weg durch die Blätter bahnt, den Gesang der Vögel oder den Geruch des modrigen Stammes. Unsere Sinne schaffen magische Momente und spirituelle Erfahrungen, vom Ergriffensein über Demut bis hin zu Dankbarkeit. Vielleicht läuft dir jetzt ein Schauer über den Rücken, dein Herz wird warm, oder es fallen Tränen der Rührung. Achtsamkeit schärft die Sinne und hält unsere Gedanken im Zaum.

Willkommen im Hier und Jetzt

Achtsamkeit öffnet einen stillen, weiten Raum, in dem Verbundenheit, Frieden, Gelassenheit und Liebe herrschen. Achtsamkeit ist eine wichtige Voraussetzung für mein Waldcoaching. Wem es gelingt, offen und absichtslos in den Wald zu gehen, der wird in kleinsten Dingen Bedeutung entdecken. Wer dagegen durch die Natur rennt und schnelle Lösungen erwartet, wird nicht viel spüren. Achtsamkeit ist eine Kunst, die aufmerksames Sehen, Hören, Riechen, Schmecken und Fühlen erfordert. Im Sinne von anstrengungsloser Aufmerksamkeit hilft Achtsamkeit, schöne Momente zu entdecken, zu genießen und zu speichern. Gedanken und Erinnerungen treten in den Hintergrund.

Ein Begriff, der in der Achtsamkeitspraxis oft mitschwingt, ist die Absichtslosigkeit. Der verstorbene Zen-Meister und Mönch Thich Nhat Hanh (1926–2022) sagt dazu: »Absichtslosigkeit – manchmal auch Ziellosigkeit genannt – bedeutet nicht, dass wir nichts mehr tun, sondern dass wir kein Ziel mehr vor uns aufstellen, dem wir hinterherrennen und nachjagen. Wenn wir die Objekte unseres Begehrens und Wünschens wegnehmen, entdecken wir, dass Glück und Freiheit uns genau hier im gegenwärtigen Moment zur Verfügung stehen.«[30]

Praktizierte Achtsamkeit bedeutet eine Haltung, die nichts erreichen will: keine Erkenntnis, keine Weisheit, keine Entspannung, kein Wohlbefinden, keine spirituelle Erfahrung, nichts. Es gehört zu den liebenswerten Paradoxien im Achtsamkeitskosmos, dass man derlei Ziele durchaus verfolgen kann, allerdings über den Umweg der Absichtslosigkeit. Zu Beginn eines Waldcoachings habe ich die Absicht, mit meinen KlientInnen Achtsamkeit zu praktizieren. Aber in den Übungen selbst wird dieses Ziel zu einem absichtslosen, bewussten und wachen Wahrnehmen. Wir nehmen Gedanken wahr, um mit der Frage: »Und was ist noch?« in den gegenwärtigen Moment zurückzukehren. Im Buddhismus spricht man auch vom »Anfängergeist«, also der Bereitschaft, allem offen zu begegnen – ohne eine feste Vorstellung von Bedeutungen oder Konsequenzen.

Tipps zum absichtslosen Verweilen

Die folgenden Tipps helfen dir dabei, absichtslos im Wald zu verweilen und umherzustreifen:

- Kinder streifen herrlich ziellos durch den Wald. Lasse dich von ihnen führen, ohne bei jeder Gelegenheit zu mahnen, zu warnen oder zu erklären.
- Gehe ohne Uhr, Smartphone, Wasserflasche, Taschentücher, Kaugummi, Taschenmesser oder Regenschirm los.
- Verlasse die Wege und folge deiner Aufmerksamkeit.
- Sammle Stöcke, Blätter, Blüten und kreiere daraus irgendetwas. Verliere dich im Tun, ohne Sinn oder Ergebnis zu erwarten.

Experten streiten darüber, über wie viele Sinne der Mensch verfügt und wie er sie nutzt. Neben den fünf geläufigen Sinnen wie Sehen, Hören, Tasten, Schmecken und Riechen, die auf Aristoteles zurückgehen, wird häufig der tiefensensible Sinn genannt, der als Gleichgewichts- oder Raumsinn die Orientierung des menschlichen Körpers in seiner Umwelt ermöglicht. Nachfolgend erläutere ich die Sinne im Detail und beschreibe einfache Trainingsmöglichkeiten.

Sehen neu lernen

»DIE WAHRE ENTDECKUNGSREISE BESTEHT NICHT DARIN, NEUE LANDSCHAFTEN ZU ERFORSCHEN, SONDERN MIT NEUEN AUGEN ZU SEHEN.«

MARCEL PROUST, FRANZÖSISCHER SCHRIFTSTELLER

Frage ich Teilnehmer meiner Waldtage, welches wohl ihr wichtigster Sinn sei, lautet die Antwort zuverlässig: das Sehen. Um uns in der Welt zurechtzufinden, verlassen wir uns auf unsere Augen. Etwa 80 Prozent aller im Gehirn eintreffenden Informationen liefert der Sehsinn. Für die Verarbeitung dieser visuellen Reize benötigt die Großhirnrinde (*Cortex cerebri*) wiederum etwa 60 Prozent ihrer Gesamtleistung. Hier sind auch komplexes Denken, Bewusstsein und Abstraktionsvermögen zu Hause. Der Sehsinn benötigt immensen Speicherplatz, die zuständigen Areale im Gehirn sind deutlich größer als jene, die sich um die anderen vier Sinne kümmern.

Wissenschaftler beschäftigen sich schon lange mit der Frage, ob es eine global gültige Hierarchie der Sinne gibt. Lange galt die Annahme, dass das Sehen enger mit unserer bewussten Wahrnehmung und unserer Sprache verknüpft ist. Ich sehe, also bin ich. Die niederländische Wissenschaftlerin Asifa Majid vom Max-Planck-Institut für Psycholinguistik in Nimwegen wies nach, dass die Hierarchie der Sinne auch kulturabhängig ist.[31] In einer weltweiten Studie fanden Majid und ihr Team heraus, dass Menschen westlicher Kulturen bevorzugt beschreiben, was sie sehen, etwa Farben und Formen. Farsi sprechende Iraner oder die Bewohner von Laos haben dagegen mehr Worte, um Geschmackseindrücke zu beschreiben. Für Menschen bestimmter Sprachgruppen in Mali und Ghana spielt schließlich der Tastsinn die größte Rolle. Eine Übereinstimmung gab es jedoch: Fast allen untersuchten Kulturen fiel es besonders schwer, Gerüche zu beschreiben. Ausnahme: Ein Naturvolk von Jägern und Sammlern in Australien konnte seine Gerüche weit besser beschreiben als jeden anderen Sinneseindruck. Es hängt also anscheinend von der Lebensweise, der Umwelt und der gelebten Kultur ab, welcher Sinn am dominantesten ist.

Was wir wahrnehmen, ist größtenteils von unserer Aufmerksamkeit abhängig, die erfahrungsgemäß zu einer gewissen Sprunghaftigkeit neigt. Kaum gibt es etwas zu sehen, sind die anderen Sinne nachrangig. Dass wir nicht etwa objektiv sehen, sondern unser Auge leicht manipulierbar ist, zeigt ein Klassiker der Psychologie, das Experiment mit dem unsichtbaren Gorilla von Chabris & Simons aus dem Jahr 1999.[32] Während eines schnellen Basketballspiels, bei dem die Zuschauenden den Ballwechsel der weißen Mannschaft zählen sollen, spaziert ein Mensch im Gorillakostüm über das Spielfeld. Den muss man doch sehen. Aber nein. Das Auge ist derart auf das Spielgeschehen konzentriert, dass der Gorilla schlicht ausgeblendet wird. Das Experiment wurde unzählige Male repliziert und führte immer wieder zu demselben Ergebnis: Wir nehmen nicht alles wahr, sondern haben einen selektiven Blick.

Im Deutschen hat dieser Effekt den sperrigen Namen »Unaufmerksamkeits-Blindheit« und wird damit erklärt, dass unser Gehirn die Flut der eintreffenden Reize nur bewältigen kann, wenn Störreize unterdrückt werden, um nicht vom Wesentlichen abzulenken. Menschen unterscheiden sich allerdings erheblich in ihren Aufmerksamkeitsspannen.

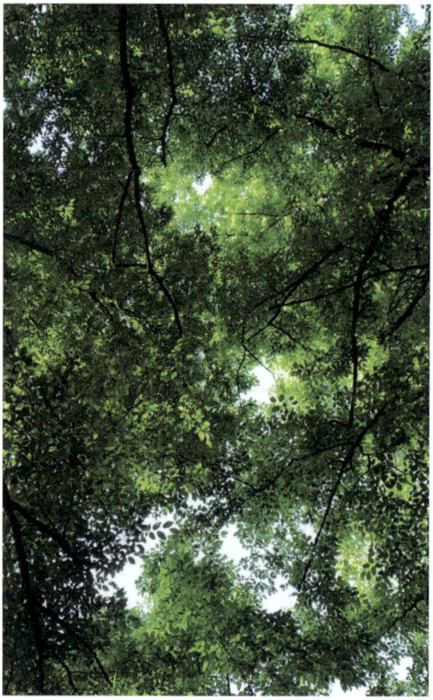

Der Wald mit all seinen Grüntönen und der großen Formenvielfalt ist eine Wohltat für unsere Augen. Im Gegensatz zur Arbeit am Bildschirm, die fokussiertes Sehen und Denken erfordert, haben die Augen im Wald für einen Moment Urlaub. Sie können sich entspannen. Unser Blick wird weit, wir lassen ihn schweifen oder fokussieren uns, um ein Insekt zu beobachten. Der Wechsel von weit und nah trainiert und lockert die Augenmuskeln.

Grün als natürlicher Farbstoff Chlorophyll bildete sich vor 200 Millionen Jahren gemeinsam mit den ersten Pflanzen aus. Auch die Augen der ersten Urzeittiere entwickelten sich in dieser Zeit. Die Hälfte aller Farbtöne, die das menschliche Auge wahrnehmen kann, sind Variationen von Grün. Diese Farbe hat schlicht einen evolutionären Vorsprung. Einige Evolutionspsychologen nehmen an, dass die Expertise für Grün ein wesentlicher Überlebensvorteil für unsere Vorfahren war. Schon der kleinste Schatten im Gebüsch wirkte als Hinweisreiz auf den lauernden Säbelzahntiger.

In einer grünen Umgebung empfinden viele Menschen Ruhe, Harmonie und Frieden. Die Farbe ist mit Hoffnung, Fruchtbarkeit, Wachstum und dem wiederkehrenden Leben assoziiert. Erstrahlt im Mai der Wald in seinen frischen satten Grüntönen, hebt sich sofort unsere Stimmung. Psychologische Studien zeigen noch weitere Farbeffekte: Der Blick auf grüne Flächen steigert die Kreativität[33] und beschleunigt die Genesung.[34] Radfahrer ermüden auf grünen Flächen nicht so schnell,[35] ein grün gefärbter Kirschsaft schmeckt nach Limetten.[36]

Übung: Achtsames Sehen im Wald

- Spiele mit dem Fokus deiner Aufmerksamkeit, indem du zunächst ein Blatt betrachtest. Welchen Umriss, welche Farbe hat es? Wie verlaufen die Blattrippen? Was siehst du noch?
- Nun lasse deine Aufmerksamkeit weit werden und schau in das Blättermeer über dir. Welche verschiedenen Grüntöne entdeckst du? Wo ist Schatten, wo ist Licht? Welche Formen nimmst du wahr? Was passiert, wenn du zwischen den Blättern durch die Zwischenräume schaust?
- Konzentriere dich nun auf die Peripherie, also das seitliche Sehen. Um eine Idee zu bekommen, wie weit du nach rechts oder links schauen kannst, ist der Blick bei geradem Kopf strikt geradeaus gerichtet. Bewege nun die Augen, nicht den Kopf, so weit wie möglich nach links. Das kann durchaus ein Ziehen in den Augenmuskeln verursachen. Was nimmst du an der Peripherie wahr? Siehst du links und rechts das

Gleiche? Wie verändert sich die Raumwahrnehmung, welche Effekte entstehen, während du langsam vorwärtsgehst? Profi-Fußballer trainieren gezielt ihr peripheres Sehen, um zu einem parallel laufenden Mitspieler passen zu können, ohne den Kopf stark zu bewegen – ein klarer Wettbewerbsvorteil.

- Richte deinen Blick nun auf den Boden. Gehe in die Knie oder setze dich hin und schaue, was du auf dem Boden siehst. Was passiert da? Wer krabbelt dort? Schau dir Größenverhältnisse an, Farbigkeit, Strukturen und verschiedene Zustände des organischen Materials.
- Stelle dich nun wieder hin und schaue dir an, was vor dir liegt oder steht. Was nimmst du wahr? Was ist näher dran, was ist weiter weg? Welche Farben und Formen siehst du? Drehe dich langsam um und beobachte, wie sich der Raum verändert.
- Jetzt schau nach oben in den Himmel oder zum Blätterdach, während du dich weiterdrehst. Was siehst du jetzt? Suche dir Zwischenräume und nimm den Raum dahinter wahr. Was macht diese veränderte Wahrnehmung mit dir? Welches Körpergefühl stellt sich ein, sobald du nach oben schaust?
- Du kannst auch einen Spiegel mitnehmen und auf den Boden legen. Dann schau nach unten in den Spiegel, der das Oben zeigt. Was siehst du nun?

Den Hörsinn schulen

»JE RUHIGER DU WIRST,
DESTO MEHR KANNST DU HÖREN.«

RAM DASS, AMERIKANISCHER PSYCHOLOGE

Mit James, 61 Jahre, einem Drehbuchautor, bin ich das zweite Mal im Wald verabredet. Diesmal wirkt seine Körperhaltung gespannter und energetischer. Ich frage, was sich seit unserer ersten Begegnung verändert hat? Er erzählt, dass er sehr nachdenklich nach Hause gefahren sei, wild entschlossen, sich mehr um sich zu kümmern. Zum Rennradfahren sei er bisher zwar nur einmal gekommen, aber er habe sich angewöhnt, barfuß zu laufen und sich auf seine Füße zu konzentrieren. Er fühle sich insgesamt stabiler und spüre an manchen Tagen wieder Lust am Schreiben. Allerdings sei da immer noch eine große Unruhe und Unzufriedenheit. Die Stadt mit all ihrem Lärm und ihrer Geschäftigkeit strenge ihn an.

Unser Alltag in den Städten strengt tatsächlich an. Lärm, Tempo, überall Reklame, Konsum und natürlich die vielen Menschen. Reizüberflutung erfordert ständige Aufmerksamkeit. Im Job und zu Hause verbringen wir viele Stunden vor dem Computer, das Bewegungsbedürfnis des Körpers wird zu selten gestillt. Sitzen ist das neue Rauchen, sagen Orthopäden. Vom Verkehrslärm fühlten sich 2020 laut Bundesumweltamt 75 Prozent der Deutschen gestört oder belästigt.

Lärm ist nachweislich ungesund, weswegen Lärmpausen oder Ohrenschützer bei vielen Jobs gesetzlich vorgeschrieben sind. Im Gegensatz zu den Augen, die wir einfach schließen können, sind unsere Ohren ständig auf Empfang, selbst in der Nacht. Ohren sind unser Alarmsystem. Unser Gehirn bewertet pausenlos die eingehenden Geräusche und lässt uns aufwachen, sobald etwas Ungewöhnliches zu hören ist. Wir wachen schon bei 50 Dezibel auf, was der Lautstärke eines normal geführten Gesprächs entspricht. Kommt Straßen- oder Flugzeuglärm hinzu, wird der Schlaf unruhig und flach. Betroffene berichten, dass laute Nächte zu müden, unkonzentrierten und gereizten Tagen führen. Selbst wenn wir glauben, uns an den Lärm gewöhnt zu haben, reagiert unser Körper darauf. Ständige Lärmbelästigung führt zu chronischen Krankheiten wie Bluthochdruck, Herz-Kreislauf-Erkrankungen, Tinnitus oder einer Schwächung des Immunsystems.

Ob wir etwas als Lärm empfinden, hängt stark von unserer eigenen Bewertung ab. Für die eine mag ein Klavierstück wohltuend sein, während es ein anderer für nerviges Geklimper hält. Die sanfte Stimme der Meditationslehrerin beruhigt, das Schnarchen des Partners macht uns rasend. Naturgeräusche wie Wasserplätschern, Vogelgezwitscher oder das Rauschen von Blättern im Wind wirken dagegen stresslindernd. Wer seinen Ohren etwas Gutes tun will, spendiert ihnen *White Noise* auf dem Kopfhörer, also ein gleichmäßiges Rauschen, das Störgeräusche überlagert.

In einer Metastudie beschäftigten sich WissenschaftlerInnen mit den gesundheitlichen Effekten von Naturgeräuschen in amerikanischen Nationalparks.[37] Sie fanden heraus, dass natürliche Geräusche die Gesundheit verbessern, da sie positive Emotionen fördern und Stress und Ärger verringern. »Natürliche akustische Umgebungen liefern Signale für Sicherheit oder eine geordnete Welt ohne Gefahr, was Kontrolle über psychische Zustände, Minderung von stressbedingtem Verhalten und mentale Erholung ermöglicht«, schreiben die Forscher. Britische Wissenschaftler (2017) fanden zudem heraus, dass natürliche Klänge unsere Gehirntätigkeit beeinflussen.[38] Probanden richteten ihre Aufmerksamkeit nach außen und entspannten dabei. Künstliche Geräusche wiederum lenken die Aufmerksamkeit nach innen, was den Abbau von Stress behindert. Aber nicht jedes Naturgeräusch hat denselben Effekt. Wassergeräusche wirken positiv auf Emotionen, Blutdruck und das Schmerzempfinden, während Vogelgesang dabei hilft, Stress und Ärger abzubauen.

James und ich sind ein ganzes Stück in den Wald hineingegangen. Jetzt stehen wir auf einer Waldlichtung. Man hört den Lärm der Stadt kaum noch. Die Wipfel der Bäume rauschen leise. Hummeln summen an uns vorbei, Vögel singen. James' Ziel für heute: Er möchte einen besseren Umgang mit seiner Unruhe finden. Er fühlt sich getrieben und hat ständig Angst, irgendetwas zu übersehen. Knapp erwähnt er sein Elternhaus, wo gute Leistungen erwartet wurden. Bis heute spürt er dieses »Müssen. Soll erfüllen. Funktionieren wie ein Soldat«.

Ich bitte ihn, die Augen zu schließen und nachzuspüren, welche Gefühle die Erinnerungen auslösen, während ich mehrfach laut wiederhole: »Müssen. Soll erfüllen. Funktionieren wie ein Soldat.«

Es dauert eine Weile, bis er antwortet. Er spüre starken Druck auf Brust und Schultern. Sein Hals sei wie zugeschnürt, eine unspezifische Unruhe wachse in ihm. Kann er sich an eine Situation erinnern, in der er die Erwartungen seiner Eltern nicht erfüllt habe? Ihm fallen auf Anhieb mehrere Szenen ein. Lautes Schimpfen etwa oder vorwurfsvolles Schweigen, manchmal über Tage. »Ich wäre am liebsten im Erdboden versunken, um dem nicht länger ausgesetzt zu sein«, antwortet er. »Und jetzt habe ich wieder das Sausen im Ohr.«

Sausen?

»Es rauscht unablässig«, erklärt er. Alle anderen Geräusche würden gleichzeitig leiser werden. Er wirkt nervös und reibt unruhig seine Hände. Die Schultern hängen, er schaut zu Boden. Ich spiegle ihm meine Beobachtung, und er bestätigt mir, dass er sich jetzt gerade wie ein kleiner Junge fühle, der ausgeschimpft wird.

James zeigt Anzeichen eines negativen somatischen Markers, der sein Körpersystem immer wieder unter Stress setzt. Gefühle wie Schuld und Scham werden getriggert, die sich in körperlicher Unruhe äußern oder in dem Wunsch, im Erdboden zu versinken. Erinnerungen, unangenehme Emotionen und körperliche Reaktionen sind bei James untrennbar miteinander verbunden. Als Soforthilfe kann das Bewusstmachen dienen, ein aufrechter Stand und tiefe Bauchatmung.

Das Rauschen im Ohr kann wiederum ein Schutzmechanismus sein. Da der kleine James sich dem Schimpfen seiner Eltern nicht entziehen kann, sorgt das dominante Rauschen immerhin für eine Dämpfung der bösen Stimmen und damit für Distanz. Derart schlaue Mechanismen bieten in der Kindheit eine Art von unmittelbarer Überlebensstrategie. Leider wirken sie im Erwachsenenalter fort, wo sie häufig scheinbar grundlos auftreten und vor allem stören. Bei James scheint der Stadtlärm Unruhe auszulösen. Im Coaching wird es um Strategien gehen, die helfen, mit dem Stadtlärm besser umzugehen.

Ich leite James an, sich aufzurichten und zu erden, während er tief in den Bauch atmet. Es dauert eine Weile, bis er sich gesammelt hat. Das Erinnerte wirkt nach. »Ich hatte das Rauschen völlig verdrängt«, sagt er, »und fand es gerade sehr unangenehm.«

Wir setzen uns. Ich bitte ihn erneut, die Augen zu schließen. »Bitte konzentriere dich mit deinen Ohren ganz auf den Wald«, sage ich. »Was hörst du gerade?«

Er lauscht: »Vogelgezwitscher.«

Ich bitte ihn, genauer hinzuhören. »Wo hörst du es? Vorne, hinten, rechts, links?«

»Von vorne, einer ist rechts von mir, und weiter entfernt höre ich einen Kuckuck. Aber da ist auch noch das Geräusch von einem Flugzeug. Das nervt!«

»Konzentriere dich ganz auf einen der Vögel«, bitte ich ihn.

Doch das brummende Flugzeug zieht seine Aufmerksamkeit immer wieder an. Es ist wie im richtigen Stadtleben: Wir entkommen dem Lärm nur, wenn wir unsere Ohren fest verstöpseln.

Wir können den Lärm nicht einfach ausschalten. Aber wir können lernen, unser Hören zu lenken und störende Geräusche für einige Zeit auszublenden. Im Wald gelingt dies leichter, da Naturgeräusche dominant sind, die uns entspannen. James wird das selektive Hören üben, so dass er lernt, Geräusche gezielt anzusteuern, die ihm guttun. Da ihn das Lauschen auf die Vogelstimmen sichtlich entspannt hat, rate ich ihm, sich auf Online-Plattformen eine persönliche Sammlung von Vogelstimmen und Waldgeräuschen anzulegen, die er nutzen kann, sobald die Unruhe wiederkommt.

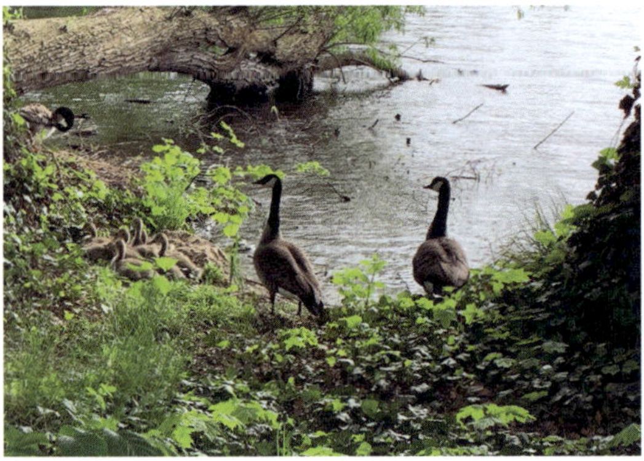

Übungen für bewusstes Hören

Mit den folgenden Übungen kannst du deinen Hörsinn schulen. Dabei kann eine Augenbinde hilfreich sein. Sie schaltet den dominanten Sehsinn aus und unterstützt dich dabei, deine Aufmerksamkeit besser auf das Hören zu lenken.

1. Achtsames Hören: Setze dich bequem hin, schließe deine Augen und stelle dir vor, du hättest drehbare Ohren. Nimm achtsam wahr, was du hörst. Wo nimmst du das leiseste Geräusch wahr? Wo ist das lauteste? Nun konzentriere dich auf Geräusche, die von links, von rechts, von vorne und von hinten kommen. Jetzt lausche, was du von oben hörst. Wie verändern sich die Geräusche, wenn du dich flach auf den Boden legst? Was hörst du mit dem Ohr am Boden?
2. Stille hören: Fokussiere dich auf den stillen Raum um dich herum. Wie weit ist das nächste Geräusch oder der nächste Klang entfernt? Nimm die Lücken zwischen den Klängen wahr. Wie lange hörst du nichts?
3. Zu zweit hören: Wenn du mit einem Freund oder einer Freundin im Wald bist, könnt ihr euch gegenseitig zuhören. Eine schließt die Augen, der andere fungiert als Geräuschemacher. Nutzt dazu alles, was der Wald euch bietet: Äste aneinanderreiben, gegen einen Stamm klopfen, rascheln, knistern, pfeifen auf einem Grashalm, mal ganz nah, dann aus der Ferne. Lasst eurer Kreativität freien Lauf und genießt die Hörschule.

Fühlen, spüren, tasten

»ICH FÜHLE, ALSO BIN ICH.«

ANTÓNIO R. DAMÁSIO,
PORTUGIESISCHER NEUROWISSENSCHAFTLER

Britta hat ihrer Sandkastenfreundin Lena zum 40. Geburtstag ein Waldcoaching geschenkt. Wir starten mit einer Achtsamkeitsübung, bei der sich beide abwechselnd mit verbundenen Augen durch den Wald führen lassen. Diese Übung bringt uns tiefer mit unserer sinnlichen Wahrnehmung in Kontakt und verbindet uns mit unserem Körper (→ Seite 86). Sind wir mit uns verbunden, nehmen wir Sinneseindrücke intensiver wahr und gehen besser in Resonanz. In einem entspannten Körper wird auch der Gedankenstrom leiser. So entsteht Raum für neue Impulse.

Unser Tastsinn ist eines der komplexesten und zugleich am wenigsten verstandenen Wahrnehmungssysteme. Auch wenn es uns nicht bewusst ist, benutzen wir ihn ständig. Er ist der erste Sinn, der sich beim Fötus im Mutterleib entwickelt – lange vor dem Hör- und Sehsinn -, und er bleibt ein Leben lang erhalten. Schon das Ungeborene macht Berührungserfahrungen, wenn der schwangere Bauch gestreichelt wird.[39]

Mit ihrer Oberfläche von eineinhalb bis zwei Quadratmetern bildet die Haut das größte Sinnesorgan des Menschen. Ihre Sinneszellen geben Auskunft über Berührung und Bewegung, Druck und Vibration, die Textur von Oberflächen und die Dehnung der Haut. Um selbst kleinste Unterschiede wahrzunehmen, ist die Dichte der Tastrezeptoren in unseren Fingerspitzen besonders hoch.

Auch Muskeln, Gelenke und Organe sind mit Sinneszellen ausgestattet. Der komplexe Tiefensinn, die Interozeption, informiert uns über den Spannungszustand von Sehnen, Muskeln und Gelenken, über Temperatur und Schmerz, chemische Reize, den Zustand unserer inneren Organe und – im Zusammenspiel mit unserem Gleichgewichtsorgan im Ohr – über die Position und die Bewegungen des Kopfes. Ob wir stehen oder liegen – all diese Informationen werden ständig an das Gehirn weitergeleitet. Rund zehn Prozent des Gehirns sind damit befasst, die Sinneseindrücke auf der Haut und in unserem Körper zu verarbeiten.

Eng verbunden mit unserem Tastsinn ist das Gespür für passive Berührungen, jene nonverbale Kommunikation, die durch Streicheln oder Liebkosen entsteht. Durch langsames Streicheln werden bei Menschen –

ebenso wie bei Affen – die sogenannten »C-taktilen Nervenzellen« aktiviert, die wir selbst nicht stimulieren können. Das schafft nur ein Gegenüber. Die Reize landen direkt im Belohnungssystem des Gehirns, wo umgehend Botenstoffe wie das Glückshormon Dopamin oder das als Bindungs- und Kuschelhormon bekannte Oxytocin ausgeschüttet werden. Das Signal: Da kommuniziert jemand mit uns. Bei einer innigen Umarmung weiten sich die Blutgefäße, der Blutdruck sinkt, die Muskelspannung nimmt ab, Atmung und Herzfrequenz werden langsamer. Auch die Konzentration des Stresshormons Cortisol verringert sich. Berührungen helfen zu entspannen und liefern den physiologisch messbaren Beweis, dass wir von Anbeginn soziale Wesen waren, die das konkrete Spüren einer Berührung für das Wohlbefinden brauchen.

Ohne Berührung verkümmern wir. Neugeborene, die wenig berührt werden, wachsen langsamer, schreien mehr, fangen später an zu sprechen und können im schlimmsten Fall sogar sterben. Berührungen spielen eine zentrale Rolle für Kommunikation und Kooperation. Habe ich Streit mit meinem Partner, kann schon eine leichte Berührung an Arm oder Bein die Schärfe aus der Diskussion nehmen. In Studien bewerten Probanden die Menschen, die sie kaum wahrnehmbar berührten, als freundlicher, hilfsbereiter und insgesamt positiver.[40] In einer amerikanischen Untersuchung gaben Restaurantgäste deutlich mehr Trinkgeld, die von der Kellnerin beim Servieren leicht berührt worden waren oder aber ihre Hand für einen Moment auf der Schulter gespürt hatten.[41]

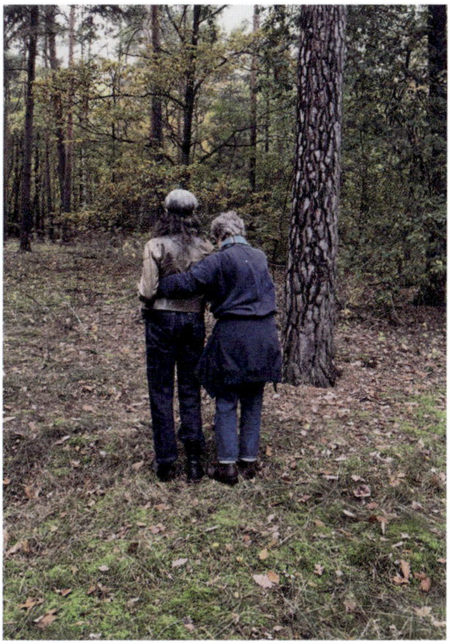

Die Wissenschaftler nehmen an, dass Berühren umgehend Vertrauen entstehen lässt, das wiederum die Kooperationsbereitschaft erhöht. Neurowissenschaftliche Studien bestätigen, dass Berührungen ein Areal der Großhirnrinde aktivieren, das mit der Verarbeitung von Vertrauen in Zusammenhang gebracht wird.[42] Wir sind sogar in der Lage, an der Art der Berührung verschiedene Emotionen wie Ärger, Angst, Liebe, Widerwillen, Dankbarkeit und Mitgefühl zu erkennen, und zwar mit einer Genauigkeit zwischen 48 und 83 Prozent.[43]

Ich leite Lena und Britta zu einer Übung für den Tastsinn an. Dazu setzt Lena eine Augenbinde auf. Britta wird sie für 45 Minuten durch den Wald führen und ihr allerlei Fundstücke zum Ertasten anbieten. Anschließend sollen sie die Rollen tauschen. Beide sollen nur das Nötigste sprechen, damit sie sich möglichst vollständig auf die Sensoren in den Fingerspitzen konzentrieren können. Um tiefer einzutauchen, sollen sie sich innerlich immer wieder die Frage stellen: Was nehme ich noch wahr? Später wird jede von ihnen mit neuen Erkenntnissen zurückkommen.

Menschen nutzen Kategorien, um sich in der Welt zurechtzufinden. Diese Kategorisierung bezeichnet in der Psychologie den Prozess, Objekte in Untergruppen oder Begriffsklassen einzuteilen. Kategorien verallgemeinern, indem sie Objekte mit ähnlichen Merkmalen zusammenfassen, und erleichtern unser Denken, Erinnern und Kommunizieren. Denn je nach Bedarf können wir mit dieser Methode verallgemeinern oder präzisieren: Pflanze. Baum. Laubbaum. Buche. Blutbuche.

Elf Millionen Sinneseindrücke prasseln jede Sekunde auf uns ein. Ohne Kategorien würden wir uns hoffnungslos in Details verlieren. Äußere Sinneseindrücke durchlaufen in der Regel einen dreistufigen Prozess: Zunächst werden die eingehenden Informationen geprüft. Danach werden die Wahrnehmungen der verschiedenen Sinneskanäle verbunden. Beides geschieht unbewusst. Im dritten Schritt prüft das Gehirn, ob die verschiedenen Sinneseindrücke zusammenpassen. Ist der Unterschied klein, die Information also plausibel, dann sickert die Information ins Bewusstsein. Passen die Wahrnehmungen nicht zueinander, dann nutzen wir nur den für uns relevanten Teil.

Ein Beispiel: Stell dir eine Unterhaltung in einer Diskothek vor. Weil das gesprochene Wort durch die laute Musik schwer zu verstehen ist, wertet die zuhörende Person gleichzeitig Lippenbewegungen, Gestik und Mimik der sprechenden Person aus, um daraus plausible Botschaften zusammenzubauen. Immer wieder faszinierend, was unser Gehirn in solchen Alltagssituationen fast unbemerkt leistet. Im Wald allerdings sind diese Fähigkeiten manchmal hinderlich. Ertaste ich einen Baumstamm, ordnet das Gehirn die Eindrücke sofort in seine Kategorien ein: Aha, kenn ich, fühlt sich an wie Rinde, muss ein Baum sein. Dieses schnelle, automatische Denken ist für unser Leben hilfreich, wenn wir etwa blitzartig entscheiden müssen, ob wir fliehen oder kämpfen sollen. Auch mit ausgeschaltetem Sehsinn wissen wir sofort, dass von dem Ding mit Rinde keine Gefahr ausgeht. Das Problem dabei: Die sofortige Einordnung des Erfühlten verhindert, tiefer in das sinnliche Empfinden einzutauchen.

Beim Waldcoaching geht es aber genau darum: in die Sinnlichkeit des Fühlens einzutauchen. Wir müssen das eilfertige Gehirn also überlisten, seine erste schnelle Rückmeldung quasi überhören und einfach weitertasten. Achtsam nehmen wir dann auch Kleinigkeiten wahr, die wir sonst nicht beachtet hätten. Plötzlich wird die Rinde zu einer profilierten Landkarte mit Erhebungen und Vertiefungen, mit weichen, feuchten und rauen Zonen. In einer japanischen Studie, in der die TeilnehmerInnen verschiedene Materialien wie Weißeiche, Marmor, Fliesen und Edelstahl neunzig Sekunden lang berührten, zeigten sich signifikante Unterschiede in der Reaktion des Gehirns. Nur das Berühren von Holz senkte die Aktivität des präfrontalen Cortex und löste gleichzeitig Entspannungsreaktionen im Parasympathikus aus.[44]

Ich gebe Klientinnen und Klienten gern die Vorstellung an die Hand, sie könnten mit ihren Fingerspitzen sehen. Konzentrieren wir uns ganz auf diese Reize, dann kann eine Brücke entstehen, über die wir tiefer in die sinnliche Wahrnehmung vordringen. Wir lenken die Aufmerksamkeit weg vom Kopf hin zu unseren Fingerspitzen. Wenn das gelingt, entstehen jene magischen Momente, in denen die Berührung plötzlich Erinnerungen an frühere Naturerlebnisse freilegt. Sind diese positiv besetzt, dann ist das ein Hinweis auf eine Ressource, die möglicherweise von Bedeutung sein kann. Dazu später noch mehr. Gleichzeitig führt die positive Erinnerung zu positiven Emotionen.

Nach anderthalb Stunden kehren Lena und Britta zurück. Britta berichtet, dass sie sich gut darauf einlassen konnte und Freude dabei verspürte, Dinge zu ertasten. Sie habe sich daran erinnert, wie sie in ihrer Kindheit lustvoll mit ihren Händen Blätter, Erde und Bäume untersuchte und ausgiebig an ihren Forschungsobjekten schnupperte. Sie war überrascht, dass ihr Tastsinn so intensiv mit Gerüchen verknüpft ist. »Für mich ist das ein ganz neuer Zugang zu meiner Freude«, sagt sie und betrachtet grinsend ihre erdigen Hände.

Lena fiel es dagegen schwer, in ihre Sinne zu kommen. »Sobald klar war, was ich da in der Hand halte, habe ich es als erledigt abgehakt und auf das nächste Objekt gewartet«, sagt sie. Ihr sei bewusst geworden, wie ungeduldig sie sei, gerade im Vergleich zu Britta, die sich bisweilen quälend lange Zeit gelassen habe, um ganz und gar in die Dinge einzutauchen. Wir finden gemeinsam heraus, dass sich Lena oft dafür verantwortlich fühlt, die Aufgaben und Pflichten von anderen zu übernehmen. Während ihr bewusst wird, dass sie in ihrem Alltag zwar funktioniert, aber ihren Lebensimpulsen nicht folgt, laufen ein paar Tränen über ihr Gesicht. Ich bitte sie, sich an einen lustvollen Moment zu erinnern, an dem sie etwas aus Spaß und nur für sich selbst gemacht hat. Nach einer Weile fällt ihr eine Party ein, bei der sie stundenlang tanzte und »einfach nur glücklich« war.

Für Lena wird es darum gehen, mehr Freude in ihren Alltag zu lassen. Gleichzeitig wird sie sich ihre vermeintlichen Pflichten genauer anschauen und überlegen, was sich delegieren lässt. In einem nächsten Coaching-Schritt könnten wir ihrem Pflichtbewusstsein näher auf den Grund gehen. Stecken vielleicht alte Glaubenssätze oder ein unterbewusstes Misstrauen gegenüber anderen oder sich selbst dahinter? An diesem Nachmittag im Wald haben sich spannende Fragen gezeigt, mit denen Lena weiterarbeiten kann.

Übungen, die den Tastsinn ansprechen

1. Barfuß auf dem Waldboden gehen: Suche eine Fläche im Wald, wo du dich eine Weile gefahrlos barfuß bewegen kannst. Gehe so langsam, als würdest du mit deinen Füßen den Boden ertasten. Wie passen sich Füße und Bewegungen an den wechselnden Untergrund an? Spürst du Moos, Sandboden, Blätter oder Vertiefungen? Welche Informationen bekommst du, wie verändert sich deine taktile Wahrnehmung? Hältst du die Balance? Oder verlierst du den Kontakt zu deinen Fußsohlen, weil etwa das Gehirn dazwischenplappert? Dann hole dich sanft mit einer Frage zurück in die Übung: »Und was spüre ich noch?« Wer sich sicher fühlt, kann zusätzlich mit dem Tempo spielen. Was verändert sich, wenn du deine Gehgeschwindigkeit erhöhst oder noch langsamer wirst? Im Zen-Buddhismus gilt bewusstes langsames Gehen als Achtsamkeitsübung. Dabei wird die äußere und die relationale Aufmerksamkeit geschult.
2. Mitschwingen: Suche dir einen Baum, an dessen Stamm du dich bequem anlehnen kannst. Spüre den Kontakt von Baum und Rücken. An welchen Stellen liegt dein Rücken an, wo fehlt jeglicher Kontakt? Wenn es windig ist, dann fühle, ob sich dein Baum sanft bewegt, wie dein Körper darauf reagiert und wie es dir mit dieser Wahrnehmung geht? Selbst massive Baumstämme schwanken leicht im Wind.
3. Die Fühler ausstrecken: Lege ein buntes Waldsammelsurium aus Blättern, Moosen, Federn, Steinen, Rinden, Beeren, Eicheln oder Ahornnasen unter ein Tuch. Schließe deine Augen oder nutze eine Augenbinde. Ertaste zunächst die Objekte in ihrer Gesamtheit. Wo fühlt es sich weich oder hart an? Was ist länglich, eckig oder rund, hoch oder flach, groß oder klein? Dann nimm einzelne Objekte in die Hand und

erfühle sie genauer. Was passiert, wenn du damit über deine Handinnenfläche oder deinen Handrücken streichst? Wo ist deine Wahrnehmung feiner? Welche Temperatur hat der Gegenstand? Kannst du fühlen, mit welcher Seite der Gegenstand in oder auf der Erde lag? Was nimmst du noch wahr? Was noch? Und was noch?

4. Schatten, Licht und Luft: Suche dir einen Ort mit Schatten und Sonnenlicht. Stelle dich so hin, dass eine Körperseite im Schatten, die andere in der Sonne liegt. Schließe die Augen und spüre, wo du an deinem Körper Wärme spürst. Dann drehe dich um 45 Grad und nimm wieder wahr, an welchen Stellen sich die Temperatur verändert. Wenn eine leichte Brise weht, dann spüre, wo und wie der Luftzug deine Haut berührt.

Lecken, schmecken – nicht erschrecken

»DEN WAHREN GESCHMACK DES WASSERS ERKENNT MAN IN DER WÜSTE.«
SPRICHWORT AUS ISRAEL

Ulrike, 65 Jahre, steht mit verbundenen Augen vor mir. Ich habe eine Kiefernnadel in der Hand und streichle mit der Nadelspitze über ihre Handfläche. Ulrike spürt die Kiefernnadel und will danach greifen. Ich lege ihr die Nadel zwischen Daumen und Zeigefinger und bitte sie, darauf herumzubeißen. Zunächst verzieht sie das Gesicht und klagt über die Bitterkeit. Doch nach einer Weile schmeckt sie auch süße Aromen. »Spannend«, sagt sie, »ich muss an Sauna denken.«

Ulrike steht für die vielen Menschen, die zu meinen Waldtagen kommen. Fast alle haben beim Geschmack der Kiefernnadel eine Assoziation mit Sauna. Unser Geschmackssinn sitzt in der Zunge. Auf der Oberseite, dem Zungenrücken, liegen die Geschmacksknospen, die salzig, süß, bitter, sauer und umami unterscheiden können. Umami wird als herzhaft und fleischig beschrieben und erinnert leicht an Glutamat, das in der asiatischen Küche als Würzmittel und Geschmacksverstärker genutzt wird. Ist umami tatsächlich eine eigene fünfte Geschmacksrichtung? Ich halte mich da raus.

Lange dachte man, dass nur die Zunge schmeckt. Doch Geschmacksrezeptoren sind im ganzen Körper verteilt. Sie spielen bei Immunabwehr und Stoffwechsel eine wichtige Rolle und sitzen auf Zellen in den oberen Atemwegen, im Verdauungstrakt, in der Bauchspeicheldrüse, der Leber, der Galle, den Nieren, den Fettdepots, den Knochen, im Herzen, im Gehirn und in den Spermien. Gut erforscht sind die Rezeptoren im Verdauungstrakt, die Süßes wie Glukose (Traubenzucker) erkennen und dem Körper einen Hinweis auf kohlenhydrathaltige Nahrung geben. Umgehend pumpen Magen und Bauchspeicheldrüse daraufhin das Hungerhormon Ghrelin in die Blutbahn. So wird der Appetit angeregt.

Was immer wir uns in den Mund stecken, Geruchs- und Geschmackssinn arbeiten eng zusammen. Sie dienen einerseits als Frühwarnsystem, um verdorbene und nicht mehr genießbare Nahrungsmittel zu identifizieren, andererseits liefern sie die Basis für Wohlbefinden und Genuss. Liebe geht tatsächlich durch den Magen, denn leckere Speisen lösen im Gehirn positive Gefühle aus. Dabei geht es nicht nur um den Geschmack an sich, sondern auch um die Intensität, die wiederum von der Temperatur abhängen kann. Chips-Entwickler wissen außerdem, wie wichtig schließlich das Mundgefühl ist. Crunchy gilt als besonders attraktiv, schleimig dagegen als gewöhnungsbedürftig. SpitzenköchInnen verwenden inzwischen viel Energie darauf, nicht nur eine Symphonie der Geschmäcker, sondern auch ein Konzert der Texturen zu kreieren. Kross und cremig geht immer, ganz gleich, ob salzig oder süß.

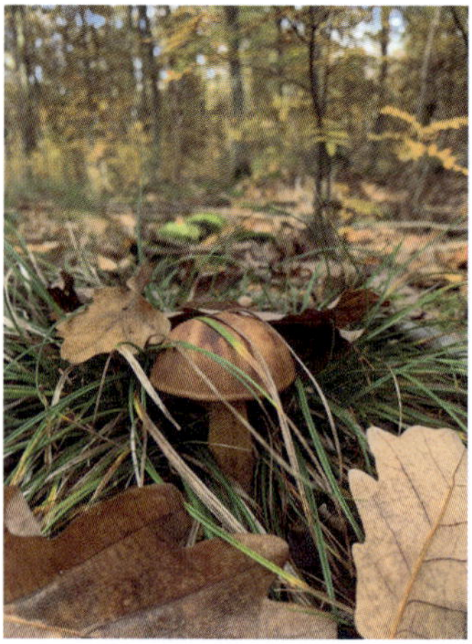

Wie das Riechen ist der Geschmackssinn mit Hypothalamus und limbischem System verbunden, dem Gefühlszentrum im Inneren des Gehirns. Auch hier sind die evolutionären Wurzeln klar: Nahrungsaufnahme ist für das Überleben unerlässlich, Appetit ist also eine nützliche Funktion. Fehlt das Geschmackserlebnis, weil wir einen Schnupfen haben, dann verlieren Menschen ihren Appetit.

Mich fasziniert immer wieder das Phänomen des Geschmacksgedächtnisses. Einer meiner beiden Söhne erinnert sich nicht an Sehenswürdigkeiten oder Hotelbetten, sondern an Geschmäcker und Gerüche von Ländern und Städten. Marrakesch ist bei ihm nicht mit Schlangenbeschwörern konnotiert, sondern mit dem betörenden Duft des Lamm-Schawarmas in einer Ecke des Marktes. Markante Gerüche vergessen wir nie, ob Muttis Rinderrouladen oder diesen eigentümlichen Duft nach kalten Kohlrouladen, wie er in manchen Mietshäusern wohl seit Jahrzehnten hängt.

Vielleicht hört es sich zunächst etwas merkwürdig an, aber auch den Wald kann man geschmacklich erkunden. Wer schon einmal Walderdbeeren oder wilde Himbeeren, Blaubeeren, Brombeeren oder Pilze gesammelt hat, weiß, was ich meine. Hinzu kommen verschiedenste Kräuter, die sich als Gemüse, Salat oder Tee verwenden lassen. Ein gesunder Wald bietet Geschmackserlebnisse wie ein Drei-Sterne-Restaurant. Aber bitte Vorsicht: Manche äußerst attraktiv anmutenden Pflanzen sind hochgiftig, nicht nur Fliegenpilz und Fingerhut.

Übungen, die den Geschmackssinn erweitern

1. Ungewohnte Geschmackserlebnisse: Suche dir Tannennadeln und Grashalme und kaue mit deinen Schneidezähnen darauf herum. Schließe die Augen und konzentriere dich auf die unterschiedlichen Geschmacksrichtungen. Wie verändert sich der Geschmack, wenn du länger kaust? Welche Assoziationen verbindest du damit? Übrigens: Eine Wasserflasche im Gepäck schadet nie, um sich zwischendurch den Mund auszuspülen.
2. Genusspicknick: Diese Zweierübung kannst du im Wald oder an einem beliebigen anderen Ort machen. Beide TeilnehmerInnen bringen Nahrungsmittel mit, nicht unbedingt viele, dafür aber besondere, zum Beispiel kleine Vorspeisen, Obst, Gemüse, Käse oder Brotsorten. Möglich ist alles, was du magst. Wichtig: Halte deine Speisen geheim, bis dein Gegenüber seine Augenbinde angelegt hat. Nun wird blind verkostet. Lass die Testperson zunächst an dem Nahrungsmittel riechen, dann berühre damit ihre Lippen. Necke sie ruhig ein wenig. Erst dann wird gekostet. Nach einer halben Stunde wechselt ihr die Rollen. Eigentlich überflüssig zu erwähnen, aber: Für Paare kann dieses Spiel durchaus einen gewissen erotischen Reiz entwickeln.

Diese Übung schult ganz nebenbei auch unser Gespür für gute, frisch zubereitete Nahrung. Wir lernen dabei, differenzierter zu schmecken und langsamer zu kauen. So werden selbst alltägliche Nahrungsmittel zu spannenden Geschmackserlebnissen. Ich empfehle zum Start eine scheinbar unspektakuläre Scheibe Vollkornbrot. Lasst euch überraschen.

Immer der Nase nach

»DÜFTE SIND DIE GEFÜHLE DER BLUMEN.«
HEINRICH HEINE, DEUTSCHER DICHTER

Es ist Mitte Juni, und ich bin mit einer Gruppe von Männern im Wald. Dieser Waldtag ist ein Geburtstagsgeschenk für meinen Mann, der zu seinem 55. Geburtstag eingeladen hat, aber nur seine Jungs, keine Frauen. Diese spezielle Gruppe von Herren, die schon alles erlebt haben, bekommt ein ganz besonderes Programm: Ich führe jeden einzeln mit verbundenen Augen zu einem eigenen Plätzchen im Wald, wo er die nächsten dreißig Minuten stillschweigend bleiben wird, um sich auf die vier verbliebenen Sinne zu konzentrieren. Während die meisten artig an ihrem Platz sitzen, sehe ich einen, der auf dem Boden liegt und leise lacht. Karl scheint gerade richtig Spaß zu haben. Ich bin gespannt, was er hinterher erzählen wird.

Eine halbe Stunde später gibt es mindestens zwei, die erleichtert sind, weil sie endlich wieder sehen und sprechen dürfen. Einer schildert, dass er Angst bekommen hat. Ein anderer erzählt, wie langweilig er das Rumsitzen fand und dass er fast eingeschlafen wäre. Dann ist Karl an der Reihe. Er erzählt von seiner Duftorgie. Er hätte so viel gerochen wie schon lange nicht mehr. Karl ist auf einem Bauernhof aufgewachsen und war als Kind viel draußen auf den Feldern und im nahen Wald. »So toll«, schwärmt er, »ich wusste gar nicht, dass mir Riechen so viel Spaß macht.«

Die harzigen Aromen der Bäume, der erdige Duft nach Moos oder der modrige Geruch von Totholz oder nassem Laub – im Wald gibt es eine große Vielfalt an Gerüchen zu entdecken. Vor allem nach einem Sommergewitter wird der Wald zu einem Fest für die Nase, weil besonders viele Duftstoffe in der Luft gelöst sind. Etwa 30 Millionen Riechzellen mit 350 Rezeptoren besitzt der Mensch, und jede Zelle ist auf bestimmte

Düfte spezialisiert. Wird eine Riechzelle mit einem speziellen Duft aktiviert, sendet sie über ihren Rezeptor elektrische Impulse in die Gehirnareale, die für das Riechen zuständig sind. Von dort wird der Impuls an das limbische System und den Hypothalamus weitergeleitet.

Deshalb wirken Gerüche unmittelbar auf unser Gefühlsleben und steigern unser Wohlbefinden, sofern sie mit schönen Erfahrungen verbunden sind. Haben wir dagegen etwas Schlechtes erlebt, wird der dazugehörige Geruch emotional negativ abgespeichert. Je nach Harmonielevel unter dem Christbaum verbinden wir mit weihnachtlichen Düften zum Beispiel Freude oder Stress. Gerüche können auch unser Warnsystem aktivieren, so dass uns etwa übel wird, wenn wir an verdorbenen Lebensmitteln riechen.

Bereits in der Gebärmutter lernt ein Fötus, seine Mutter am Geruch zu erkennen. Auch der Speiseplan der Mutter prägt das Ungeborene. Kaum auf die Welt gekommen, zeigen Neugeborene Geruchsvorlieben für Nahrungsmittel, die die Mutter während der Schwangerschaft bevorzugt gegessen hat.

Jeder Mensch hat seinen eigenen Geruch, unverwechselbar wie ein Fingerabdruck. Der individuelle Duft entsteht durch die Ernährung, den Gesundheitszustand, die Körperpflege und die genetische Ausstattung. Auch bei der Partnerwahl beeinflusst uns der Körpergeruch. Wir bevorzugen Kandidaten, die genetisch möglichst wenig Ähnlichkeiten mit unserer eigenen DNA haben. Auch hier war die Evolution am Werk, denn ein größerer Genpool sorgt für widerstandsfähigere Nachkommen.

Menschen verströmen über die Haut ständig kleinste Moleküle, die verdampfen und von anderen Menschen mit dem Atem aufgenommen werden. Zuerst treffen die Moleküle auf Riechzellen, die die Informationen vorsortieren und an verschiedene Gehirnareale verteilen, wo sie weiterverarbeitet werden. Über unsere Geruchsmoleküle geben wir vieles von uns preis, ohne dass uns das bewusst ist: Nahrung, Alter, Geschlecht, Hormonstatus, Hunger, Infekte, aber auch unsere emotionale Verfassung. Ob gute Laune oder Ärger, Niedergeschlagenheit, Stress oder Ekel – all das wird von anderen Menschen unbewusst gerochen und damit gelesen. Was wir geruchlich wahrnehmen, beeinflusst wiederum unser Verhalten.

Der Geruchssinn spielt deshalb beim menschlichen Miteinander eine größere Rolle als bisher angenommen. Menschen nutzen solche Chemo-Signale für die soziale Kommunikation. Wenn ich jemanden »gut riechen kann«, fühle ich Verbundenheit, Nähe und Freundschaft. Körpergerüche aktivieren im Gehirn nicht nur die klassischen Areale der Duftverarbeitung, sondern auch Nervennetzwerke, die Gefühle und Verhalten beeinflussen. In einer Studie wurde einigen Probanden ein kaum wahrnehmbarer Angstgeruch verabreicht, während die andere Hälfte neutral roch.[45] Es zeigte sich, dass das Vertrauen in Probanden mit Angstgeruch deutlich niedriger lag. Das unbewusst wahrgenommene Duftsignal »Angst« führt anscheinend dazu, dass diese Person als unzuverlässig oder wenig belastbar wahrgenommen wird. Außerdem vermuten Forscher, dass Angstsignale die Aussicht auf soziale Unterstützung senken.

Dass unser Körperduft über unseren emotionalen Zustand informiert, zeigt auch ein anderes Experiment, bei dem von TeilnehmerInnen, die einen Horrorfilm schauten, mittels Wattebäuschen unter den Achseln

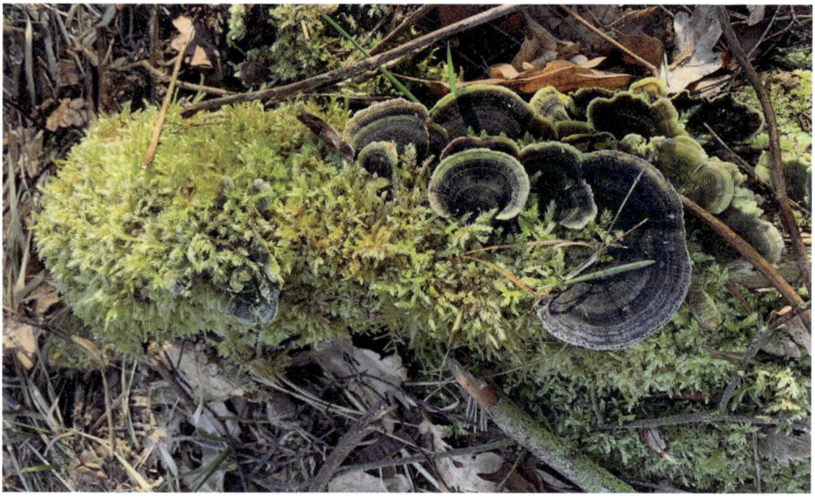

Geruchsproben genommen wurden.[46] Unbeteiligte Frauen konnten später aus einer Reihe unterschiedlicher Geruchsproben mit hoher Treffsicherheit den Angstgeruch identifizieren. Sie beschrieben den Geruch als unangenehmer und stärker.

Auch Krankheiten verändern unseren Körpergeruch. Hunde und sogar manche Menschen können Parkinson riechen. So registrierte die Schottin Joy Milne an ihrem Mann plötzlich einen moschusartigen Geruch. Jahre später wurde bei ihm Parkinson diagnostiziert. Als sie mit ihm eine Selbsthilfegruppe besuchte, fiel ihr auf, dass dort der gleiche Geruch in der Luft lag.[47]

Der Geruchssinn ist bei Menschen unterschiedlich stark ausgeprägt und kann trainiert werden. Jäger und Sammler aus dem Regenwald riechen nicht nur besser als die meisten Menschen, sie können auch exakter beschreiben, wonach es riecht. Dafür können sie Farbnuancen weniger gut erkennen.[48] Warum hat sich der olfaktorische Sinn gerade im Regenwald so weit entwickelt, nicht aber bei anderen Stämmen, die ebenfalls viel Zeit in der freien Natur verbringen? Forscher vermuten, dass in einem eher schattigen Regenwald mit seiner hohen Artenvielfalt das Riechen wichtiger ist als das Sehen. Dagegen spricht, dass Jägerkulturen aus der Wüste ebenfalls auffallend gut riechen können. Fest steht schon jetzt: Unsere Nase kann weit mehr, als wir glauben.

Übungen: Achtsam riechen

1. Was kannst du alles riechen? Liegt ein Duft in der Luft? Wie riecht eine Handvoll Laub, Rinde oder verschiedene Bodenproben? Zerreibe Blätter, Blüten, Baumharz, Moose oder weiches Totholz und schnuppere daran. Suche auch Dinge, die eher unangenehm riechen. Achte auf spontane Assoziationen und Bewertungen.
2. Bei dieser Zweierübung ziehen beide PartnerInnen zunächst allein los, um eine kleine Auswahl von Riechobjekten zu suchen. Aber bitte

nicht stolz präsentieren, sondern verbergen und dem Gegenüber erst bei verschlossenen Augen unter die Nase halten. Lass deine Partnerin oder deinen Partner raten, um was es sich handelt. Wenig zu sprechen, erhöht die Konzentration auf den Geruchssinn. Ihr könnt auch mit Entfernungen spielen: Wann nimmst du einen Geruch wahr, der langsam auf dich zukommt?

Übrigens: Gerüche werden stets von uns bewertet. Wir unterscheiden blitzschnell zwischen angenehm und unangenehm. Diese Übung eignet sich gut, um die eigenen Blitzbewertungen wahrzunehmen und zu hinterfragen. Ist »unangenehm« wirklich unangenehm oder einfach nur unbekannt? Fahre fort mit der Frage: Was nehme ich noch wahr?

Es lohnt sich, unsere feinen Sinneskanäle so oft wie möglich anzuspielen. So werden wir immer feinfühliger und sensibler, nicht nur für uns, sondern auch für unsere Mitwelt. Der Wald bietet ein unfassbares Reservoir für sinnliche Erfahrungen. Wir lernen, die Rufe der Singvögel zu unterscheiden. Wir stellen feine Unterschiede im Brummen und Sirren der Insekten fest, je mehr wir in ihre Welt eintauchen. Wir schnuppern im Wald die Jahreszeiten. Ohne unsere Sinnlichkeit wäre das Leben öde. Denn auch Gefühle wie Demut, Ehrfurcht und Lebensfreude erleben wir nur, weil wir über unsere Sinne in Resonanz mit der Natur gehen. Deswegen ist ein gut geschulter oder zumindest offener Sinnesapparat so wichtig für ein erfolgreiches Waldcoaching.

DER SCHWELLENGANG

»WENN DU DIE ABSICHT HAST,
DICH ZU ERNEUERN, TUE ES JEDEN TAG.«
KONFUZIUS, CHINESISCHER PHILOSOPH

Mai. Es ist warm. Ich laufe mit Anna, 45 Jahre, durch den Frühlingswald. Wir kennen uns schon länger. Wie immer ist sie akkurat gekleidet und geschminkt. Nach der Geburt ihrer beiden Töchter hat sie ihren Job aufgegeben und kümmert sich um die Familie, ihre kranke Mutter und die Eltern des Ehemanns. Sie sagt, sie habe kaum Zeit für sich, geschweige denn für ihre Bedürfnisse. Auf meine Nachfrage, welche Bedürfnisse das seien, muss sie lange überlegen.

»Ich glaube, mir würde es schon reichen, wenn ich einfach mal nichts tun muss.«

»Was hält dich davon ab?«, frage ich.

Wir finden heraus, dass Anna an Perfektionismus leidet. Alles muss schön, blitzsauber und akkurat sein – perfekt eben. Der stressige Gedanke, der sie leitet: Bevor jemand anders eine Aufgabe langsam und unzureichend erledigt, kümmert sie sich lieber selbst darum.

Anna wird derart von ihrem Perfektionismus getrieben, dass sie unter Stresssymptomen und Angstzuständen leidet. Sie fühlt sich erschöpft und schafft kaum, was sie sich vornimmt, was wiederum zu Selbstvorwürfen und abwertenden Gedanken sich selbst gegenüber führt. Außerdem klagt Anna über Konzentrationsschwierigkeiten und schläft schlecht.

Aus meiner Erfahrung und aus der Forschung weiß ich, dass Menschen, die hohe Maßstäbe an sich selbst und an das Leben setzen, oft Angst haben, nicht zu genügen. Perfektionsstreben dient gleichsam als Vorwärtsverteidigung, um sich gegen mögliche Vorwürfe zu imprägnieren. Das Problem liegt in der zeitraubenden Akribie: Perfektion kostet unverhältnismäßig viel Aufwand. Als Pilot eines Flugzeugs ist Perfektion unerlässlich, beim Putzen dagegen ist Perfektion eher quälend. Man kann ein Zimmer gründlich staubsaugen, aber die hintersten Ecken jedes zweite Mal auslassen. Das Ergebnis ist ein guter, aber eben nicht perfekt gereinigter Boden. Dafür spart man Zeit und Energie, die das umständliche Robben unter Schränke und Betten erfordert. Man erteilt sich selbst die Erlaubnis, mit einem guten, aber eben nicht perfekten Ergebnis zu leben.

So weit ist Anna aber noch nicht. Im Coaching geht es deshalb zunächst darum, dass Anna Erholung und Ruhe findet, ohne sich dafür zu verurteilen. Ich stelle Anna dazu eine Aufgabe: Finde heraus, was du tun kannst, um Kraft zu tanken. Um die Aufgabe sichtbar zu machen, lege ich Anna einen Ast vor die Füße. Bevor sie den Schritt über diese Schwelle macht, soll sie sich ganz auf ihre Frage konzentrieren und für das offen sein, was da kommen mag.

Das bewusste Überschreiten einer Schwelle, das Bewegen in einen anderen Raum oder Seelenzustand, ist ein klassisches Übergangsritual aus dem indigenen Schamanismus, auch »Visionssuche« (engl. *Vision Quest*) genannt. Bekannt sind Initiationsriten, bei denen männliche Jugendli-

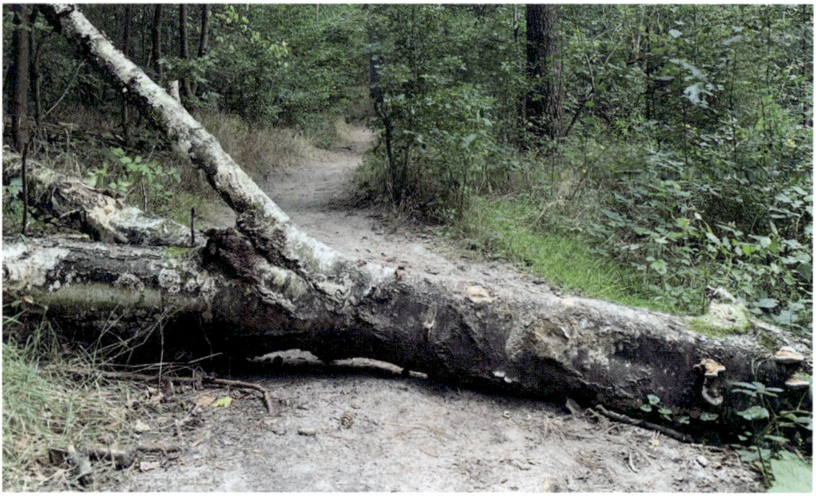

che mehrere Tage oder Wochen allein in die Natur geschickt werden, um nach Ablauf der Zeit als Männer zu ihrem Stamm zurückzukehren. »Initiation« bedeutet so viel wie »Anfang«, »Aufnahme« oder »Einweihung«. Der Junge überschreitet eine Schwelle und kehrt als Mann zurück, der in seiner neuen Rolle von der Gemeinschaft aufgenommen wird. Die Schwelle symbolisiert den Moment der Transformation, dahinter beginnt eine neue Phase des Lebens.

Die drei Phasen

Jeder Schwellengang besteht aus drei Phasen: die Ablösungszeit, die Schwelle selbst und der Wiedereintritt. In der Ablösungszeit setzt sich die oder der Suchende ein Ziel und formuliert eine Intention, also die Absicht, das Ziel mit einer bestimmten Haltung zu erreichen. In dieser Phase lassen die KandidatInnen keine Ungeduld aufkommen, sondern bitten ruhig um innere Orientierung und feilen vielleicht noch einmal an Ziel und Intention.

Dann beginnt die Schwellenphase. Allein, ohne Schutz und ohne Nahrung begeben sich die KandidatInnen für ein paar Tage in die Wildnis. In dieser symbolischen Übergangszeit werden Ängste, Einsamkeit, Entbehrungen, Gefahren, aber auch Momente großer Klarheit erlebt. Die Intention hilft, auch unangenehme Momente zu überstehen. Der Mensch erlebt eine Transformation.

Schließlich erfolgt die Rückkehr. Das Erlebte wird mit der Gemeinschaft geteilt und der abgeschlossene Wachstumsprozess zeremoniell bezeugt und gefeiert.

Visionssuchen werden in vielen Formaten angeboten, ob für zwei Tage im Harz oder für mehrere Wochen im Amazonasgebiet. Dieses Ritual bietet die Möglichkeit, Übergänge bewusst, kraftvoll und tragend zu gestalten sowie Klärung und Neuorientierung in schwierigen Lebensphasen zu finden.

Die kleine Schwester der Visionssuche ist der Schwellengang im Wald. Diese kontemplative Methode hilft, sich selbst zu erforschen und

Antworten auf Lebensfragen zu bekommen. Die Natur dient dabei als Spiegel des inneren Erlebens, denn sie bietet mannigfaltige Symbole und Metaphern, Tiefe und Ruhe, Licht und Schatten sowie Herausforderungen. Durch das rituelle Übertreten und das bewusste Einlassen auf einen Ressourcen-, Kraft- und Lösungsraum entsteht gerichtete Aufmerksamkeit. Die Schwellenphase im Resonanzraum Wald entfaltet ihre enorme Kraft allerdings nur, wenn wir uns geduldig vorbereiten. Dazu dient der erste Schritt des Waldcoaching-Prozesses, der für Erdung, Offenheit und Neugier sorgt und die Voraussetzungen dafür schafft, sich voll und ganz dem Wald mit seinen Überraschungen zu überlassen.

Die richtige Intention setzen

Eine Intention zu setzen, heißt, eine Absicht oder Haltung zu formulieren, mit der wir uns auf ein konkretes Ziel zubewegen. Es geht um den Übergang vom Wünschen zum Handeln. Die Intention definiert, in welchem Bewusstsein du deinem Ziel näher kommen willst. Wer zum Beispiel abnehmen will, kann sich etwa als Intention setzen: Ich werde das Leben leichternehmen und zuversichtlich sein.

Weitere Beispiele für Intentionen sind:

- Ich möchte offen und neugierig sein.
- Ich möchte ruhig und gelassen bleiben.
- Ich möchte achtsam und mitfühlend mit mir und anderen sein.
- Ich möchte mutig dem Leben vertrauen.
- Ich möchte dankbar und zuversichtlich sein.

Je stärker und klarer wir unsere Intention formulieren, desto höher wird die Motivation. Eine gute Intention lenkt das Bewusstsein und unterstützt dich auf dem Weg zu deinem Ziel. Möchtest du mehr Freude und Erfüllung in dein Leben einladen, dann richtet die Intention dein Handeln und Verhalten auf ein positives Lebensgefühl aus. Du bist selbstwirksam und hast die Gewissheit, dein Leben selbst zu steuern. Du bewegst dich in die richtige Richtung. Ob eine Intuition passt, merkst du daran, dass sie sich gut und passend anfühlt. Die folgenden Fragen dienen dazu, dir über deine Intention bewusst zu werden:

- Wie möchte ich mich fühlen, wenn ich mein Ziel erreicht habe?
- Wann habe ich mich in meinem Leben schon mal so gefühlt?
- Welche neuen Gedanken tauchen dann auf?
- Wie wirkt sich diese Veränderung auf meinen Körper aus?
- Wie werde ich mich erleben?
- Woran wird mein Umfeld meine Veränderung bemerken?
- Was mache ich dann anders als jetzt?

Allein im Wald

Anna steht vor der Astschwelle. Sie hat nach einigen Anläufen ihre Intention gefunden: »Ich möchte ruhig und entspannt durch den Tag surfen.« Bevor sie endgültig über die Schwelle tritt, bitte ich Anna, sich zu schütteln wie ein nasser Hund, um buchstäblich allen Ballast loszuwerden, den sie aus ihrem Alltag noch mit sich herumschleppt.

Dann erden wir uns noch einmal. Wir atmen zusammen tief in den Bauch und in die Füße. Anna ist bereit für ihre Solozeit. Sie wird allein in den Wald gehen, während ich an der Schwelle auf sie warte. Ihre Aufgabe: Finde ein Natursymbol oder einen Platz, der dich anzieht. Ignoriere dein Monkey Mind mit liebevoller Gelassenheit und vertraue stattdessen deinem Körper und deiner Intention. Sie werden dich leiten.

Ein Schwellengang und die Solozeit allein im Wald erfordern Mut. Manchen Menschen fällt es schwer, diese kleine Me-Time für sich zu nutzen. Der Wald scheint unheimlich, sie haben Angst vor dem Alleinsein. Auf meinen Waldtagen begegnet mir dieses Unbehagen, sobald ich die TeilnehmerInnen für eine halbe Stunde in den Wald schicke. Manche sind sofort verschwunden, andere kreisen in Sichtweite um unseren Gruppenplatz, um vor der besprochenen Zeit zurückzukehren. Oft erzählen sie, dass sie sich nicht weiter in den Wald getraut hätten aus Angst, den

Gruppenplatz nicht wiederzufinden. Auch diese Erfahrung birgt Einsichten, etwa in Bezug auf das Selbstvertrauen.

Mut wird nicht als die Abwesenheit von Angst definiert und kann verschiedene Bedeutungen haben. Für die einen kann Mut heißen, die eigene Meinung gegen andere zu vertreten und entsprechende Entscheidungen zu treffen. Ein anderer braucht Mut, um fremde Menschen anzusprechen. Immer geht es darum, aus der eigenen Komfortzone zu treten und selbst gezogene Grenzen zu überschreiten, um etwas Neuem, Ungewissem zu begegnen. Mut ist die bewusste Entscheidung, etwas zu riskieren, möglicherweise über sich hinauszuwachsen und dabei zu entdecken, was das Leben einem noch so anbietet. Klar, das kann schiefgehen. Oder aber beflügeln.

Der amerikanische Mutforscher und Positiv-Psychologe Robert Biswas-Diener sagt: »Mut ist der kürzeste Weg zum guten Leben.«[49] Angst schützt uns zwar vor unsinnigen Vorhaben, hält uns aber auch davon ab, neue Wege zu entdecken. Menschen, die ein erfülltes Leben führen, zeigen oft ein hohes Maß an Mut – die Bereitschaft, etwas zu versuchen, ohne zu wissen, was am Ende dabei herauskommt.

Mut gilt als Tugend, der die Charakterstärke Tapferkeit zugeordnet ist. Tapfere Menschen nehmen Herausforderungen an, ohne sich von Bedrohungen oder Schmerz abschrecken zu lassen. Es geht weniger darum, sich blind in ein unkalkulierbares Risiko zu stürzen. Das wäre Leichtsinn. Der Tapfere hat die Chancen im Blick und verwendet nicht übermäßig viele Gedanken auf mögliche Widerstände. Für jedes Individuum gilt, das richtige Maß zu finden. Mag die eine spontan nackt in den kalten See springen, weil sie das seit Jahren so macht, testet der andere zunächst die Temperatur, zupft umständlich die Badehose zurecht und tastet sich vorsichtig ins Wasser, weil er vielleicht zum ersten Mal in einen See steigt. Gut möglich also, dass der Vorsichtige mehr individuellen Mut braucht als die kühne Springerin. Beide sind mutig, nur anders. Jede und jeder hat die für sich angemessene goldene Mitte zu finden.

Hilfreiche Fragen für den Prozess

Ich bin überrascht, wie viel Zeit sich Anna lässt. Erst nach einer Stunde kehrt sie zurück und berichtet, wie sie sich von einer Waldlichtung mit einem kleinen Hügel in der Mitte angezogen fühlte. Dort, etwas erhöht, hat sie sich in die Sonne gesetzt. Zunächst habe sich das ziellose Nichtstun merkwürdig angefühlt, ein Hauch von schlechtem Gewissen kam auf. Angestrengt habe sie überlegt, wie sie ihre Aufgabe perfekt lösen könne. Da sei ihr aufgegangen, dass sie sich schon wieder Druck mache, um meinen Erwartungen gerecht zu werden. »Aber es geht ja gar nicht darum, eine Antwort für dich zu finden«, sagt sie und lacht.

Dann sei sie ein paar Minuten weggedöst. Als sie die Augen aufschlug, habe sich ein Schmetterling auf ihren Oberschenkel gesetzt. »Ich war so berührt von diesem kleinen, zarten Wesen, das sich ausgerechnet mich als Pausenplatz ausgesucht hat.« Plötzlich sei ihr klar geworden, dass sie keinen Ort habe, an dem sie landen könne, um sich auszuruhen. All ihr Tun sei auf die Familie ausgerichtet, die Selbstfürsorge habe sie aus den Augen verloren.

Natürlich hat der Schmetterling keine Botschaft überbracht. Aber er diente Anna als Symbol, das ihr ihre eigene Lage aus einer anderen Perspektive veranschaulicht hat. Für Anna geht es jetzt zuerst darum, zu Hause ihren Platz zu finden, der als Startpunkt für eine bessere Selbstfürsorge dient. Aber wie genau kann dieser Platz aussehen? Um das herauszufinden, gehen wir noch einmal zu ihrem sonnenbeschienenen Hügel. Die Bäume rauschen leise. Dort herrscht eine besonders friedliche Stimmung. Wir genießen die Ruhe und lauschen dem Summen und Singen.

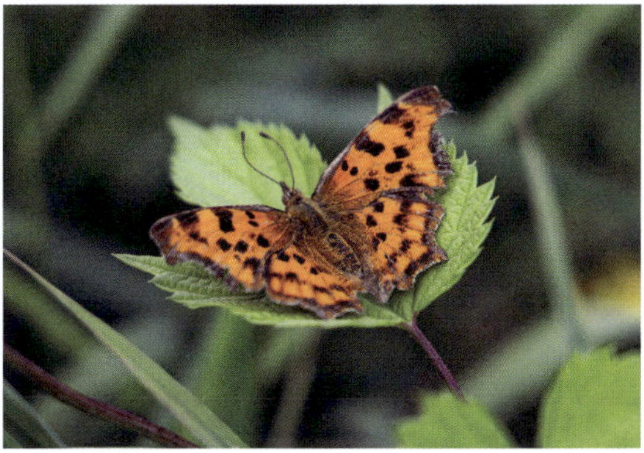

Um die nächsten Schritte auf ihrem Weg zu mehr Ruhe und Gelassenheit zu finden, stelle ich Anna ein paar offene Fragen, die man nicht mit Ja oder Nein beantworten kann. Offene Fragen helfen, sich intensiver mit einem Thema zu beschäftigen. Du kannst sie nutzen, wenn du dich allein zu einem Schwellengang aufmachst und einen Platz oder ein Natursymbol gefunden hast, zum Beispiel:

- Was nimmst du wahr?
- Was siehst, hörst oder riechst du?
- Welche Eigenschaften besitzt diese Pflanze, dieser Ast oder dieser Ort für dich?
- Was assoziierst du mit dieser Pflanze oder diesem Ort in Bezug auf deine Intention, deine Fragestellung und dein derzeitiges Leben?

Am besten schreibst du deine Antworten auf, auch vermeintliche Nebensächlichkeiten, bis dir nichts mehr einfällt. Nimm dir Zeit, nutze all deine Sinne, beobachte aufsteigende Assoziationen und Gedanken, ohne sie lange festzuhalten. Nun schaue dir deine Aufzeichnungen in Ruhe an und frage dich:

- Worum geht es wirklich? Was ist die Essenz dessen, was ich aufgeschrieben habe?
- Wie fühle ich mich, wenn ich diese Essenz ausspreche? Das sollte laut und mehrfach hintereinander geschehen, während du auf einen Widerhall in deinem Inneren achtest. Was fühlt sich stimmig an? Ein zuverlässiger Indikator sind positive Gefühle.
- Wie könnte mein allererster Schritt aussehen, um die gefundene Essenz in mein tägliches Leben zu integrieren?

Anna assoziiert mit dem kleinen Hügel einen Ort, an dem sie den Überblick behält, wo alles seinen festen Platz und seinen eigenen Rhythmus hat. Der Schmetterling symbolisiert für sie Leichtigkeit und Freiheit. Er entscheidet selbst, ob er fliegen und herumschauen oder landen und sich ausruhen möchte.

Ich frage Anna: »Welche Überschrift fasst als Essenz alles zusammen?«

Sie überlegt eine Weile und sagt dann: »Mit Leichtigkeit und Ruhe den Überblick behalten.«

Dieser Leitsatz klingt schon mal gut, muss jetzt aber konkret ins tägliche Leben übersetzt werden. Was kann Anna tun, um in ihrem Alltag Zeit und Raum für sich zu schaffen? Zunächst möchte sie mit ihrem Mann besprechen, wie er sie bei der Familienarbeit unterstützen kann. Für ihre kranke Mutter, deren Haushalt Anna bislang erledigt hat, wird sie eine Hilfe suchen, die putzt und Einkäufe übernimmt. Die Schwiegereltern will sie ein wenig seltener besuchen. Drei vermeintlich kleine Maßnahmen, die Anna aber täglich eine halbe Stunde freier Zeit verschaffen – ein lang entbehrter Luxus.

Natürlich ist Annas Perfektionismus nicht einfach verschwunden. Aber sie ist sich jetzt dessen bewusst, dass er ihr nicht guttut. Sie möchte lernen, Alarmzeichen rechtzeitig zu deuten, um das Druckgefühl nicht übermächtig werden zu lassen. Ihr Leitsatz dient ihr dabei als Gedankenstütze und wirkt wie eine positive Affirmation.

Affirmationen als Gedankenstütze

Um den Leitsatz zu verankern, begeben Anna und ich uns zum Abschluss auf eine kleine Imaginationsreise. Anna soll sich vorstellen, wie sie sich als glücklicher, kleiner Schmetterling auf einer ruhigen Waldlichtung eine Pause gönnt. Dann stelle ich leise Fragen:

Wie fühlt sich Anna-Schmetterling an ihrem Lieblingsort? Welche Gefühle tauchen auf, wenn sie einfach nur in der Sonne sitzt? Was sieht, hört, spürt, schmeckt oder riecht sie? Wo spürt sie die wärmenden Sonnenstrahlen auf ihrer Haut?

Während Anna mit geschlossenen Augen als Schmetterling in der Sonne ruht und ihre Sinneskanäle, Gefühle und die Umgebung miteinbezieht, wiederholt sie leise ihre Affirmation: »Mit Leichtigkeit und Ruhe den Überblick behalten.«

Affirmationen dienen der positiven Selbstbeeinflussung. Sie verankern etwa schöne Erinnerungen, die sich in Stressmomenten abrufen lassen.

Spitzenathleten nutzen Affirmationen ebenso wie Religionen mit ihren Gebeten oder Mantras. Die Methode des Verankerns stammt aus dem Neurolinguistischen Programmieren (NLP) und wird dort *»Moment of Excellence«* genannt. Ein Anker ist ein positiv besetzter Reiz oder Gedanke, ein Bild, eine Landschaft oder ein Symbol. Auch Musik, Stimmen oder Geräusche können als Anker dienen, ebenso Bewegungen, Berührungen, ein Duft oder ein Geschmack. Für Anna ist es das Bild eines Schmetterlings, das sie immer wieder daran erinnern wird, sich Ruheinseln zu schaffen. Ihr Wunsch, mit Leichtigkeit und Ruhe den Überblick zu behalten, ist mit der Erinnerung an diesen friedlichen Moment im Wald verbunden. Je intensiver sie all ihre Sinneskanäle nutzt, desto leichter und intensiver wird sie sich später an diesen Anker erinnern.

Es braucht zunächst regelmäßiges Üben, um neue Affirmationen zu verankern und bei Bedarf abzurufen. Mit der Zeit automatisiert sich dieser Prozess, weil neue synaptische Verbindungen im Gehirn entstehen. So wird Anna sich umso schneller entspannen und mit positiven Gefühlen aufladen, je häufiger sie sich ihren Schmetterling vergegenwärtigt.

Übung: Die Affirmation verankern

Es macht Spaß, auf allen Sinneskanälen nach einem passenden Anker zu fahnden. Dabei gehe wie folgt vor:

- Schließe deine Augen und stelle dir den Platz, den Baum oder den Gegenstand vor, den du für die Beantwortung deiner Frage gefunden hast.
- Stelle dir den Ort oder Gegenstand so präzise wie möglich vor. Fehlen dir Details, öffne kurz die Augen und betrachte ihn ganz genau.
- Halte die Augen geschlossen und lausche: Was hörst du?
- Was fühlst du? Taste mit weiterhin geschlossenen Augen, nutze deine Fingerspitzen als Kameras, spüre an Oberflächen entlang.
- Was sagt deine Nase? Riechst du etwas Charakteristisches?

- Kannst du etwas schmecken? Zugegeben, das ist nicht immer leicht, obgleich ich schon Klientinnen und Klienten hatte, die Rinde, Gras oder Blätter probiert haben. Alle haben überlebt. Nimm also gern deinen Mut zusammen und lasse deine Zungenspitze kreisen. Entdeckst du einen besonderen Geschmack?
- Rufe dir all die positiven Gefühle in Erinnerung, die du mit diesem Ort oder mit diesem Gegenstand verbindest. Achte auf körperliche Reaktionen und Emotionen. Je intensiver sie sind, desto besser.
- Aktiviere deinen Anker ab jetzt regelmäßig und lasse die damit verknüpften Gefühle in dir aufsteigen. Je häufiger wir unseren Anker trainieren, desto leichter lässt er sich bei Bedarf abrufen.
- Mache mit dem Smartphone ein Bild, das du fortan immer bei dir trägst. Naturobjekte wie Äste, Federn oder Steine kann man auch zu Hause an einem besonderen Ort als Gedankenstütze platzieren. Allerdings möchte ich darauf hinweisen, dass sich ein respektvoller Waldbesuch auch dadurch auszeichnet, dass wir dem Wald lassen, was dem Wald gehört – und sei es auch nur ein Blatt.

Mit allen Sinnen verankert, begleitet uns die Affirmation nun im Alltag. Wir können sie immer wieder laut oder in Gedanken mehrmals hintereinander aussprechen und uns die Erlaubnis geben, mit dieser Haltung in den Tag zu gehen. Ich wiederhole meine Affirmationen gleich morgens. Wenn du meditierst oder Yoga machst, dann integriere deine Affirmation am Schluss und verankere sie mithilfe des inneren Bildes, das du dir im Wald gemacht hast.

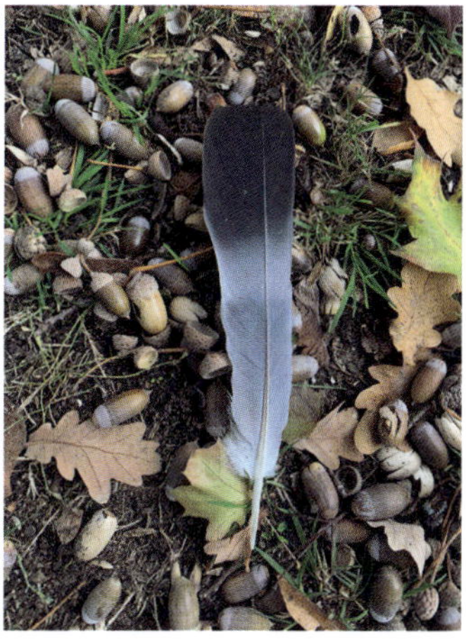

Übung: So machst du deinen Schwellengang allein

- Nimm dir mindestens 90 Minuten Zeit, gern auch länger, um ganz im Wald anzukommen.
- Baue dir eine symbolische Schwelle. Atme, entspanne und erde dich.
- Stelle dich nun aufrecht vor deine Schwelle und rufe dir dein Anliegen und deine Intention ins Bewusstsein. Bitte den Wald um eine Antwort. Sei dir dessen bewusst, dass sich auf der anderen Seite der Schwelle ein Raum jenseits deines Alltags öffnet.
- Atme tief und tritt bewusst über die Schwelle. Mache dir klar, dass alles, was du erlebst und was dir begegnet, eine Bedeutung haben kann.
- Gehe bewusst langsam und erlebe den Raum mit allen Sinnen, ohne das Wahrgenommene zu bewerten. Vertraue auf deine Intuition.
- Achte darauf, was dich und deine Sinne anzieht. Was siehst du? Was hörst du? Was riechst du? Was spürst du unter deinen Füßen? Welche Gefühle kommen in dir auf?
- Du musst keine Strecke absolvieren und darfst einfach verweilen, sitzen oder liegen.
- Versuche offen zu bleiben: Wo fühlst du Resonanz? Wo zieht es dich hin? Wo möchtest du verweilen? Was schreckt dich ab? Was macht dich neugierig?
- Vertraue darauf, dass sich etwas zeigen wird.
- Fühlst du eine Anziehungskraft, dann schenke ihr deine komplette Aufmerksamkeit. Zieht dich der ganze Baum an oder ein einzelner Ast? Fasziniert dich die einsame Ameise oder das Gewimmel der Ameisenstraße?
- Nimm über alle Sinne wahr, beobachte und erkunde.
- Wenn du magst, dann erzähle von dir und deinem Anliegen. Worum geht es gerade in deinem Leben? Was beschäftigt dich, und wer möchtest du sein?
- Bitte um Unterstützung und vertraue darauf, dass du eine Antwort bekommst.

- Notiere dir hinterher, was du erlebt hast. Welche Erkenntnisse hast du gewonnen, welche Affirmation könnte passen?

Für jeden Schwellengang gilt: Wir werden anders zurückkehren, als wir gestartet sind. Wir erfahren eine Bewusstmachung und vielleicht eine kleine Transformation.

VERKÖRPERUNG: WIE KÖRPER UND PSYCHE ZUSAMMENSPIELEN

»DIE GESUNDHEIT SIEHT ES LIEBER,
WENN DER KÖRPER TANZT,
ALS WENN ER SCHREIBT.«

GEORG CHRISTOPH LICHTENBERG, DEUTSCHER PHYSIKER

Eva, 58 Jahre und bis vor Kurzem mit kleiner Konditorei selbstständig, läuft neben mir den Waldweg entlang. Früher, als sie Cafés, Restaurants und private Feiern mit ihren Petit Fours belieferte, gab es Momente der Überforderung, aber die habe sie eigentlich immer gut gewuppt. Zurzeit gönnt sie sich eine Auszeit und macht jetzt jeden Morgen Yoga, geht Fastenwandern und ist viel in der Natur unterwegs. Warum, so fragt sie, fühlt sich ihr neues, deutlich entspannteres Leben trotzdem so anstrengend an?

Ende März ist der Grunewald noch unbelaubt, aber die Sonne wärmt schon, und einige Gräser und Sträucher zeigen erste Knospen. Vor uns flattert ein Zitronenfalter hektisch über den Weg. Eva bleibt stehen, ihr Blick folgt dem Schmet-

terling. Mehr zu sich selbst als zu mir sagt sie leise: »So fühle ich mich auch.« Ich frage, was sie damit meine? »Vom Wind vor sich hergetrieben, richtungslos und unklar, wo es hingehen soll.« Wir schauen dem Falter hinterher, der nun in die Höhe flattert. Oder wird er von einem Luftzug angehoben? Er steigt höher, dann ist er zwischen den Ästen verschwunden.

Eva hat eine Stärke, die in der Positiven Psychologie als Lebenskraft und Vitalität beschrieben wird. Sie kann sich begeistern und steckt mit ihrem Enthusiasmus andere an. Menschen, die diese Stärke leben, freuen sich auf jeden neuen Tag und werden als schwungvoll beschrieben. Sie tun Dinge mit Elan und Freude, bringen Aufgaben zu Ende und wirken durch ihr Engagement überzeugend. Klar, dass Eva mit ihrer Konditorei Erfolg hatte. Enthusiasmus kann aber auch stressen, weil er sich unmerklich in Überbeanspruchung verwandelt, die Stress auslöst, der wiederum die Arbeits- und Lebenszufriedenheit beeinträchtigt. Weniger enthusiastische Menschen werden hingegen als eher unbeweglich, zurückhaltend und teilnahmslos erlebt.

Um das richtige Maß an Enthusiasmus in das eigene Leben einzuladen, helfen ein paar Fragen mit Blick auf die täglichen Routinen und Aktivitäten:

- Welche Routinen und Aktivitäten energetisieren dich?
- Lässt sich dieser Effekt noch steigern?
- Was hat dich in der Vergangenheit begeistert?
- Lässt sich diese positive Erfahrung in dein derzeitiges Leben integrieren?

Enthusiasmus und Vitalität werden übrigens durch Aufenthalte in der Natur gesteigert. Schon ein Spaziergang durch den Park in der Mittagspause stärkt und bringt frische Energie.

Die Verbindung zwischen Kopf und Körper

Ich bitte Eva, sich in einen Zitronenfalter zu verwandeln, der – vom Wind geschoben – über die Waldwiese taumelt. Eva schlägt ihre ausgebreiteten Arme schnell auf und ab, springt mal hierhin, mal dorthin. Ich steige in das Rollenspiel ein und werde zum Wind, der den Eva-Schmetterling mit Kommandos vor sich hertreibt: »Flieg rechts! Jetzt geradeaus! Kehrtwende nach links.« So geht das eine ganze Weile. Abrupt fordere ich Eva auf, stehen zu bleiben, die Augen zu schließen und in ihren Körper zu spüren.

»Was nimmst du in dir wahr?«

»Mein Herz klopft ziemlich schnell. Ich bin außer Atem und spüre, wie angestrengt meine Knie und meine Unterschenkel von den vielen Richtungswechseln sind.«

Diese Übung, die ich häufig nutze, nennt sich »Embodiment«, also »Verkörperung«. Körpersignale helfen, diffuse Gefühlszustände zu ordnen und sich klarer darüber zu werden. Die Körperhaltung gibt Auskunft über die aktuelle Verfassung eines Menschen, bietet durch bewusstes Korrigieren aber auch die Chance, zum Beispiel aufrechter in die Zukunft zu gehen. Menschen verkörpern sozusagen ihre Zielvorstellungen. Der Embodiment-Ansatz beruht auf der Annahme, dass unser Körper unseren Seelenzustand spiegelt, also unsere Emotionen, Affekte, Einstellungen und Bewertungen. Und gleichzeitig übt er auch seinerseits einen Einfluss auf unser Seelenleben aus. So entsteht eine Wechselwirkung zwischen Geist und Körpergefühl, die das Selbstmanagement fördert. Eine gute Haltung nützt zum Beispiel oft mehr als gute Vorsätze.

Kopf und Körper stehen in einem ständigen Austausch miteinander. Psychische Zustände bilden sich deshalb in unserer Gestik, Mimik und Körperhaltung ab und können Folge, aber auch Anlass für Gedanken und Emotionen sein. Unsere Erlebnisse und Erfahrungen werden aber nicht nur kognitiv und psychisch verarbeitet, sie werden auch auf der Zellebene gespeichert. Wird früher Erlebtes erneut aktiviert oder getriggert, stellt sich oft auch eine spürbare Körperreaktion ein. Der Körper erinnert sich.

Dieses unbewusste Erfahrungswissen kommuniziert mit uns über unsere Gefühle und unser Körperempfinden. Wir zucken zusammen oder bekommen eine Gänsehaut, wenn wir etwa an einen lang zurückliegenden Unfall denken, und sprechen in diesem Zusammenhang von »Bauchgefühl«. Der Neurologe und Bewusstseinsforscher António R. Damásio nennt diese emotional und affektiv getönten Körpersignale »somatische Marker«.[50] Reize werden mit einem emotionalen Etikett versehen und in »gut für mich« oder »nicht gut für mich« unterteilt. So wächst in jedem Menschen seine ganz individuelle Bibliothek, in der Emotionen und Erfahrungen abgelegt sind. Gespeicherte Emotionen, so Damásio, »sind die geheimen meist unbewussten Regisseure unseres Alltags«. Sie entscheiden oft maßgeblich über unser Denken, Fühlen und Handeln mit. Mit der Bewegung im Wald werden übrigens positive sinnliche und emotionale Erinnerungen erzeugt, die im Körper gespeichert werden. Betrachte den Wald wie ein Sparkonto: Jeder Besuch erhöht dein Guthaben.

Inzwischen verfolgen auch einige Kognitionsforscher, die sich mit der Entstehung und den Funktionen von Denkprozessen beschäftigen, einen ganzheitlicheren Ansatz. Unser Geist wird eben auch durch Sensorik und Motorik gespeist, also durch emotionales, körperliches Erfahrungswissen. Denkprozesse im Gehirn sind auffallend eng an die Hirnareale für Wahrnehmen und Handeln geknüpft.

Denken ist weit mehr als die Fähigkeit, Dinge mit dem Verstand aufzunehmen, zu abstrahieren und logische Zusammenhänge herzustellen. Wir denken mal sprachlich, mal räumlich, mal bildhaft, mal musikalisch, mal in Farben und in Formen, mal in Metaphern und Vergleichen. Wir denken empathisch und mit Perspektivenwechsel, in die Zukunft blickend oder zurückgreifend auf vergangene Erfahrungen – und oft in einer Kombination. So erschaffen wir unsere persönliche Vorstellung von der Welt, die so nur in unserem Kopf existiert.

Wir können die enge Verknüpfung von Kopf und Körper selbst ausprobieren. Wer sich vorstellt, mit dem Finger einen Kreis in die Luft zu malen, wird feststellen, dass sich der eigene Körper ebenfalls leicht kreisförmig bewegt. Wenn wir

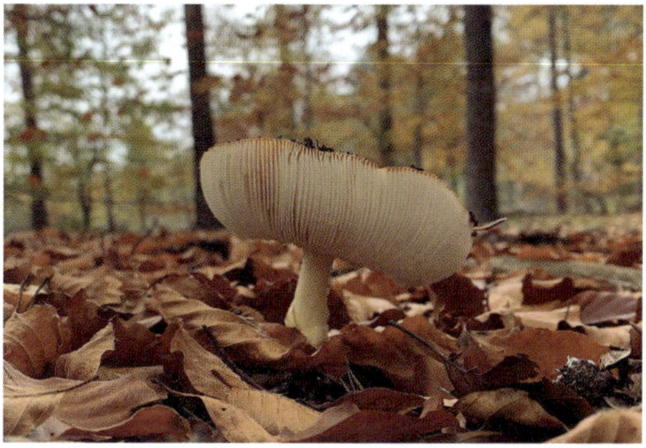

nun an ein schwingendes Pendel denken, wird der Körper die Richtung ändern und im gleichen Rhythmus mitschwingen. Der Effekt funktioniert übrigens auch mit Gerüchen. Wer nur an Zimt denkt, wird die Gehirnareale im olfaktorischen Cortex aktivieren. Das Gehirn ruft aus seiner Erinnerungsbibliothek den Geruch von Zimt ab.

Die Selbstwahrnehmung trainieren

Eva ist nicht glücklich mit ihrer Rolle als Zitronenfalter. Sie fühlt sich durcheinander, nicht geerdet, als Spielball der Elemente.

»Woran erinnert dich das?«

Sie denkt nach. Ihr fällt ein, dass es Menschen gibt, die ihre Grenzen nicht respektieren. Sie berichtet von einer Nachbarin, die bei jeder Begegnung sofort über ihre Probleme zu sprechen beginnt. »Es ist ihr völlig egal, ob ich Zeit habe oder in der passenden Laune bin.«

»Hast du deine Nachbarin schon mal darauf aufmerksam gemacht?«

»Versucht«, seufzt Eva, »aber es scheint nicht angekommen zu sein.« Eva geht zwar offen auf Menschen zu, sehnt sich zugleich aber oft nach Ruhe und vergräbt sich dann am liebsten in ihrem Zimmer.

»Was braucht Evas Schmetterling, um nicht länger Spielball der Elemente zu sein?« Ich bitte Eva, noch einmal zum Zitronenfalter zu werden. Sie flattert wieder und rennt hin und her. Plötzlich entdeckt sie einen starken Ast, packt ihn

und rammt ein Ende in die Erde. Sie bleibt stehen, während ihre rechte Hand den Stab hält, und schaut mich erwartungsvoll an. Irgendwas ist passiert.

Ich bitte sie, erneut die Augen zu schließen.

»Was spürst du jetzt?«

»Ruhe«, sagt sie. Der Ast gibt ihr ein Gefühl von Stabilität, Stärke und Verankerung.

»Wie hat sich deine Körperhaltung im Vergleich zum Herumflattern verändert?«

»Ich stehe jetzt aufrecht und stabil, mit beiden Füßen fest auf dem Boden, und blicke trotz der geschlossenen Augen nach vorne. Irgendwie bin ich jetzt ruhiger und gleichzeitig viel präsenter.«

Mit einer trainierten körperlichen Eigenwahrnehmung lassen sich somatische Marker gut erkennen. Dazu eignet sich jede Art von Sport oder Bewegung, bei der die Aufmerksamkeit auf den eigenen Körper gerichtet ist. Das kann ein achtsamer Waldspaziergang sein, Yoga oder Meditation, aber auch Tai-Chi, Atemtechniken wie Feldenkrais oder ein Body-Scan. Je bewusster wir in unserem Körper verankert sind, desto präziser spüren wir, was gut für uns ist, welche Bedürfnisse wir haben oder welche Schritte zu gehen sind.

Meditation: Achtsamer Body-Scan

Den eigenen Körper zu spüren, bedeutet für viele Menschen eine neue Erfahrung. Eine klassische Achtsamkeitsmeditation führt in den Modus des Spürens, der Body-Scan. Er stellt den Kontakt zwischen Kopf und Körper her.

- Mache es dir gemütlich. Lege dich hin oder setze dich entspannt auf einen Stuhl. Oft fällt die Meditation leichter, wenn du deine Augen schließt. Nimm dir etwa 25 Minuten Zeit. Du kannst den Body-Scan später auch zeitlich ausdehnen.

- Richte deine Aufmerksamkeit auf deinen Körper. Nimm einige tiefe Atemzüge und registriere, wie und wo du dich entspannst. Lenke die Aufmerksamkeit nun auf deine Füße: Wie berühren sie den Boden? Wie fühlt sich der Druck an?
- Wandere mit deiner Aufmerksamkeit nun von den Füßen aufwärts durch den ganzen Körper. Wie fühlen sich deine Beine an? Sind sie leicht oder schwer? Wo liegt dein Rücken auf und wo nicht? Spüre in das Körperinnere. Was fühlst du im Bauchraum und im Brustbereich? Atmet die Lunge tief und frei? Scanne auch den Schädel mit Kopfhaut, Scheitelpunkt, Augen, Ohren, Nase und Mund.
- Versuche am Ende deiner Reise, deinen gesamten Körper zu spüren. Nimm einige bewusste tiefe Atemzüge und öffne dann die Augen.
- Wiederhole diese Übung in den kommenden Tagen. Vielleicht stellst du fest, dass es angenehm und entspannend für dich ist, in Kontakt mit deinem Körper zu kommen. Du findest bei YouTube oder Spotify kostenlos angeleitete Body-Scans, die den Einstieg erleichtern.

Hinweis: Es kann sein, dass sich während des Body-Scans Gefühle wie Traurigkeit oder Schmerz einstellen. Vielleicht machst du dir Sorgen über deinen Körper oder betrachtest ihn kritisch. Sei freundlich mit diesen Gefühlen und Gedanken. Und vor allem mit dir selbst. Begegne dir selbst mit Mitgefühl, genauso wie du einer Freundin oder einem Freund begegnen würdest. Nimm Emotionen und Gedanken wahr, aber halte nicht daran fest.

Gefühle positiv verändern

Auch Gefühlszustände lassen sich mit der Embodiment-Technik auflösen. Manchmal genügt es schon, eine Körperhaltung zu identifizieren, mit der das Gefühl verbunden ist, um sie dann zu verändern. Gehe ich zum Beispiel mit einem Lächeln durch den Tag, wird meine Stimmung positiv und fröhlicher. In einer berühmten Studie wurde bei Versuchspersonen die Anspannung der Gesichtsmuskulatur manipuliert.[51] Die Menschen in Gruppe 1 sollten einen Stift mit den Lippen halten, was zu einem Schmollmund führte. Gruppe 2 hielt den Stift zwischen den Zähnen, was zumindest muskulär ein Lächeln hervorrief.

Die Aufgabe bestand nun darin, mit dem Stift Punkte zu verbinden, Linien zu zeichnen und Worte zu schreiben. Schließlich wurden Cartoons gezeigt, und die Teilnehmenden sollten deren Lustigkeit bewerten. Es zeigte sich, dass die Gruppe mit dem Lächeln im Gesicht die Cartoons wesentlich lustiger fand als die mit den Schmollmündern. Die Forscher erklärten den signifikanten Unterschied durch die per Stift erzeugte Mimik. Das muskuläre Gedächtnis scheint bestimmte Emotionen zu triggern, die sich wiederum unbewusst in der unterschiedlichen Bewertung der Cartoons zeigten. Das Ergebnis der Studie hat den Begriff *»facial feedback«* geprägt, also »Gesichts-Feedback«. Wusstest du übrigens, dass du etwa 54 Muskeln aktivieren musst, um ein böses Gesicht zu zeigen, zum Lachen aber nur 43? Lächeln ist also weniger anstrengend, erleichtert zugleich aber den Umgang mit uns selbst und unseren Mitmenschen.

Eva hält den Stock immer noch in der Hand. Sie schaut mich an, sichtbar ruhig.

»Wo spürst du Ruhe und Verankerung?«

»Im unteren Bauch.«

»Kannst du das Gefühl visualisieren?«

»Ich werde von einer großen, warmen Holzkugel im Körperinneren gehalten.«

»Bitte vertiefe die Imagination. Nimm Farbe, Form, Temperatur, Geräusche, vor allem aber deine positiven Gefühle wahr und speichere sie als Erinnerung in dir.«

Dieser Teil der Imagination dient der Verankerung im Körpergedächtnis und schafft für Eva einen Andockpunkt. Sie kann sich jederzeit wieder in diesen körperlichen Zustand zurückversetzen, um künftig für mehr Ruhe zu sorgen und klare Grenzen zu setzen. Haltung macht Stimmung. Und manchmal auch ein Ast. Wir können unseren Körper bewusst trainieren, unser psychisches Wohlbefinden zu regulieren. Durch das Embodiment werden eigene Ressourcen bewusst gemacht und aktiviert, die wiederum unser Veränderungspotenzial unterstützen.

Embodiment-Übungen im Wald und für den Alltag

1. Unterstütze deinen Körper, indem du alle Bewegungsrichtungen nutzt. In einem flexiblen und beweglichen Körper kann sich ein gesunder und flexibler Geist besser ausbreiten.
2. Tue so, als ob! Setze ein Lächeln auf, egal wie du dich fühlst. Schau, was dein lächelndes Gesicht mit dir macht und wie deine Umwelt darauf reagiert.
3. Eine aufrechte Körperhaltung unterstützt das Durchhaltevermögen und verbessert deine Stimmung. Gehst du aufrecht in den Wald, sendest du positive Impulse an dein Gehirn und wirst dich insgesamt motivierter, fröhlicher und positiver fühlen, was sich wiederum auf die Weite deiner sinnlichen Wahrnehmung auswirkt, auf dein Denken und letztendlich auch auf mögliche neue Lösungen.
4. Akzeptiere, wenn es dir nicht gut geht. Nimm die Gefühle wahr und finde eine passende Körperhaltung dazu. Schaue, was du brauchst, damit es dir besser geht, und übe das, indem du deine Haltung entsprechend positiv veränderst. Spüre, was die äußere Veränderung innerlich mit dir macht.

IN HERZRESONANZ

»ICH SCHENKE DIR JETZT MEIN GEHEIMNIS. ES IST DIES: MAN SIEHT NUR MIT DEM HERZEN GUT. DAS WESENTLICHE IST FÜR DIE AUGEN UNSICHTBAR.«
ANTOINE DE SAINT-EXUPÉRY,
FRANZÖSISCHER SCHRIFTSTELLER

Das Nest scheint leer zu sein. Ist der Zaunkönig ausgeflogen oder ausgezogen? Vor drei Wochen schaute ich aus meinem Küchenfenster, und das Weibchen schaute neugierig zurück. Seitdem herrscht Stille im Nest. Die Antwort auf meine Frage kommt unverhofft. Es ist Mai, ich sitze im Garten und schreibe an diesem Buch. Plötzlich nehme ich aus dem Augenwinkel wahr, wie etwas auf mich zuflattert und auf meinem Hut landet. Ich halte meinen Kopf still. Da hat sich tatsächlich ein kleiner Vogel auf meinem Hut niedergelassen. Ich halte die Luft an und bleibe reglos. Dann fliegt der Kleine weiter. Ich sehe ihm nach, wie er über dem Küchenfenster unter dem Vordach verschwindet. Mein Herz wird warm. Der Zaunkönig wohnt immer noch hier. Und er hat offenbar keine Angst vor mir. Ich lächle und bin sehr berührt.

Früher ging ich ganz normal im Wald spazieren. Wie die meisten Menschen unterhielt ich mich dabei mit Freunden. Oder ich drehte meine kleine Joggingrunde. Ich nahm die Ruhe, die Kühle, die gute Luft wahr, aber kaum etwas von der komplexen Schönheit um mich herum. Ich war mit mir beschäftigt. Ich spürte zwar, dass mir die Ruhe des Waldes guttat, um mich vom anstrengenden Stadtleben zu erholen. Aber Bäume, Pflanzen oder Tiere waren nur Kulisse, mehr nicht. Wahrscheinlich geht es vielen Menschen ähnlich. Man geht spazieren, treibt Sport, sammelt vielleicht Essbares. Man konsumiert den Wald.

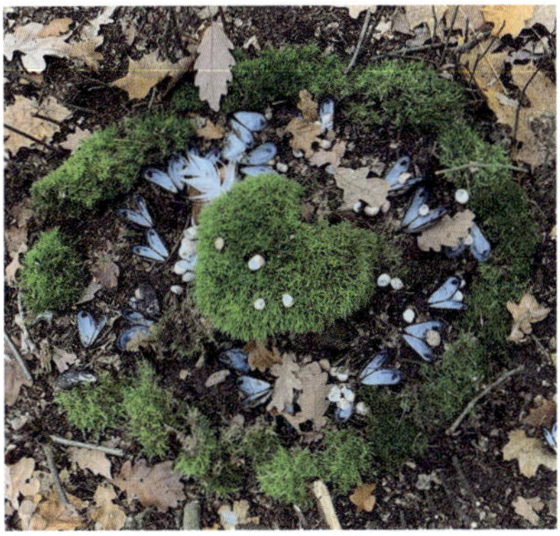

Mit meiner Ausbildung zur Naturtherapeutin habe ich gelernt, dem Wald neu zu begegnen – weniger als Konsumentin, eher als Partnerin. Ich versuche nun, mit dem Herzen im Wald zu sein. Was früher nur ein Spaziergang war, ist heute eine tiefe, berührende Begegnung. Eine Verbundenheit mit der Natur stellt sich ein. Ehrfurcht, Dankbarkeit und Liebe kommen auf, die sich in Rührung, manchmal auch in Freudentränen zeigen. Es ist das Gefühl, Teil von etwas sehr viel Größerem zu sein. Ein stilles Verstehen, das tiefer reicht als der Verstand, verbunden mit einem tiefen, intuitiven Wissen. Sosein, Hiersein, Einssein. Innen und außen scheinen sich aufzulösen. Ein Sehen und Verstehen mit dem Herzen.

Der Soziologe Hartmut Rosa spricht von einem »Resonanzverhältnis zur Natur«, sofern wir es zulassen.[52] Man kann einen alten Baum als Holzlieferanten betrachten, aber auch als ein vielfältig mit seiner Umgebung vernetztes Lebewesen, das hunderten von Mitwesen – vom Mikroorganismus bis zum Igel – Schutz, Baumaterial und Nahrung bietet. »Da ist ein lebendiges Etwas, eine eigensinnige Kraft, und daraus entsteht der Wunsch, mit dem Gegenüber in Verbindung zu treten und eine Antwort zu erhalten«, sagt Rosa, »nicht eine inhaltliche Antwort auf eine konkrete Frage natürlich, sondern die Wahrnehmung einer inneren und auch leiblichen Verbundenheit oder Zusammengehörigkeit in einem verwobenen Ganzen.« Wenn wir Resonanz erfahren, entsteht nach Rosa »ein vibrierender Draht zwischen uns und der Welt«. Eine wunderbare Definition von Leben.

Mit dem Herzen sehen

Wahrnehmen bedeutet zunächst hören, sehen, fühlen, schmecken oder riechen. Das Wahrnehmen mit dem Herzen geht darüber hinaus. Wir sind uns der Natur, der Menschen und der Welt bewusst und fühlen sie empathisch und liebevoll, nicht als distanzierte Beobachter, sondern als ein Teil davon. Wir verstehen, ohne voreilig zu bewerten, etwas ändern oder kontrollieren zu wollen. Wir lassen Intuition zu. Mit dem Herzen zu sehen, erfordert Sensibilität und Offenheit, die Fähigkeit, eigene Gefühle und Befindlichkeiten wahrzunehmen, ohne sich allzu sehr mit ihnen zu identifizieren, und den Mut, sich vom nutzenfixierten Alltagspragmatismus zu verabschieden.

Erich Fromm prägte in diesem Zusammenhang den Begriff »Biophilie« und verstand darunter die »leidenschaftliche Liebe zum Leben und allem Lebendigen; sie ist der Wunsch, das Wachstum zu fördern, ob es sich nun um einen Menschen, eine Pflanze, eine Idee oder eine soziale Gruppe handelt. Der biophile Mensch baut lieber etwas Neues auf, als dass er das Alte bewahrt. Er will mehr sein, statt mehr haben.«[53]

Ein Mensch, der sich der Liebe und damit seinem Herzen öffnet, sieht die Welt in all ihren Facetten: ihre Schönheit, aber auch die Probleme, die er allein nicht verändern kann. Mit dem Herzen zu sehen, ist mehr als sinnliche Wahrnehmung; es ist eine Kunst, die man lernen kann. Dazu braucht es innere Ruhe, Offenheit, Selbsterkenntnis und Akzeptanz. Der Schlüssel liegt in unserer Haltung, ob zum Wald, zu unseren Mitgeschöpfen oder zum Reichtum des Lebens. Freiheit heißt für mich, sich in jedem Moment entscheiden zu können, ob wir in einer materiellen, von Zahlen dominierten Welt verharren oder in ein buntes Universum voller Mitgefühl, Freude und Kostbarkeiten wechseln. Entscheiden wir uns für eine sinnliche Verbindung mit der Natur und öffnen unser Herz, dann wird die Welt zu einer Schatzkammer des Lebens.

Liebe ist der Mut zum Dasein

Ob ein berückend schöner Sonnenaufgang, der Blick ins Tal nach einem anstrengenden Bergaufstieg oder die Ruhe eines kühlen Waldsees, über dem Nebelschwaden wabern – all dies sind Momente, in denen sich das Herz plötzlich öffnen kann. Wir werden tief berührt und sind erfüllt von Dankbarkeit. Diese Momente können wir nicht steuern. Unser Herz lässt sich nicht herumkommandieren, aber von absichtsloser Sinnlichkeit durchaus betören. Je weniger wir wollen, fordern oder erwarten, desto eher entsteht Verbundenheit. Liebe ist das Gegenteil von Kontrolle. Liebe ist der Mut zum Dasein.

Wie aber bewegen wir uns in diesen Zustand der Liebe? Indem wir unseren Kopf mit seinem Monkey Mind liebevoll, aber entschlossen vom Steuer auf den Beifahrersitz schieben. Wir denken für eine Weile nicht in den gelernten Kosten-Nutzen-Kategorien und behandeln jeden Moment, jede Begegnung wie eine Kostbarkeit. Der Kopf fragt vielleicht: Lohnt sich das? Das Herz antwortet mit einem Lächeln. Eine zärtliche, absichtslose Wahrnehmung kann unser Herz öffnen. Das ist die Praxis der Achtsamkeit. Wir werden bewusster, sensitiver, wacher, behutsamer und zärtlicher.

Um mein Lieblingsmotiv zu bemühen: Wenn wir im Wald unterwegs sind, kann uns ein großer alter Baum zutiefst berühren, wenn es uns gelingt, unsere gewohnten Denkmuster abzulegen. Das Berührtwerden öffnet unser Herz. Wir nehmen die unerschütterliche Präsenz des Baumes wahr. Wir spüren die Erhabenheit, Lebendigkeit und Kraft dieses Wesens, das schon so manchen Sturm, eisige Temperaturen oder quälende Trockenheit erlebt hat. Mit etwas Fantasie erahnen wir die Schicksale der Menschen, die in seinem Schatten rasteten.

Denselben Baum können wir auch aus unserer kritischen Alltagsperspektive betrachten. Schlagartig verändert sich seine Präsenz. Wir sehen ein Opfer des Wassermangels, interpretieren die verdorrte Krone und sorgen uns wegen des Klimawandels. Wir sehen Bruchstellen und Verfall und überlegen vielleicht, welche Gefahr von Ästen ausgeht, die im nächsten Sturm brechen. Kommt die Versicherung für diese Schäden auf?

Wir können dem alten Baum aus diesen beiden Grundhaltungen heraus gegenübertreten: rational und sorgenvoll oder mit liebender Bezugnahme. Aus der kritischen Perspektive legen wir den Maßstab eines perfekten Baumes an und sehen vor allem Defizite oder Gefahren. Wir bewerten aus der kritischen Distanz. Der Baum bleibt Objekt und berührt uns nicht.

Die liebende Bezugnahme dagegen will Verbundenheit und Resonanz. Der Baum ist kein Objekt, sondern ein eigenständiges Subjekt, ein Lebewesen, das sich bedingungslos lieben lässt – nur für sein Dasein. Perfektion ist keine Kategorie der Liebe. Bedingungslose Liebe vergleicht nicht, weil das Ideal bereits existiert – in diesem Baum. Es geht um eine Haltung der Verbundenheit, die sich auf das ganze Leben bezieht.

Aber Achtung: Eines der größten Missverständnisse auf dem Weg zum Herzen ist die Annahme, dass wir unseren Verstand ausschalten sollen. Das Gegenteil ist wahr. Es geht nicht darum, das eine gegen das andere auszutauschen, sondern ein Gleichgewicht zu finden. Denn Herz und Verstand sind miteinander verbunden. Erst in ihrer Ausgeglichenheit entsteht Verbindung.

Von diesem Punkt der inneren Harmonie kann sich das Herz öffnen und sich unvoreingenommen auf diesen einen Moment einlassen. Sich mit dem gegenwärtig Erlebten zu verbinden, das ist Liebe. Immer wenn uns das gelingt – ob mit einem Menschen, einer Sache oder einem Mitgeschöpf –, dann findet berührende Verbindung statt. Dann sind wir in Kontakt mit uns selbst und treten in Beziehung mit der lebendigen Welt um uns herum. Durch eine liebende Bezugnahme nehmen wir die Kostbarkeit und die Schönheit des Augenblicks wahr. Liebe entsteht in der Verbindung mit allem Lebendigen und fühlt sich von Schönheit angezogen.

Der Sinn für Schönheit

Schönheit ist für jeden Menschen etwas anderes. Im Alltag meinen wir mit dem Ausruf »Schön!« etwas, das einen positiven und angenehmen Eindruck erzeugt. Befragt man Menschen weltweit, welches Gemälde sie besonders schön finden, dann küren sie unabhängig von Hautfarbe, Herkunft, Geschlecht oder Gesellschaft auf der ganzen Welt übereinstimmend ein realistisches, parkähnliches Landschaftsbild in Grün- und Blautönen zum Spitzenreiter. Das zumindest ist das Ergebnis eines Kunstprojekts, das die beiden russischen Künstler Vitaly Komar und Alexander Melamid 1995 mittels Online-Interviews durchführten.[54] Generell zeigen Studien, dass Menschen eine Vorliebe für übersichtliche Landschaften mit natürlichen Merkmalen wie Seen, Bäumen und Tieren haben, im Gegensatz zu künstlich veränderten und bebauten Landschaften.[55]

Psychologen, die zur »evolutionären Ästhetik« forschen, also zur Entwicklung des Schönheitssinns seit den Anfängen der Menschheitsgeschichte, sind davon überzeugt, dass unser Sinn für Schönheit wichtig ist für das Überleben, unsere Fortpflanzung und unsere Gesundheit. Demnach signalisiert Schönheit, dass von dem Gegenüber keine Gefahr ausgeht. In allen Kulturen werden übereinstimmend symmetrische Gesichter als attraktiver empfunden als asymmetrische. Die Wissenschaftler erklären diese Erkenntnis damit, dass gleichmäßige Gesichter auch ein Hinweis auf gute Gene sind.

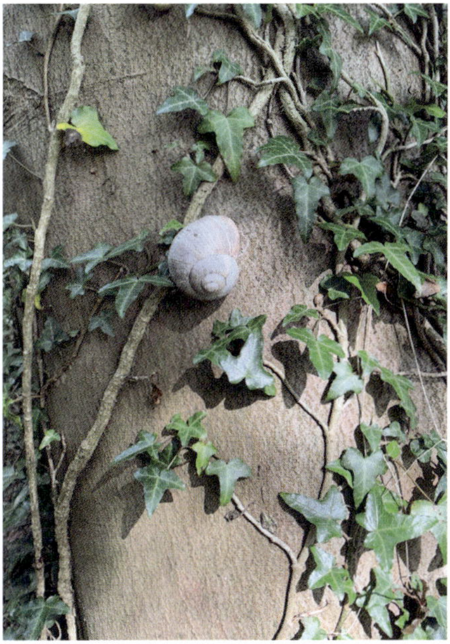

Ob Pflanzen, Schmetterlinge oder Schneeflocken – was wir als schön empfinden, beruht meist auf Symmetrien. So empfinden wir zum Beispiel den Bau eines Schneckenhauses oder die Anordnung der Blätter einer Rosenknospe als ausgewogen. Schon Babys schauen symmetrische Gesichter länger an als unsymmetrische. Gleichmäßige Muster, ob optisch oder musikalisch, haben für Menschen einen ästhetischen Reiz. Strukturen und Kontraste erregen unsere Aufmerksamkeit. Wir erkennen geometrische Formen schnell und empfinden ein Mandala oder ästhetische Strukturmerkmale und Ordnungsprinzipien einer Naturlandschaft als harmonisch. Die erlebte Balance wirkt zugleich harmonisierend auf unsere Seele.

In der Positiven Psychologie ist der »Sinn für das Schöne und Gute« oder auch die »Freude am Schönen« eine weitere Charakterstärke. Menschen, bei denen diese Stärke ausgeprägt ist, schätzen Schönheit und herausragende Leistungen. Sie nehmen sie in der Natur, in der Kunst, in den Wissenschaften, aber auch in den kleinen, schönen Erfahrungen des Alltags wahr. Dabei empfinden sie tiefe Gefühle von Ehrfurcht, Begeisterung und Freude. Der Sinn für das Schöne gehört zu der Stärkenfamilie »Tugend der Transzendenz«, unter der man auch Dankbarkeit, Hoffnung, Humor und Spiritualität findet. Mit dem Überbegriff »Transzendenz« sind Stärken gemeint, die als sinnstiftend erlebt werden und dem Einzelnen erlauben, eine Verbindung zum größeren Ganzen herzustellen.[56]

Die wissenschaftliche Forschung zum Sinn für das Schöne zeigt, dass tägliche »Schönheitsspaziergänge« das Bewusstsein für natürliche Schönheit erhöhen.[57] Der Sinn für das Schöne und Gute ist außerdem mit einem positiven Gesundheitsverhalten verbunden.[58] Befinden wir uns gedanklich dagegen im Hamsterrad unserer täglichen Alltags-to-do-Listen, dann sind die wenigsten Menschen für Schönheit empfänglich. Die Psychologen Rosalie Weigand und Thomas Jacobsen nehmen an, dass unsere ästhetische Wahrnehmung und die damit verbundenen Erfahrungen mit den Ressourcen im Konflikt stehen, die unser Arbeitsgedächtnis beansprucht.[59]

Interessanterweise machen uns gerade Lebenskrisen für die Schönheit von Landschaften empfänglicher. Warum? In Krisen nehmen wir Gefühle von Trauer und Schmerz stärker wahr. Gleichzeitig spüren wir dadurch, dass wir verletzlich, aber auch lebendig sind. Sogenannte »negative Emotionen« sind nicht wirklich negativ, weil sie uns wieder mit uns selbst in Kontakt bringen können. Das funktioniert aber nur, wenn wir uns nicht in unserem stillen Kämmerlein verkriechen, sondern mit offenen Augen in die Natur gehen und bereit sind, uns auf Neues einzulassen. Dann nehmen wir auch die feinen Stimmungen wahr, die uns emotional wieder aufladen.[60]

Wir können den Sinn für das Schöne in unser Leben einladen und davon profitieren. Das ist ganz einfach. Nimm dir jeden Tag vor, einen »Schönheitsspaziergang« zu machen. Das muss nicht lange sein, die Mittagspause reicht. Richte dazu deine Aufmerksamkeit auf Dinge und Ereignisse, die für dich schön sind. Notiere hinterher drei Sachen, die du besonders schön gefunden hast, und spüre, was diese Aufmerksamkeitslenkung mit dir macht.

Übungen, die den Herzraum öffnen

1. Die eigene Haltung reflektieren:
   - Erinnere dich an ein Ereignis oder eine Beziehung, in der du eine kritische Haltung eingenommen hast. Wie hast du dich dabei wahrgenommen, und welche Wirkung auf dich und andere hast du gespürt?
   - Nun erinnere dich an einen Moment oder ein Ereignis, bei dem du dich aus der Haltung der liebenden Bezugnahme erfahren hast. Wie war die Wirkung auf dich? Wie haben andere auf dich reagiert?
   - Welche Unterschiede stellst du bei dir fest, wenn du beide Haltungen miteinander vergleichst?
2. Kostbarkeiten wahrnehmen:
   Versuche, alles in deiner Lebenswelt, jede vermeintliche Kleinigkeit, als Kostbarkeit zu betrachten. Das kann der Kugelschreiber sein, den

du benutzt, der Abwasch oder das Aufwachen. Wie fühlst du dich, wenn du die Morgensonne als Kostbarkeit begrüßt? Wie verändert sich deine Haltung dadurch?

Bei dieser Übung ist es hilfreich, sich die Sicht eines kleinen Kindes zu eigen zu machen, das einen Gegenstand oder ein Naturphänomen zum allerersten Mal erlebt, sich neugierig nähert und die Sache oder die Situation genau erkundet.

3. Das Herz klingen lassen:
   Im Yoga dient das Sanskritwort »Yam« zur Verbindung mit dem Herzchakra, einem feinstofflichen Energiezentrum auf Höhe der Brustmitte. Dazu legst du eine Hand auf dein Herz, atmest durch die Nase ein und summst oder singst beim Ausatmen »Yam«, insgesamt mindestens zwanzigmal. Spüre die Vibration, die dabei in deinem Herzraum entsteht.
4. Die Schönheit in allem erkennen:
   - Suche dir einen sicheren und friedlichen Platz im Wald. Schau dich dort um. Vielleicht entdeckst du einen Baum oder eine Blume, die für dich Kraft und Schönheit symbolisiert.
   - Setze dich davor und betrachte dieses Mitgeschöpf ganz genau, während du dir vorstellst, wie sich dein Herz öffnet. Lade dich mit all den positiven Gefühlen auf, die du beim Betrachten empfindest.
   - Nun schließe die Augen und lege eine Hand auf die Mitte deiner Brust. Stelle dir vor, wie all die guten Gefühle beim Einatmen in deinen Herzraum fließen. Fülle dein Herz mit dieser Liebe, mit Dankbarkeit und Zufriedenheit, mit Schönheit und Glück, mit allem, was du beim Betrachten gespürt hast. Ist dein Herz bis obenhin gefüllt, dann lasse es in deinen ganzen Körper überlaufen, in jede einzelne Zelle.
   - Praktiziere diese Imagination für eine Weile, während du gleichmäßig weiteratmest. Spüre in dich hinein. Wie geht es dir jetzt?

Du kannst diese Meditation auch zu Hause machen, während du an einen lieben Menschen denkst, der positive Gefühle in dir weckt.

Gehmeditation: Das Herz öffnen

Diese buddhistische Praxis bietet eine wunderbare Möglichkeit, um deinen Herzraum zu öffnen. Das Geheimnis liegt in der bewussten Langsamkeit, die uns dauerbewegten Menschen zunächst mühsam erscheinen mag. Je ruhiger und konzentrierter du deine Füße auf den Boden setzt, desto besser. Die Ruhe des Waldes hilft dir dabei.

- Lenke deine Aufmerksamkeit zunächst auf einen guten Stand und spüre deine Füße auf dem Boden. Deine Arme hängen locker seitlich herab, die Schultern sind entspannt, dein Körper ist aufgerichtet.
- Hebe deinen Fuß nun und mache den ersten Schritt in Zeitlupe. Berühre den Boden zunächst mit den Zehenspitzen und rolle dann mit dem ganzen Fuß ab, bis deine Fußsohle den Boden berührt und sicher steht.
- Mache den nächsten Schritt genauso bewusst, spüre in jeden Moment des Abrollens hinein. Gehe so langsam wie möglich. Zunächst können Balance-Probleme auftauchen, das ist normal. Hebe den Blick vom Boden, schaue nach vorne und schreite voran.
- Wenn du dich sicher fühlst, dann konzentriere dich auf dein seitliches oder peripheres Sehen, also das bewusste Wahrnehmen aus dem Augenwinkel, während dein Blick weiterhin nach vorne gerichtet ist. Bringe deine Hände seitlich auf Augenhöhe und bewege sie langsam vor und zurück. Beobachte, wie weit du die Hand im Sichtfeld wahrnimmst.
- Ziel ist das Harmonisieren von langsamem Gehen und peripherem Sehen. Du wirst schnell feststellen, dass das gar nicht so einfach ist. Denn deine Aufmerksamkeit wird immer wieder von Dingen angezogen, die vor dir liegen. Kehre ganz bewusst immer wieder zum peripheren Sehen zurück. Mit der Zeit wirst du feststellen, dass dein Blick weicher wird. Du nimmst zwar wahr, was vor dir ist, bist aber nicht mehr so stark darauf fokussiert. Das Blickfeld weitet sich. Einzelheiten verlieren an Bedeutung, der Raum wird umfassender wahrge-

nommen. Beobachte, was der erweiterte Blick mit deinem Herzraum macht. Was hat sich verändert?

Auch hier macht die Übung den Meister. Je besser du die Gehmeditation beherrschst, desto schneller erfolgt die Verbindung mit deinem Herzen. Du nimmst den Raum intensiver wahr, ohne dich in Einzelheiten zu verlieren. Dieser Zustand entspannt den ganzen Körper.

Metta-Meditation

Bei der buddhistischen Metta-Meditation, auch »Liebende Güte-Meditation« genannt (engl. *Loving Kindness Meditation*), zapfst du durch mentale Fokussierung, Visualisierung und Affirmationen deine inneren Ressourcen der Liebe an. Die Metta-Meditation wurde wissenschaftlich erforscht. Dabei zeigte sich, dass sie positive Emotionen fördert.[61] Bei regelmäßiger Praxis führt die Metta-Meditation zu mehr Achtsamkeit und sozialem Bewusstsein und vermindert angeblich sogar die Anfälligkeit für Krankheiten. Die generelle Zufriedenheit wird gesteigert, die Depressivität nimmt ab.[62] Ich habe eine Metta-Meditation eingesprochen, die du kostenlos auf meinem SoundCloud-Profil findest und gern ausprobieren kannst (https://on.soundcloud.com/Xssuf).

ORTE DER KRAFT

»IN DER RUHIGEN LANDSCHAFT, UND BESONDERS IN DER WEIT ENTFERNTEN LINIE AM HORIZONT, ERBLICKT DER MENSCH ETWAS, DAS SO SCHÖN IST WIE SEINE EIGENE NATUR.«

RALPH WALDO EMERSON, AMERIKANISCHER PHILOSOPH UND SCHRIFTSTELLER

Es ist Mitte Juni. Wir verbringen die nächsten Tage und Nächte im wilden, oft düsteren Harz, um mehr über die Naturtherapie und deren Anwendung zu lernen. Wir haben nur das Nötigste dabei, weder Zelt noch Wasser noch Brennmaterial. Eine unserer Aufgaben besteht darin, die Ressourcen des Waldes zu nutzen. Zum Schutz vor Regen haben wir nur ein Tarp dabei, eine Plane, die uns als Dach dient.

Während meine Kolleginnen ihre Tarps spannen, laufe ich unschlüssig herum. Wo soll ich mich niederlassen? Plötzlich entdecke ich zwischen den vielen Bäumen einen knorrigen Stamm mit enormem Umfang. Neugierig gehe ich näher. Es handelt sich um eine alte Sommerlinde, die mächtig in den Himmel ragt. Fast sieht es aus, als würde sie Hof halten. All die anderen Bäume ringsum wirken klein und zart und stehen in gebührendem Abstand.

Bisher habe ich Sommerlinden als Mittelpunkt dörflichen Lebens wahrgenommen. Unter der Dorflinde trafen sich die Tanzenden und die Liebenden in lauen Sommernächten, in ihrem Schatten gaben Amtsmänner Neuigkeiten und Regelungen bekannt, hier wurde Recht gesprochen. Was macht dieses Prachtexemplar mitten im Wald? Ungläubig laufe ich um den Baum herum, schaue in das ausladende Blätterwerk, lehne mich an und sauge den Duft der tausenden Blüten ein. Ich weiß nun, wo ich mein Zeltdach spannen und gut beschützt schlafen werde. Genau hier.

Wenig später erzählt unsere Leiterin, dass genau an dieser Stelle ein Dorf gestanden habe, das vor hunderten von Jahren aufgegeben wurde. Von diesen sogenannten »Wüstungen« gibt es einige im Harz, manche werden inzwischen archäologisch untersucht. Wow, denke ich. Was für ein Ort zum Übernachten, mitten auf einem ehemaligen Dorfplatz. Dort, wo sich so manche Komödie und Tragödie abgespielt hat. Und immer stand diese herrliche Linde hier und hat alles miterlebt. Wie meine Nacht wohl wird? Was ich wohl träumen mag?

Kraftorte sind Plätze in der Natur, die Menschen auf eine geheimnisvolle Weise anziehen. Das können offenkundig nützliche Orte sein wie Quellen, aber auch ungewöhnliche Steinformationen, Berggipfel, Wasserfälle, Lichtungen, Höhlen, Klippen oder Seen. Manche Kraftorte werden seit Jahrtausenden von Menschen als heilige Stätten genutzt. Klöster und Kirchen wurden häufig auf Kultplätzen früherer Zivilisationen erbaut. Eroberer wiederum nutzten diese Plätze, um neue Götter zu installieren und alte vergessen zu machen. Der evangelische Pfarrer Thomas Brandl

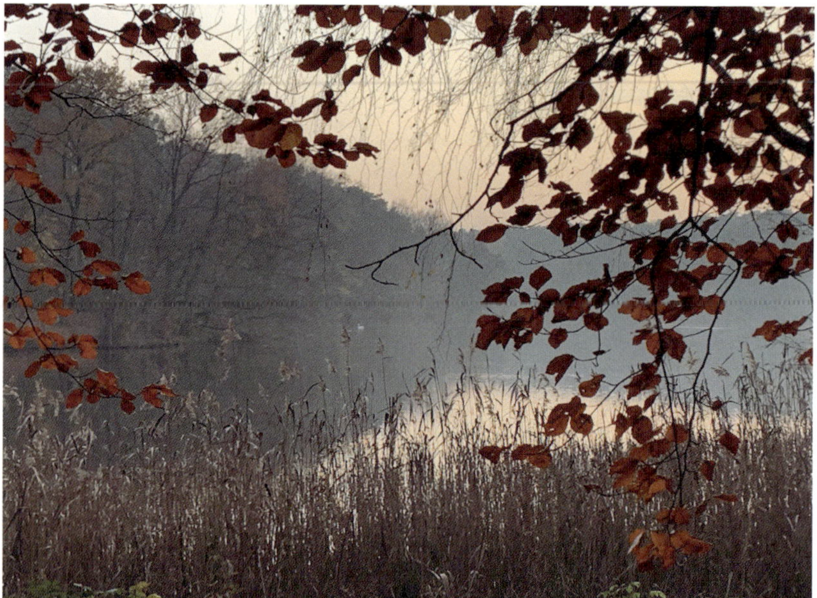

schildert, wie er das Münster in Münchsteinach für sich als Kraftort erkannte: »Am Anfang war das Staunen über dieses alte und überraschend gut erhaltene Bauwerk. Die Überraschung, es in diesem kleinen, unscheinbaren Dorf zu finden. Das erste Eintreten, der erste Blick ins Innere, der Raum, das Licht, die Farben, die Atmosphäre. Atem anhalten, tief durchatmen. Ein langsames Vorantasten, Spüren und den Raum auf sich wirken lassen und erkunden.« Damals wie heute wirkt die Magie des Ortes, ob beruhigend, stärkend oder spirituell.

Oft markieren Bäume diese Plätze der Begegnung, sei es im Mittelpunkt einer Siedlung oder in der Nähe von Kirchen oder Kapellen. Einer der ältesten Dorfbäume in Deutschland ist die Sommerlinde im hessischen Schenklengsfeld. Sie wird auf ein Alter von 1000 bis 1275 Jahren geschätzt und diente unter anderem als Gerichtslinde. Schon die Germanen trafen sich zum Thing, ihren Volksversammlungen, unter mächtigen Bäumen. Hier vereinen sich Natur und Kultur.

Die Magie der Anziehung

Beim Waldcoaching arbeite ich gern mit der Energie von Orten, mögen sie auch noch so unscheinbar sein. Es ist immer wieder faszinierend, wenn ganz verschiedene Menschen auf einer Lichtung, auf einem Hügel oder unter einem mächtigen Baum plötzlich dieselben Empfindungen haben. Kraftorte bringen bei Menschen etwas zum Schwingen, was wiederum Auslöser für Erinnerungen, Gefühle und innere Bilder sein kann. Wir gehen in Resonanz, auch wenn das vielleicht zunächst intuitiv geschieht. Der Ort dient als Projektionsfläche unseres psychischen Erlebens. Hier können Erkenntnisse, Ideen oder mögliche Lösungsansätze angestoßen werden.

Sich auf einen Kraftort einzulassen, bedeutet praktizierte Achtsamkeit sowie die Bereitschaft und Offenheit für subtile Anziehungskräfte, seien es Empfindungen, Erinnerungen, plötzliche Stimmungswechsel oder Körpersignale. Innere Achtsamkeit ist auch ein Gewahrsein des Herzens. Sind wir im Herzen offen, sensibel und verletzlich, dann gehen wir in Resonanz mit unserer Um- und Mitwelt und damit in eine äußere Achtsamkeit. Wir verbinden unser Innerstes mit dem Äußeren zu einer unsichtbaren Schutz- und Ruhezone, in die wir eintauchen und in der wir uns selbst vergessen können.

An Kraftorten sind wir bewusst, absichtslos, gegenwärtig und akzeptierend. Wir lassen los. Unser Ego mit seinen Glaubenssätzen, Konstrukten und Annahmen tritt in den Hintergrund, wir sind eins mit dem Wald und der Welt. Wir spüren instinktiv, wie unsere eigene Lebendigkeit mit der Lebensenergie der Natur ineinanderfließt. Wir erleben relationale Achtsamkeit. Staunend und absichtslos lassen wir uns von einer Zärtlichkeit und bedingungslosen Liebe erfassen, die jeden unserer Schritte, jedes Blatt und jeden Tautropfen in eine Kostbarkeit verwandelt. In dieser unmittelbar lebendigen Gegenwart entstehen Authentizität, Verbindung und tiefes Berührtsein.

Auf der Suche nach dem authentischen Leben

Authentizität ist ein Begriff, der zunehmend inflationär benutzt wird. Softdrinks, Romane, Urlaubsorte, Kleidung – alles ist irgendwie »authentisch«. Der Duden definiert Authentizität als »Echtheit«, »Verlässlichkeit« und »Glaubwürdigkeit«, was aber nicht unbedingt das Ausleben maximaler Individualität bedeutet. Von dem jüdischen Religionsphilosophen Martin Buber stammt der Satz: »Der Mensch wird erst am Du zum Ich.«[63] Erst durch Resonanz und Interaktion, ob mit anderen Menschen oder mit der Natur, können wir uns selbst erfahren.

Die Sozialpsychologen Brian Goldman und Michael Kernis haben vier Kriterien identifiziert, die erfüllt sein müssen, damit ein Mensch sich authentisch fühlt und auf andere auch so wirkt:[64]

1. Bewusstheit: das Wissen, auch »selbstrelevante Kognition« genannt, über die eigenen Motive, Gefühle und Wünsche. Hier ist Achtsamkeit gefragt als Sensibilität für unsere Ängste, Vorlieben und Motivationen. Nehmen wir unsere Stärken und Schwächen realistisch

wahr? Wollen wir unsere wahren Ziele, emotionalen Zustände und Persönlichkeitsmerkmale kennenlernen und erweitern?

2. Ehrlichkeit: die Bereitschaft sich selbst gegenüber, die eigenen Stärken und Schwächen wahrzunehmen, ohne sie verschleiern zu wollen. Dazu gehört eine akzeptierende Haltung im Umgang mit unangenehmen Gefühlen oder Kritik.
3. Selbstbestimmtes Verhalten: die Kraft, in Übereinstimmung mit den eigenen Werten, Vorlieben und Bedürfnissen zu leben, anstatt anderen gefallen oder Konsequenzen vermeiden zu wollen. Wir übernehmen Verantwortung für mögliche Auswirkungen des eigenen Handelns.
4. Offenheit: das Streben nach Aufrichtigkeit und Wahrhaftigkeit im Umgang mit unseren Mitmenschen, das Selbsterkenntnis und -verständnis erfordert.

Sooft von Authentizität die Rede ist, so schwierig kann es sein, sie zu leben. Denn wir lernen früh, uns anzupassen. Wir verinnerlichen die Erwartungen anderer, ob von Eltern, LehrerInnen oder PartnerInnen. Natürlich braucht eine funktionierende Gemeinschaft ein Mindestmaß an Einordnungsbereitschaft, zugleich aber lauert dahinter die Gefahr, dass wir vor lauter Anpassung den Kontakt zu uns selbst, unseren Bedürfnissen und unseren Lebensimpulsen verlieren. Wir folgen nicht unserer Intuition, sondern richten unser Handeln, Werten und Entscheiden an anderen Menschen oder Instanzen aus. Wir folgen einem Lebensskript, das nicht unser eigenes ist. Wir führen ein fremdbestimmtes Leben und wehren unangenehme Gefühle oder Wahrheiten ab, indem wir sie verleugnen, verdrängen oder mit dem Verstand zu erklären versuchen. Auf diese Weise boykottieren wir unsere Lebendigkeit und Lebenskraft und empfinden das eigene Leben als freudlos, leer und sinnlos. Manch einer wird darüber depressiv.

Haben unsere Lebensimpulse keinen Raum, kommt es mitunter zu explosiven Entladungen, die mit Wut und Traurigkeit, mit Tränen, Leid und Schmerzen verbunden sind. Unsere Mitmenschen sind irritiert, Trümmerfelder tun sich auf. Gerade im mittleren Lebensalter, wenn das Leben in eingefahrenen Bahnen verläuft, kommen plötzlich massive Zweifel an Beziehungen, Job oder bisherigen Zielen auf. Immer quälender stellt sich die Frage nach dem Sinn des Lebens.

Selbsterkenntnis im Spiegel der Natur

Finden solche Menschen den Weg zu mir, machen wir uns gemeinsam auf die Suche nach der ganz individuellen Authentizität, nach echten Motiven und Bedürfnissen, die oft unter Erwartungen oder Glaubenssätzen verschüttet sind. Damit keine Missverständnisse aufkommen: Ein authentisches Leben ist kein Zielzustand, der für immer glücklich macht, wenn er erst mal erreicht ist. Authentizität ist vielmehr ein lebenslanger Prozess, der jeden Tag aufs Neue die klare Entscheidung verlangt, auf Anpassung, Kontrolle und perfektionistische Selbstbilder verzichten zu wollen. Dazu gehören auch der Verzicht auf lieb gewonnene Selbstkonzepte und manchmal sogar auf Erfolge, die wir gegen uns und unsere Impulse willentlich durchsetzen müssten. Ein authentisches Leben bedeutet eine ständige Herausforderung, die entscheidend ist für unsere seelische Gesundheit. In der Positiven Psychologie gilt Authentizität als Stärke, die der Tugend Mut zugerechnet wird.

Der Wald mit seinen Kraftorten hilft uns, authentische Erfahrungen zu machen. Fernab der Welt haben wir die Chance, uns gefahrlos zu öffnen und auf Begegnungen einzulassen. Es geht nicht um Selbstoptimierung, sondern um ein absichtsloses Wahrnehmen und um tiefes Vertrauen auf das, was sich von innen heraus entfalten will und sich im Außen zeigt. Nicht der Verstand ist gefragt, sondern vielmehr die Bereitschaft, das Nicht-Wissen zu akzeptieren und die Empfänglichkeit für Neues zuzulassen. Es geht nicht um Tun, sondern um Intuition und Vertrauen. Diese Resonanz ist an Kraftorten besonders intensiv zu spüren. Die Intuition sagt: Hier ist es sicher, hier lasse ich mich nieder, hier erfahre ich Stärkung und Verbundenheit. Hier erlebe ich Authentizität.

Sich von einem Kraftort finden lassen

Wenn ich meine KlientInnen ermuntere, sich auf die Suche nach einem persönlichen Kraftort zu machen, erleben viele ein ähnliches Phänomen: Sie müssen zunächst an ihrem eigenen Kopf vorbei. Denn solange der Verstand am Steuer sitzt, stehen objektive Suchkriterien im Vordergrund: eine schöne Aussicht, Helligkeit, Bequemlichkeit, Foto-Tauglichkeit. Fast automatisch meldet sich der innere Kritiker mit Einwänden: zu kalt, zu nass, da muss es doch noch etwas Besseres geben.

Es klingt paradox, aber: Erst wenn wir das Grübeln stoppen und der Intuition Raum geben, führt die Suche zum Erfolg. Wir haben den Mut gefunden, den Verstand runterzudimmen, und verlassen uns auf eine Anziehungskraft, die mit der Rationalität nicht immer kompatibel sein muss. Wir lassen los und folgen unbewusst. Vielleicht werden wir von äußerer Schönheit angezogen, die Wohlbefinden in uns auslöst. Wir entspannen, erholen uns und werden aufgeladen. Wir lassen uns ein und verbinden uns mit der immensen Vitalität des Waldes, die ich als ungebändigte Lebensenergie beschreiben würde.

Sommerabend am Ufer eines masurischen Sees. Angenehme Weite, wohltuende Ruhe. Nach einer längeren Wanderung zieht es mich zu einem Kreis aus Erlen, die dicht am Schilf stehen. Ich folge meinem Impuls, Schuhe und Strümpfe auszuziehen. Die feuchte, saftige Wiese schmatzt leise unter meinen Füßen. Mein Verstand hätte eine Menge anzumerken: Du hast kein Handtuch. Willst du mit den schlammigen Füßen wieder die Socken anziehen? Du könntest dich erkälten. Mücken gibt es auch. Und so weiter. Ich aber überhöre den plappernden Verstand, sondern folge einem leisen Verlangen. Sobald ich mich auf das Wahrnehmen meiner Füße einlasse, spüre ich Entspannung aufsteigen. Offenbar gibt es ein Bedürfnis in mir, mich zu erden. Und es tut mir gut.

Derart verbunden, setze ich mich auf einen Baumstumpf, schließe die Augen und spüre mit meinen verbliebenen Sinnen in den Raum um mich herum. Ich will nichts, muss nichts, erwarte nichts. In diese offene Gelassenheit strahlt plötzlich eine starke Energie. Befreit von den Schuhen, fühlen sich meine Füße frisch und

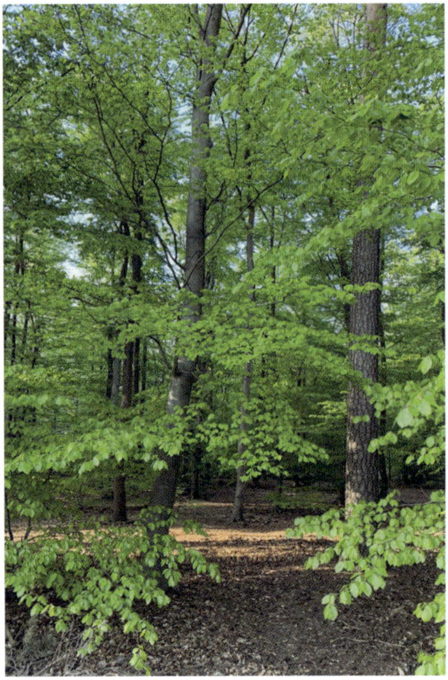

natürlich an. Ich spüre das saftige Gras, das zwischen meinen Zehen hervorragt, die Kraft des fruchtbaren Bodens und eine wohltuende Verbindung mit der Erde. Über mir jagen Rauchschwalben mit ihrem sommerlichen »Wid wid« den Insekten nach. Weiter entfernt ist das »Kraa, kraa« zweier Kolkraben zu hören, während im Schilf der Drosselrohrsänger sein lang gezogenes »Kiet kiet karre karre kiet« schnarrt. Die angenehme Restwärme der Abendsonne streichelt mein Gesicht. Ich rieche das abkühlende Seewasser, ich höre Wellen plätschern und über mir das leise Rauschen der Erlenblätter.

Für einen magischen Moment löse ich mich in einer weiten, prallen Kraft auf. Tiefer Frieden durchflutet mich. Das Leben meint es gut mit mir, hier und jetzt. Ich weiß nicht mehr, wie lange ich so saß, einfach atmete und tiefe Verbundenheit wahrnahm. Drei Minuten? Eine halbe Stunde? Völlig egal. Als ich die Augen aufschlage, hat sich die Dämmerung ausgebreitet. Ich schüttele das leichte Frösteln ab. Aufgeladen und sehr glücklich bedanke ich mich leise, greife nach meinen Schuhen und schlendere barfuß zurück.

Meditation an einem Kraftort

- Meditationen in der Natur verlaufen ähnlich wie in Räumen. Zunächst verwurzelst du dich mit dem Boden. Hast du dich von einem friedlichen Platz anziehen lassen, lege dich dort mit dem Rücken auf die Erde und strecke Arme und Beine aus. Die Beine sollten leicht geöffnet sein und die Füße entspannt nach außen kippen. Strecke die Arme aus, weg vom Körper, und öffne die Handflächen. Schließe die Augen, atme ein paarmal tief in deine Brust und in dein Becken und sei bereit zu empfangen. Fühlst du, wie und wo sich ein Gefühl der Entspannung einstellt?

- Nun spüre die Punkte, an denen dein Körper den Boden berührt. Die Erde gibt Halt, Sicherheit und Frieden. Diese erdende Übung wird noch kraftvoller, wenn du dir vorstellst, wie die Last des Tages in den Boden abfließt und zugleich frische Energie aus der Erde in den Körper strömt. Dein Atem wird von ganz allein ruhig und tief.
- Diese Meditation funktioniert auch im Sitzen, ist dann aber etwas anspruchsvoller, denn das Halten einer aufrechten Sitzposition kann Aufmerksamkeit abziehen. Die Auflagefläche reduziert sich auf Sitzhöcker und Beine, während der Rumpf gehalten werden muss. Wer häufiger meditiert, wird längeres Sitzen gewohnt sein. Für Anfänger empfehle ich eher die liegende Position.
- Stelle langsam eine stabile Verbindung zur Erde her. Nimm wahr, wie dein Atem kommt und geht. Lasse dir Zeit dabei.
- Auch Meditation ist eine Achtsamkeitsübung, bei der innere Vorgänge und Eindrücke absichtslos wahrgenommen werden wollen. Stellen sich Gedanken an spätere Termine oder Erledigungen ein, schau sie dir freundlich an, um sie dann wie Wolken am Himmel vorüberziehen zu lassen. Unterdrückst du Gedanken willentlich, schieben sie sich immer wieder in den Vordergrund und stören die Meditation. Es hilft, wenn du dich innerlich bei jedem Gedanken kurz bedankst und ihm versicherst, dass du dich später um ihn kümmern wirst. Du kannst dir auch vorstellen, die Gedanken auszuatmen oder über die Haut verdampfen zu lassen. Lenke deine Aufmerksamkeit mehr und mehr auf den Atem und werde zum stillen Beobachter.
- Im nächsten Schritt öffnest du deinen Herzraum. Konzentriere dich auf den Brustbereich und stelle dir vor, wie sich dieser Raum zu al-

len Seiten hin öffnet. Treten Gefühle auf, dann gilt auch hier: nicht festhalten, sondern wahrnehmen, wertschätzen und ziehen lassen.

- Wenn du im Herzraum eine Weite spürst und Becken und Beine als gut verwurzelt wahrnimmst, schließe deine Augen und erspüre den Raum um dich herum. Lausche den Geräuschen. Spüre, rieche und schmecke den Luftzug auf deiner Haut, um deine Nase herum und an deinem leicht geöffneten Mund. Streue deine Aufmerksamkeit, indem du versuchst, über mehrere Sinneskanäle gleichzeitig wahrzunehmen.
- Gelingt dir das, wirst du fühlen, wie der innere mit dem äußeren Raum verschmilzt. Beide lösen sich ineinander auf, die Körpergrenzen scheinen sich auszudehnen. In diesem Zustand der entspannten Auflösung können Tagträume entstehen, die sich in Bildern oder kreativen Ideen zeigen. Wir haben uns in einen Stand-by-Zustand versetzt, in dem ein weitverzweigtes Netz von Hirnregionen aktiv wird, das sogenannte »Ruhezustandsnetzwerk« oder »Default Mode-Netzwerk«. Doch der Name trügt. Denn das Gehirn schläft nicht, im Gegenteil: Der Precuneus, ein Bereich der frontalen Großhirnrinde, der an der visuellen Vorstellungskraft beteiligt ist und mit dessen Hilfe wir uns an Vergangenes erinnern oder Zukunftspläne schmieden, ist in diesem Zustand viel aktiver, als wenn wir angestrengt über etwas nachdenken. Wir haben uns einen Raum für Geistesblitze und neue Lösungen geschaffen.

Wie wir Antworten finden

Kreative Menschen wissen um die Kraft, die dieser Zwischenwelt innewohnt. Wir entkrampfen, gönnen uns Abstand vom Denken und werden innerlich weit und offen für jegliche Impulse. An Kraftorten in der Natur gelingt dieses Loslassen besonders gut. Gleichzeitig können wir im Spiegel der Natur Antworten auf wichtige Lebensfragen finden. Die

Natur gibt uns zahlreiche Möglichkeiten für Assoziationen. Ein welkes Blatt oder eine frische Blüte kann etwa zum Sinnbild unseres eigenen Lebens werden, wenn wir den Raum dafür schaffen.

Kommen meine KlientInnen mit einer konkreten Lebensfrage, ermutige ich sie, ihren Kraftort besonders achtsam zu wählen. Welche Pflanzen gibt es? Wie stehen die Bäume zueinander? Wo ist Licht, wo Schatten? Wohin zieht es dich? In die Mitte der Lichtung? In den Schutz unter Bäumen? Bist du unsicher, welches der passende Platz ist? Dann probiere verschiedene Plätze aus, verweile einige Zeit dort, hocke oder lege dich hin. Wo fühlst du dich am wohlsten?

Spürst du positive Resonanz? Dann schau dich um. Was genau spricht dich an? Lass den Ort auf dich wirken. Welche Pflanze, welcher Vogel oder welches Tier wärst du gern? Frage dich ehrlich, welche Qualität diese Pflanze, dieser Gegenstand oder dieses Tier für dich hat? Welche Fähigkeiten und Eigenarten verbindest du mit diesem Mitgeschöpf oder Gegenstand? Und wozu sind diese Fähigkeiten oder Eigenarten in deinem Leben gut?

Eine Klientin entdeckte an ihrem Kraftort eine Arbeitsameise und fing spontan an zu weinen. Sie assoziierte mit der Ameise Pflichterfüllung und Funktionieren-Müssen, zwei Aspekte, die sie in ihrem Leben unterbewusst quälten. Ich bat sie, noch einmal genauer hinzuschauen. Wir entdeckten eine Ameisenstraße, die zu einem großen Hügel führte. Wir beobachteten die geschäftigen Sechsbeiner, wie sie Teile von Blättern und tote Insekten zum Hügel transportierten. Ich erzählte meiner Klientin, wie nützlich Ameisen für den Wald sind. Sie räumen nicht nur den Wald auf, sie schichten auch die oberen Lagen des Bodens um, verbreiten Pflanzensamen und regulieren die Bestände anderer Insekten.

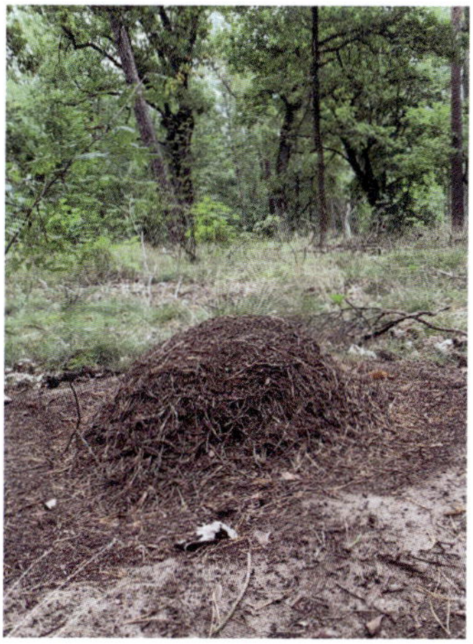

Meine Klientin verstand, dass sich Situationen aus verschiedenen Perspektiven wahrnehmen und bewerten lassen. Damit hier keine Missverständnisse aufkommen: Ich möchte die Natur keinesfalls disneyfizieren. Mir geht es darum, Naturphänomene als Anregungen dafür zu verstehen, die Sicht auf die Welt zu öffnen. So wie es meine Klientin tat, deren Traurigkeit in Faszination umschlug. Mit der neuen Sicht auf die Ameise veränderte sich auch ihr Blick auf sich selbst. Sie erkannte, dass sie eine Wahl hat, wie sie ihren Alltag erlebt. Fühlt sie sich als getriebenes Objekt, das ständig Sachen für andere erledigt? Oder sieht sie sich als eigenverantwortliches Subjekt, das aus freien Stücken nützlich ist? Kleine Ameise, große Erkenntnis.

Um die stärkende Wirkung deines persönlichen Kraftorts überall zu nutzen, lohnt es sich, ihn mit allen Sinnen aufzusaugen. Dann kannst du dir den Kraftort auch zu Hause leicht wieder in Gedanken vorstellen und imaginieren. Schon ein paar Minuten täglich reichen, zum Beispiel nach dem Aufwachen oder vor dem Einschlafen, um dir die Kraft des Waldes in dein Leben zu holen.

TIERE ALS SPIEGEL

»LEBEN IST NICHT GENUG«, SAGT DER SCHMETTERLING. »SONNENSCHEIN, FREIHEIT UND EINE KLEINE BLUME GEHÖREN DAZU.«

HANS CHRISTIAN ANDERSEN, DÄNISCHER DICHTER UND SCHRIFTSTELLER

»Ich liebe den Wald und die Vögel«, sagt Thomas, 55 Jahre, bei unserem ersten Treffen. Er ist zufrieden mit seinem Leben. Vor Jahren hat er die Firma seiner

Eltern übernommen. Inzwischen arbeiten 150 Menschen für ihn, er pflegt Kooperationen in der ganzen Welt. Man merkt ihm an, wie stolz er ist.

»Und privat?«

»Na ja, ich habe ein paar Freunde, die ich ab und an treffe. Aber die haben fast alle Nachwuchs, da bleibt nicht so viel Zeit.«

»Und wie war deine Kindheit?«

»Ich habe viel allein gespielt.« Thomas erklärt, dass sich seine Eltern damals verpflichtet fühlten zu heiraten, weil seine Mutter mit ihm schwanger war. »Meine Eltern haben viel gestritten. Eigentlich passen sie nicht zusammen. Aber als sie jung waren, ließ man sich nicht scheiden. Das war halt so auf dem Dorf.«

Das Lächeln kann seine Traurigkeit nicht überspielen. Als ich ihn darauf anspreche, schluckt er und wischt sich über die Augen.

»Eltern kann man sich halt nicht aussuchen.«

Thomas hat viel erreicht. Doch etwas Wesentliches fehlt in seinem Leben, ein Gut, das man nicht kaufen kann: Nähe und Gemeinschaft. Thomas ist einsam. Er hat alle Zeit und Kraft in die Firma investiert und sein komplettes Sozialleben der Arbeit untergeordnet.

»Objektiv habe ich alles. Aber wenn ich am Wochenende zu Hause bin, dann weiß ich nichts mit mir anzufangen.« Er spürt neuerdings eine Schwere und innere Leere, die immer größer wird, aber nur schwer zu greifen ist und ihm daher Angst macht. Als Firmenchef kann er noch lange arbeiten. Reicht ihm das, um glücklich zu sein?

Einsamkeit macht krank, schlägt auf Gesundheit und Wohlbefinden. Wer sich einsam fühlt, so zeigt die Forschung, leidet häufiger unter chronischen Erkrankungen, depressiven Symptomen, Schlafstörungen, Stress und Selbstwertproblemen.[65] Einsamkeit reduziert die Lebenserwartung drastisch, in manchen Studien ist von sieben bis zehn Jahren die Rede.[66] Jeder vierte Mensch in Deutschland fühlt sich einsam. Dieses wachsende gesellschaftliche Problem hat man in Großbritannien erkannt und 2018 ein Ministerium für Sport, Zivilgesellschaft und Einsamkeit eingerichtet. Einsamkeit wird zwar nicht genetisch vererbt, aber soziale Muster in der Familie begünstigen die Tendenz. Wenn Eltern nicht vorleben, wie Beziehungen gelingen, wie sollen Kinder Kunst und Tücken des Miteinanders lernen?

Menschen sind soziale Wesen, die voneinander lernen und aufeinander angewiesen sind. Tiefe, bedeutungsvolle und erfüllende Beziehungen sind lebensnotwendig. Für Zufriedenheit und Wohlbefinden brauchen wir ein Gegenüber. Doch wie finden Menschen wie Thomas Kontakt? Der erste Schritt ist das liebevolle Eingeständnis sich selbst gegenüber. Das ist nicht leicht, ohne sich selbst Vorwürfe zu machen. Der zweite, noch schwierigere Schritt ist, sich anderen zu offenbaren. Wer anderen seine Einsamkeit gesteht, hat meist Furcht, als bedürftig, schwer vermittelbar oder potenziell anhänglich zu gelten.

Wir haben es hier mit einem gesellschaftlichen Widerspruch zu tun. In unserer individualistischen Kultur wird Autonomie, das Leben in Unabhängigkeit, einerseits sehr positiv bewertet. Andererseits steht Autonomie im Kontrast zu Nähe und Bindung. Thomas hat früh lernen müssen, autonom zu sein. Er ist den Spannungen und Streitereien im Elternhaus entflohen, Alleinsein wurde zur Überlebensstrategie. Im Wald findet Thomas bis heute seinen Kraftort, wo er zur Ruhe kommt. Sein Wissen über den Wald und die Tiere geben ihm Halt und Sicherheit. Unter Bäumen fühlt er sich geschützt, ist bei sich und kann Kraft schöpfen. Mir scheint, er fühlt sich den scheuen Wildtieren emotional verbunden.

Die Tier-Mensch-Beziehung

Wildtiere verkörpern die Eigendynamik der Natur, sie repräsentieren eine wilde und unkontrollierbare, manchmal gefährliche, aber zugleich ursprüngliche Welt, schreibt die Psychologin Uta Maria Jürgens, die über die menschliche Beziehung zu Wildtieren forscht.[67] Abgesehen von Vögeln, die über ihren Gesang und ihren Flug leicht zu entdecken sind, begegnet der Mensch den tendenziell scheuen Waldbewohnern relativ selten. Man geht sich aus dem Weg. Umso intensiver erleben wir eine dieser plötzlichen, unvorhersehbaren und meist kurzen Begegnungen.

Wildtiere sind Teil eines lebendigen Waldes, nicht nur als Bewohner, sondern als unverzichtbare Bestandteile eines Ökosystems. Insekten, Spinnen, Rabenvögel oder Wölfe gelten bei vielen als eher problematisch. Rehkitze, Eulen oder Schmetterlinge wiederum werden als niedlich, weise oder einfach schön wahrgenommen. Bambi von Walt Disney und Pu der Bär haben bei Millionen von Menschen ein romantisiertes Bild vom Wald geprägt, während sich in den aktuellen Debatten über Wildschweine und Wölfe Interessenkonflikte und Meinungsverschiedenheiten widerspiegeln. Die Jagd spaltet das Land. Soll der Mensch die Bestände durch Abschuss regulieren, oder sorgt die Natur für sich selbst? Es geht nicht um Wolf oder Wildschwein an sich, sondern darum, die eigene Meinung durchzusetzen. Die Tiere werden zu Symbolträgern in unserem Gut-Böse-Schema.

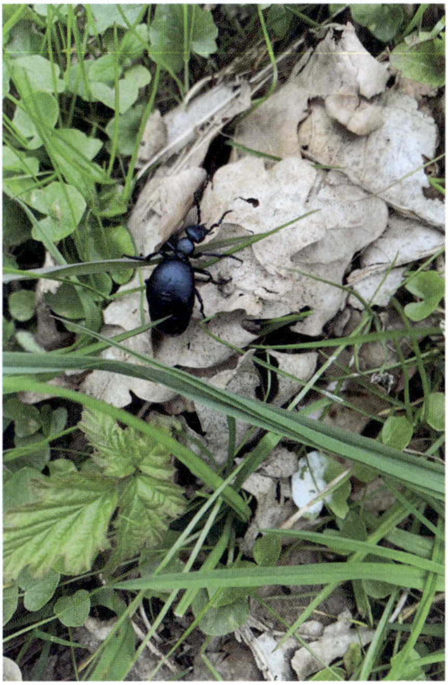

Dank Disney und den Gebrüdern Grimm werden wilde Tiere oft vermenschlicht. Aus Märchen und Fabeln kennen wir den schlauen Fuchs, das scheue Reh und den bösen Wolf, das Benehmen einer Wildsau und den Wettbewerbsvorteil des frühen Vogels. Zugleich trennen wir das Wilde, Ungezähmte, Instinktgetriebene der Natur vom Sauberen, Gediegenen und Geordneten unserer Kultur. Wir essen, Tiere fressen. Gottes Befehl, uns die Erde untertan zu machen, erhebt uns Menschen vermeintlich zur Krone der Schöpfung, während Tiere zu Objekten degradiert werden: das Haustier zum Kuschelpartner, das Nutztier zum Nahrungslieferant, das Zootier zum Fotoobjekt oder das Wildtier zur

Trophäe. Während in deutschen Haushalten über 34 Millionen Hunde, Katzen, Vögel und Fische leben, wurde »Problembär« Bruno, der 2006 im Bayerischen Wald auftauchte, erschossen und steht heute ausgestopft im Münchner Museum Mensch und Natur. Wir lieben und wir fürchten Tiere, betrachten sie aber viel zu selten mit Respekt als Mitgeschöpfe.

Die komplexe und oft widersprüchliche Beziehung zu Tieren war schon bei unseren Vorfahren in den Jäger-und-Sammler-Gemeinschaften zu beobachten. So fand man bei Ausgrabungen in Südmähren/Tschechien an einem rund 30000 Jahre alten Wohnplatz Hinweise auf die Interaktion von Menschen mit Kolkraben. Knochenfunde zeigen, dass sich die Raben vorwiegend vom Fleisch großer Pflanzenfresser ernährten, in der damaligen Eiszeit häufig Mammuts. Da Raben keine Mammuts erlegen, nehmen die Forscher an, dass die Vögel den Menschen mit ihren Mammutkadavern folgten.[68] Mensch und Rabe näherten sich einander an. Betrachteten die Tiere den Menschen vor allem als praktischen Nahrungsbeschaffer, bauten unsere Vorfahren die Vögel oft in ihre jeweilige Mythologie ein. Polierte Rabenknochen dienten als Kultgegenstände. Offenbar herrschte ein gewisser Respekt vor den nahen und zugleich fremden Wesen.

In der Jungsteinzeit vor ungefähr 10000 Jahren wurde der Mensch sesshaft. Mit Zäunen und Mauern manifestierte sich die Kluft zwischen Natur und Kultur. Mit der Distanz zur Natur schwand auch unser Wissen darüber. Die erste Ente, die unsere Kinder sehen, heißt wahrscheinlich Donald Duck. Aus der Werbung lernen wir, dass Kühe lila sind. Abgepacktes Fleisch aus der Kühlung erspart uns die Auseinandersetzung mit dem unangenehmen Akt der Schlachtung, die früher zum Alltag gehörte.

Mit der Entfremdung von der Natur aber, so der Evolutionsbiologe Joseph H. Reichholf, schwinde die Toleranz gegenüber Wildtieren, »sobald sich ein Reh im Vorgarten an den Knospen der Rosen bediene«.[69] Der amerikanische Umweltaktivist und Journalist Richard Louv hat den Begriff »Natur-Defizit-Syndrom« geprägt, »der die verlorengegangene Kommunikation mit anderen Lebewesen« in Erinnerung ruft.[70]

Besondere Begegnungen mit Tieren

Ich frage Thomas, ob er sich früher ebenfalls einsam gefühlt habe?

»Nein«, sagt er, »Alleinsein hat mir nichts ausgemacht. Ich war in meiner Freizeit viel im Wald und habe Tiere beobachtet.«

Im Coaching arbeite ich strikt lösungsorientiert. Die Begeisterung für den Wald und dessen Tiere ist eine wunderbare Ressource, die uns helfen kann.

Thomas bleibt vor einem Baum stehen, zeigt auf die Krähen, die über uns in den Bäumen sitzen, und beeindruckt mich mit seinem Wissen. »Krähen haben Schlafbäume«, referiert er begeistert, »mit Ausnahme der Brutzeit. Wenn ein Paar seine Kinder aufzieht, leben Krähen in Familien und verteidigen ihr Revier vehement gegen Eindringlinge.«

»Was kannst du von den Krähen lernen?«

Thomas runzelt die Stirn: »Vielleicht, dass ich mich mehr um einen Platz in der Gemeinschaft kümmern sollte, um neue Kontakte.«

»Und was wäre ein guter erster Schritt hin zu neuen Kontakten?«

»Es einfach zu tun?«

Thomas sieht das Problem, und er kennt die Lösung. Das ist gut. Aber ihm fehlt die Übung in der Kunst der Kontaktaufnahme. Er hat sich seit seiner Kindheit mit dem Alleinsein arrangiert. Mag der selbstbewusste Unternehmer Thomas im Berufsleben erfolgreich kommunizieren, so ist der private Thomas ein eher scheuer Zeitgenosse geblieben, dessen Selbstwertgefühl ausbaufähig ist. Dabei hilft der »Stärkenkompass«, eine Methode, die aus der systemischen Naturtherapie stammt (Anleitung → Seite 154f.). Er lenkt den Fokus auf die eigenen Stärken und Ressourcen – als Basis für die nächsten Schritte.

Thomas hat aus acht Steinen einen Kreis gelegt. Jeder Stein symbolisiert eine seiner Stärken: Naturverbundenheit, Kommunikation, Neugier, Beharrlichkeit, Risikobereitschaft, Überzeugungskraft, Stabilität und Ehrlichkeit. Thomas widmet sich nun jeder Stärke ein bisschen genauer, um herauszufinden, welche er gerade wenig nutzt. Er empfindet seine Naturverbundenheit, Beharrlichkeit, Stabilität und Ehrlichkeit als sehr präsent, wohingegen er Neugier, Risikobereitschaft, Überzeugungskraft und Kommunikation kaum spürt. Ausgerechnet diese vier Stärken aber wären dabei hilfreich, neue Kontakte zu knüpfen.

»Wann warst du das letzte Mal neugierig?«

»Im letzten Urlaub. Ich habe meine Sachen gepackt und wusste nur, dass ich in die Berge möchte.« Er war allein in die Alpen gefahren, um dort von Hütte zu Hütte zu wandern. »Ich hatte vorher keine Übernachtung gebucht und fand trotzdem jeden Abend eine Unterkunft. Einmal sogar in einem Heuschober.« Seine Augen leuchten.

»Wie hast du dich dabei gefühlt?«

»Frei, abenteuerlich, glücklich, stolz.« Er sprudelt.

»Was bräuchte es, damit du dich in deinem Alltag auch so fühlst?«

»Einfach mal losgehen, statt zu Hause zu sitzen?«

»Und was bräuchte es, damit du einfach mal losgehst?«

»Na ja«, sagt er, »es bräuchte eine Idee, wohin.«

Ich bitte Thomas, sich mitten in seinen Stärkensteinkreis zu stellen und seine Neugier im Rücken zu spüren. Er steht ganz ruhig da. Plötzlich landet wenige Meter vor ihm eine Krähe, schreitet mit wippendem Kopf hin und her und beäugt uns.

Ich spüre, dass Thomas diesen Moment als besonders empfindet. Die Krähe hat Kindheitserinnerungen in ihm geweckt. Wehmütig erzählt er, wie er sich als Junge mit einem Kolkraben angefreundet und ihm öfter Futter gebracht habe. Der Vogel sei sehr zutraulich gewesen.

»Wo könntest du deine Leidenschaft für Vögel mit anderen Menschen teilen?«

Spontan kommt ihm die Idee, sich nach einem Wildvogelprojekt oder einer Naturschutzorganisation zu erkundigen. »Vielleicht lassen sich dort Kontakte zu Gleichgesinnten knüpfen, mit denen ich meine Leidenschaft teilen kann.«

Der Stärkenkreis hat funktioniert. Ich habe Thomas zwar angeleitet, aber nicht angeführt. Er ist selbstständig auf diesen ersten Schritt gekommen, seine Einsamkeit anzugehen. Er ist in seiner Autonomie geblieben, was wiederum sein Gefühl von Selbstwirksamkeit und seine Motivation stärkt. Und natürlich hat auch die Krähe geholfen.

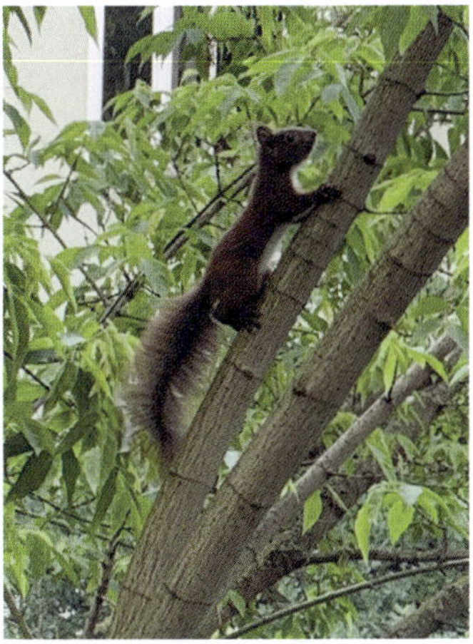

Bei meiner Arbeit mit Klientinnen und Klienten im Wald kommt es immer wieder zu solchen unvorhergesehenen Tierbegegnungen, die zu neuen Erkenntnissen führen. Ich stelle fest, dass naturverbundene Menschen ihrer Umgebung mehr Aufmerksamkeit schenken und sich Tieren gegenüber rücksichtsvoller und respektvoller verhalten. Sie freuen sich über das Eichhörnchen, das im Balkonkasten Eicheln vergräbt, oder über den Stadtfuchs, der die Straße kreuzt. Ehrfurcht vor der Schöpfung zeichnet sich durch Respekt, Wertschätzung und Liebe aus. Wir haben es hier mit einer Wechselbeziehung zu tun: Je achtsamer der Umgang mit uns selbst, desto wertschätzender verhalten wir uns Tieren gegenüber. Und je rücksichtsvoller wir mit Tieren umgehen, desto freundlicher sind wir auch zu uns.

Psychodrama mit Wildschwein

Wer häufiger im Wald ist, baut zu Tieren oft eine spezielle Beziehung auf. So geht es mir seit meiner Ausbildung zur Psychodrama-Therapeutin mit Wildschweinen. Das Psychodrama ist eine Methode, die auf Spontaneität und Kreativität setzt und als Gruppentherapie, in der Erwachsenbildung und in meinem Coaching zum Einsatz kommt. Es wird viel gelacht und manchmal geweint, wie im Theater. Denn die KlientInnen werden gebeten, ihr Thema auf die Bühne zu bringen. Die GruppenteilnehmerInnen dienen dabei als Darsteller, die entweder für reale Personen oder für Empfindungen stehen. Sind die Chefin oder der Partner, Eifersucht oder Zorn auf einer Bühne arrangiert, werden innere Vorgänge spielerisch sichtbar gemacht und unterdrückte Gefühle aus ihrem Schattendasein geholt. So eröffnen sich den TeilnehmerInnen neue Perspektiven auf alte Konflikte, sie erkennen bislang verborgene Zusammenhänge, gewinnen ein tieferes Verständnis für ihre Themen und erhalten neue Ideen für konkretes Handeln. Das Psychodrama fördert vergangenes Leid zutage, das in der Gegenwart noch einmal spielerisch erlebt und lösungsorientiert verändert werden kann. Auch Zukunftsängste oder Träume können psychodramatisch bearbeitet werden.

Während meiner Ausbildung zur Psychodrama-Therapeutin habe ich viele Rollen gespielt. Meine Paraderolle? Das Wildschwein. Ich war selbst überrascht, wie frei und unabhängig ich mich als »wilde Sau« fühlte, die konsequent nach dem Lustprinzip agierte. Ich fraß, was ich finden konnte, wälzte mich im Schlamm, wenn mir danach war. Ich scherte mich um nichts und folgte nur meinen spontanen Eingebungen. In der Abschlussprüfung sollten wir aus den für uns wichtigsten Rollen eine Geschichte entwickeln und eine Szene daraus inszenieren. Meine Geschichte handelte von Rapunzel, die sich allein aus dem Turm befreit hatte und nun auf der Suche nach ihrer Berufung war. Ich sah mich als Mittlerin zwischen Mensch und Tier. Die Kollegin, die meine Geschichte inszenierte, ließ Rapunzel beziehungsweise mich im Wald auf meine Wildschweinfamilie treffen.

Nach bestandener Prüfung ging ich in den Wald, um mich zu erholen. Wie üblich lief ich kreuz und quer und landete schließlich in einer zugewachsenen Schonung. Da tauchte vor mir plötzlich eine Bache mit Frischlingen auf. Mit Wildschweinmüttern ist nicht zu spaßen; sie verteidigen ihren Nachwuchs bisweilen auch proaktiv. Ich verspürte Aufregung, aber keine Angst. Wir schauten einander an wie zwei Duellantinnen. Ich blieb reglos, atmete ruhig in meinen Herzraum und dachte: »Ich bin ungefährlich und auch Mutter. Du musst keine Angst haben.« Die Wildsau beäugte mich, eher neugierig als feindselig, grunzte dann sanft ihre Kinder an, als gebe sie Entwarnung, drehte sich um und trottete schließlich mit ihren Jungen ins Unterholz.

Magische Synchronizität

Die Bache wird unsere Begegnung schnell vergessen haben; für mich war sie ein Geschenk. Denn ich spürte einen deutlichen Hinweis, was den Umgang mit Angst angeht. Gegen alle Bedenken des Monkey Mind fühlte ich meinen tiefen Wunsch bestätigt, mich als Waldcoachin selbstständig zu machen. Natürlich kam dieser Hinweis nicht von der Bache, die Begegnung mit ihr berührte aber mein Gefühl, auf dem richtigen Weg zu sein.

»Synchronizität« nannte der Psychoanalytiker Carl Gustav Jung (1875-1961) das Phänomen, wenn innere und äußere Ereignisse gleichzeitig auftauchen, die zwar nicht ursächlich zusammenhängen, aber miteinander verbunden sind und aufeinander bezogen wahrgenommen und gedeutet werden. Während ich mit Klientinnen und Klienten im Wald bin, achte ich auf diese Gleichzeitigkeit im Erleben meines Gegenübers und den Ereignissen um uns herum. So entstehen oft neue Perspektiven und Erkenntnisse. Auch die Geschichte von Eva und ihrer Begegnung mit dem Zitronenfalter ist ein Beispiel für Synchronizität.

Übung: Tiere beobachten

Waldtiere sind wunderbare Resonanzpartner, gerade weil sie sich nicht steuern lassen. Mit unserem Verhalten allerdings haben wir durchaus Einfluss auf ihre Reaktionen. Und je mehr wir über Wildtiere wissen, desto höher ist die Chance, mit ihnen in Kontakt zu kommen und unsere Verbindung mit der Natur zu stärken. Wer den Umgang mit Waldtieren lernen möchte, braucht Zeit und Geduld.

- Nimm einen ruhigen Platz ein, an dem du nicht von anderen Menschen gestört wirst. Verhalte dich ruhig und warte.
- Zunächst werden dir Vögel begegnen, die sich eventuell sogar neugierig nähern. Vögel kommunizieren verbal, also über ihren Gesang, und nonverbal über ihre Bewegungen. Oft lässt sich erkennen, in

welcher Phase sie sich gerade befinden. In der Paarungszeit bewegen Tauben zum Beispiel den Kopf rasch auf und ab, schleifen den Schwanz hinter sich her und blasen ihre Hälse auf. Bemerkst du einen Zaunkönig mit einem Zweig im Schnabel, ist er vermutlich gerade dabei, ein Nest zu bauen.

- Wenn du mehr über Vögel lernen möchtest, kannst du zum Beispiel versuchen, ihre Stimmen und ihr Liederrepertoire zu erkennen. Höre dem Gesang zu und nimm ihn idealerweise mit dem Smartphone auf. Im Internet findet man unter dem Stichwort »Vogelstimmen« eine Vielzahl von Videos und Audiodateien zum Abgleich.
- Kannst du einen Vogel an seinem Gesang identifizieren, dann schalte deine Ohren aus, gern mit Stöpseln, um dich ganz auf sein Verhalten zu konzentrieren. Was tut dieser Vogel gerade? Markiert er sein Revier? Sucht er Futter? Lockt er ein Weibchen an, oder warnt er vor Feinden? Es ist faszinierend, wenn scheinbar erratisches Verhalten plötzlich einen Sinn bekommt.
- Vertiefe dein Wissen über den Lebensraum, den Unterschied zwischen Männchen und Weibchen und weitere Eigenarten, die dir noch nicht bekannt sind. Dir wird auffallen, dass wir eher die Männchen wahrnehmen. Die Evolution funktioniert. Denn im Kampf um die Weibchen müssen die »Herren der Schöpfung« über ihren Gesang und ihr Federkleid auffallen.

Übung: Mithilfe von Tieren Antworten finden

- Diese Übung eignet sich, wenn du eine Frage hast. Nimm dir genug Zeit und suche dir einen ungestörten Ort.
- Verbinde dich mit deiner Frage, ohne nach Antworten zu suchen.
- Verhalte dich ruhig. Du kannst die Augen schließen oder halb geöffnet lassen, während du deinen Atem ruhig werden lässt. Nutze die Achtsamkeitsübungen aus dem Kapitel »Die Sinne schulen«, um

deine Sinne zu öffnen. Taucht ein Tier auf, dann beobachte es. Die folgenden Fragen können hilfreich sein:

- Welche Bewegungen fallen dir auf?
- Gibt es Kontakt mit anderen Artgenossen?
- Wie wirkt das Tier: neugierig, desinteressiert oder aufgeregt?
- Bleibt es in der Nähe, oder zeigt es sich nur kurz?
- Welche Fähigkeiten und Eigenschaften repräsentiert dieses Tier für dich?
- Was scheint diesem Tier wichtig zu sein?
- Was würde dieses Tier auf deine Frage antworten?
- Weist sein Verhalten auf eine Antwort hin?
- Was symbolisiert dieses Tier für dich?

Jede achtsam wahrgenommene Tierbegegnung kann Botschaften liefern – je nachdem, wo du gerade in deinem Leben stehst. Bei Thomas wurden Erinnerungen geweckt, die ihm wertvolle Hinweise gaben. Das Treffen mit der Bache half mir über Zweifel hinweg, die ich innerlich hegte. Gut möglich, dass ein Treffen ohne Botschaft bleibt. Nimm es nicht persönlich. Besser keine Interpretation als eine Überinterpretation, die uns in die Irre leitet, weil unser Kopf unbedingt eine Botschaft erhalten will. Vielleicht braucht deine Frage einfach noch etwas Zeit.

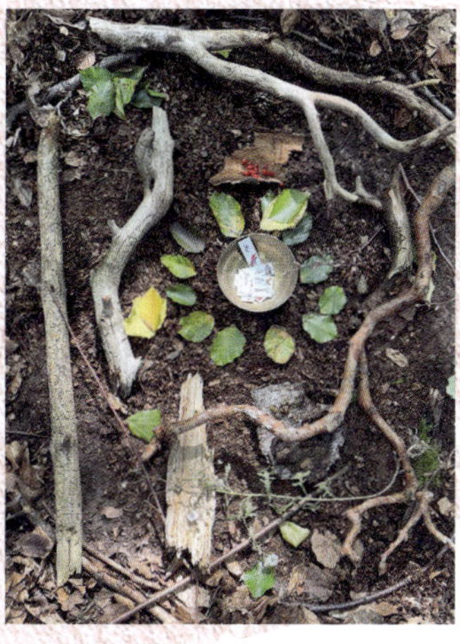

Es kann hilfreich und unterhaltsam sein, mit Tierkarten zu arbeiten. Ich nutze gern Kartendecks mit Krafttieren für weitere Deutungen. Auch hier gilt: Nicht jede Analogie trifft zu. Betrachte deine Gedanken und Assoziationen liebevoll und nimm es spielerisch.

Übung: Der Stärkenkompass

Den Stärkenkompass kann man für sich allein oder zu zweit nutzen. Als Zweierübung kann sich eine Person ganz auf sich konzentrieren, während die andere Person alles Wesentliche aufschreibt.

- Finde einen Platz, der eine halbwegs ebene Fläche bietet und groß genug dafür ist, dass du dich in die Mitte der Steine stellen kannst.
- Sammle acht handgroße Steine oder Aststücke.
- Formuliere das Anliegen, für das du deine Stärken brauchst, so genau wie möglich. Vielleicht möchtest du zum Beispiel wissen, was dir dabei hilft, neue Menschen kennenzulernen.
- Identifiziere die wesentlichen Kraftquellen oder Stärken in deinem Leben. Für welche Werte stehst du immer wieder ein? Wofür brennst du?
- Überlege, welche deiner Stärken besonders hilfreich sind. Diese Stärken müssen sich nicht unbedingt auf deine Frage beziehen. Zunächst geht es nur darum, dir deine Stärken bewusst zu machen.
- Nun suche für jede Stärke einen Stein aus. So entsteht nach und nach im Uhrzeigersinn ein Kreis mit acht Stärkensteinen, die im gleichen Abstand liegen.
- Jetzt geht es darum, die jeweilige Stärke zu spüren und sich mit ihr zu verbinden. Fange bei deiner ersten Stärke an und gehe im Uhrzeigersinn weiter. Für diesen Schritt gibt es eine ritualisierte Form, die sich bewährt hat. Notiere deine Stärken am besten vorher oder lass sie von der zweiten Person notieren, damit du sie nicht vergisst.
- Sprich nun jede Stärke wie Liebe, Offenheit oder Naturverbundenheit der Reihe nach laut aus und lege dabei eine Hand auf den zugehörigen Stein:
  Hier ist mein/e ____________________.
  Gegenüber liegt mein/e ____________________.
  Rechts davon liegt mein/e ____________________.
  Links davon liegt mein/e ____________________.
- Nun gehst du einen Stein weiter und wiederholst die Sätze. Nimm dir Zeit dafür, in deine Stärken hineinzuspüren.

- Betrachte deinen Kreis nun von außen. Was fällt dir auf? Was hat dich überrascht? Welche Stärke hast du besonders intensiv gespürt? Und welche kaum? Wohin möchtest du zurückkehren? Gibt es irgendetwas, das im Moment für dich besonders bedeutsam ist? Notiere alles, auch die KleinigkeiteAufzählungspunkt wie oben
- Jetzt suchst du nach Stärkenachsen, also Verbindungen von vier Stärken, bei denen du die stärkste Resonanz spürst: Dabei liegt dir eine Stärke direkt gegenüber, drei Stärken befinden sich in deinem Rücken. Dazu kannst du den Kreis von außen betrachten oder dich hineinstellen und dir vergegenwärtigen, was du im Schritt vorher herausgefunden hast. Probiere verschiedene Kombinationen aus und spüre etwaige Veränderungen. In welcher Stärkenachse oder Ausrichtung fühlst du dich am wohlsten?
- Gut möglich, dass sich alles ähnlich anfühlt und es keine starken Resonanzen gab. Dann stelle dich noch einmal in den Kreis, schließe deine Augen, verbinde dich mit deiner Frage und beginne, dich ganz langsam um dich selbst zu drehen. Spürst du den Impuls, anzuhalten, dann bleibe stehen. Welche Stärke liegt vor dir, welche befinden sich in deinem Rücken?
- Frage dich, inwiefern deine Ausrichtung im Stärkenkompass dir bei deinem Thema helfen kann und wie ein erster Schritt aussehen könnte, um deinem Anliegen näher zu kommen.

Der Stärkenkompass ist ein mächtiges Werkzeug, das viele Anregungen liefern kann. Anregungen, aber keine Handlungsanweisungen. Wie du diese Hinweise interpretierst und was du damit machst, ist dir selbst überlassen. Sei dir bewusst, dass diese Anregungen aus dir selbst kommen und deiner momentanen Stimmung entspringen. Am Tag vorher wärst du vielleicht zu anderen Ergebnissen gekommen. Ich rate meinen KlientInnen, den Stärkenkompass beizeiten noch einmal durchzuspielen. Die Ergebnisse regen immer wieder zur Selbstreflexion an. Ein paar Steine können auf diese Weise ein Weg zu dir selbst sein.

KOMMUNIKATION MIT PFLANZEN

»WIR SIND ALLE BLÄTTER AN EINEM BAUM, KEINS DEM ANDEREN ÄHNLICH, DAS EINE SYMMETRISCH, DAS ANDERE NICHT, UND DOCH ALLE GLEICH WICHTIG DEM GANZEN.«
GEORG CHRISTOPH LICHTENBERG, DEUTSCHER PHYSIKER UND MATHEMATIKER

Nach drei Monaten treffe ich Eva wieder, Eva mit dem Zitronenfalter. Sie fühlte sich nach unserem Coaching eine Zeit lang zuversichtlich und stabil. Die Embodiment-Übung hat sie gut in ihren Alltag integriert und fühlt sich insgesamt nicht mehr so getrieben und flatterig. Allerdings habe sie seit einiger Zeit undefinierbare Ängste, die zuerst nachts, inzwischen aber auch tagsüber auftauchen.

»Wovor genau hast du Angst?«

»Schwer zu beschreiben«, antwortet sie. »Es ist, als ob sich vor mir ein Abgrund auftut, in dem alles verschwindet, was mir wichtig ist. Ich bekomme starkes Herzklopfen und Schweißausbrüche, mein Mund wird trocken. Ich suche nach Zeichen, die meine Ängste bestätigen.«

»Gab es ein Ereignis in den letzten Monaten, das dich emotional gefordert hat?«

Eva überlegt: »Das letzte aufwühlende Ereignis war der Tod meiner Mutter. Das ist aber schon einige Jahre her.«

Wir sind inzwischen ein ganzes Stück in den Wald gelaufen und bleiben stehen.

»Wie ist es jetzt gerade?«, frage ich.

Eva fühlt sich wohl, abgesehen von einer Unruhe, die sie darauf zurückführt, dass wir gerade über den Tod ihrer Mutter gesprochen haben.

»Hast du Angst vor dem Tod?«

»Ja, sehr sogar.«

Ich merke, dass ihr das Thema unangenehm ist.

»Wovor hast du Angst?«

Sie bleibt stehen, schließt die Augen und sagt langsam: »Ich habe eigentlich keine Angst vor dem Tod, der kommt sowieso. Es ist eher das Sterben. Ich habe Angst, dass ich genauso leiden könnte wie meine Mutter.« Evas Mutter ist an einem tückischen, langwierigen Krebs gestorben. Sie hat ihre letzten Monate im Krankenhaus verbracht. »Ich mache mir Vorwürfe, dass ich sie so selten besucht habe.«

Für Evas Ängste kann es unterschiedliche Gründe geben. Auslöser können belastende Lebensereignisse sein wie der Tod der Mutter. Frauen in den Wechseljahren erleben bisweilen Stimmungsschwankungen, die ebenfalls in Ängsten oder Panikattacken münden können. Mit dem Hormonhaushalt verändert sich der Körper, zugleich verlassen die Kinder das Nest, während die eigenen Eltern langsam abbauen. Stress auf allen Ebenen, der Ängste auslösen kann. Auch eine genetische Veranlagung kann eine Rolle spielen. Kommen verschiedene Faktoren zusammen, kann diese Kombination zu klinisch relevanten Angststörungen führen.

Andererseits gehört Angst zum Leben dazu und ist zunächst weder gut noch schlecht, sondern ein Warnsignal: Angst soll uns von übermäßig riskantem Verhalten abhalten. Von unseren Vorfahren haben wir die Abneigung vor dem Unbekannten und Ungewissen geerbt. Wir neigen zu Vorsicht und verabscheuen den Kontrollverlust. Sicherheit ist ein menschliches Grundbedürfnis, weil sie das Leben verlängert. Angstreaktionen waren für unsere Vorfahren ein Garant für das Überleben. In gefährlichen Situationen, etwa beim Kampf mit einem Beutetier, waren blitzschnelle Entscheidungen gefragt: Lohnt sich der Kampf? Wie hoch ist das Risiko? Wie hoch ist die Chance auf einen Sieg? Wie wichtig ist die Beute? Leider wartet der Gegner selten geduldig, bis unser Gehirn all diese Entscheidungen sorgsam abgewogen hat. Die Angst verkürzt den Denkprozess radikal auf die zentrale Frage: kämpfen oder fliehen?

Angst bedeutet daher immer auch einen Ausnahmezustand. In unserer mit Reizen übervollen Welt aber kann Angst zu einem Dauerzustand werden, manchmal entwickeln Menschen sogar Angst vor der Angst. Man spricht von »Erwartungsangst«, die ein Symptom einer Panikstörung sein kann. Was auch immer der Grund ist: Ängste, die nicht mehr kontrollierbar erscheinen, sollten ärztlich abgeklärt werden. Manchmal hilft ein Coaching, um einen besseren Umgang mit seinen Ängsten zu finden.

Weise Wesen

Eva ist vor einer alten Eiche stehen geblieben. Aufmerksam betrachtet sie die dicken Wurzeln, die aus der Erde schauen, den knorrigen Wuchs und die ausladende Krone. Leise knarrt ein toter Ast im Wind. Eva braucht Stabilität; die Eiche soll sie erden.

»Was gefällt dir an diesem Baum?«

»Er wirkt so freundlich und ruhig. Er ist wunderschön, gleichzeitig so kraftvoll und alt. Irgendwie sieht er weise aus.«

Wir betrachten Bäume als weise Wesen. Eine klassische Projektion, denn wir assoziieren ihr oft beträchtliches Alter mit Lebenserfahrung, ihre Größe mit Macht, ihre Stabilität mit Kraft und ihren festen Stand als Ruhe. Ursula M. Staudinger und Paul Baltes definieren Weisheit als »Expertentum in der fundamentalen Pragmatik des Lebens, das sich in höchstem Wissen und höchster Urteilsfähigkeit im Umgang mit schwierigen Problemen der Lebensplanung, Lebensgestaltung und Lebensdeutung zeigt«.[71] Weise Menschen greifen auf einen großen Wissens- und Erfahrungsschatz zurück, den sie im Laufe ihres Lebens gesammelt haben. Ein weiser Mensch lässt andere Meinungen und Überzeugungen zu und betrachtet Situationen aus verschiedenen Perspektiven. Er gibt es zu, wenn er falschliegt und andere im Recht sind. Er kennt und akzeptiert seine Grenzen und kann sich selbst reflektieren.

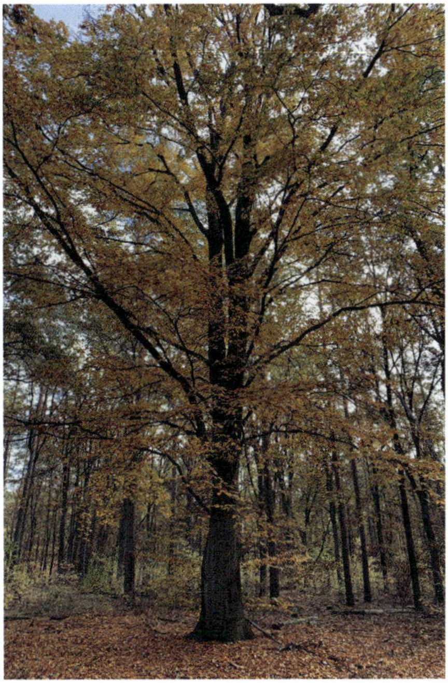

Weisheit ist eine weitere Charakterstärke in der Positiven Psychologie und beschreibt »die Fähigkeit, die Welt so zu betrachten, dass dies für einen selbst und für andere Sinn ergibt. Weise Menschen sind weitsichtig und tiefsinnig. Sie verbinden gelerntes Wissen mit Lebenserfahrung und sind mit sich im Reinen. Von anderen Menschen werden sie häufig um Rat gebeten.«[72] Die Psychologin Judith Glück, die zu Weisheit forscht, hat herausgefunden, dass sich weise Menschen mit ihren Emotionen auseinandersetzen und sie als Hinweise für ihr eigenes Leben und für inneres Wachstum verstehen.[73] Sie verdrängen nicht. Weisheit, so Judith Glück, ist verbunden mit Altruismus, mit Empathie für sich und andere sowie mit Dankbarkeit dem Leben gegenüber. Weise Menschen nehmen sich selbst nicht ganz so wichtig, sie schauen sozusagen über den Rand ihrer eigenen Befindlichkeiten hinaus. Weisheit scheint, laut Judith Glück, zum Wohlbefinden beizutragen, denn weise Menschen hadern weniger mit Dingen, die sie nicht ändern können. Weisheit schützt außerdem vor Einsamkeit.

Doch warum werden einige Menschen im Laufe ihres Lebens weise und andere nicht? Für Judith Glück liegt die Antwort darauf in fünf Schlüsselkompetenzen:

- Offenheit gegenüber neuen Erfahrungen, Denkweisen und Veränderungen
- ein guter Umgang mit den eigenen Gefühlen
- Einfühlungsvermögen

- (selbst)kritisches Reflektieren
- Überwindung von Kontrollillusionen: Weise Menschen wissen, dass sich das Leben nicht vollständig planen und kontrollieren lässt. Sicher ist nur die Überraschung. Wer seine Kontrollfantasien loslässt, braucht allerdings das tiefe Vertrauen, plötzlich auftretende Stromschnellen des Lebens meistern zu können.

Bäume in Symbolik und Mythologie

»Bäume sind Heiligtümer. Wer mit ihnen zu sprechen weiß, der erfährt die Wahrheit«, schrieb Hermann Hesse.[74] Und ein paar Strophen weiter heißt es: »Wenn wir traurig sind und das Leben nicht mehr gut ertragen können, dann kann ein Baum zu uns sprechen: Sei still! Sei still! Sieh mich an! Leben ist nicht leicht, Leben ist nicht schwer. Das sind Kindergedanken. Lass Gott in dir reden, so schweigen sie.« Bäume sind mächtige Wesen, aber auch starke Symbole für Lebenstüchtigkeit. Sie können nicht weglaufen, sondern müssen mit allen Gegebenheiten zurechtkommen und sich daran anpassen. Sie trotzen Stürmen, wirken standhaft und stabil und sind dabei noch ausgesprochen nützlich. Scheinbar selbstlos produzieren sie frischen Sauerstoff, sorgen für Schatten, tragen Früchte und bieten selbst nach ihrem Tod noch eine nährende Heimat für Insekten und Tiere, Pilze und Bakterien. Sie schenken neues Leben.

»Mit ihrem periodischen jahreszeitlichen Wechsel von Blüte, Blätterpracht und Laubabfall«, so schreibt die Philosophin Lea Wintterlin, »sind Bäume wie geschaffen, den Lebenszyklus des Menschen zu veranschaulichen.«[75] Manche WissenschaftlerInnen sehen in Bäumen auch Ähnlichkeiten zum menschlichen Körper, wenn auch spiegelverkehrt: Während unser Denkorgan oben im Kopf sitzt, liegt die Steuerungszentrale der Bäume in den Wurzeln.

Vielleicht haben wir unsere Baumliebe von unseren felltragenden Vorfahren geerbt. Affen leben seit Millionen von Jahren in Bäumen, bis einige von ihnen den aufrechten Gang übten und ihre Vorliebe für die übersichtlichen Savannen entdeckten. Heute sprechen uns vor allem

Parklandschaften an, die – ähnlich wie Savannen – einerseits den weiten Blick ermöglichen, andererseits aber auch vielfältigen Schutz durch Bäume und Sträucher bieten.

Bäume spielen seit Menschengedenken eine herausragende Rolle in fast allen Kulturen und Religionen. In indogermanischen Schöpfungsmythen wie der altisländischen Edda finden die Götter am Strand zwei Baumstämme und erschaffen daraus die ersten Menschen. Ask, der Mann, entsteht aus einer Esche, Embla, die Frau, aus einer Ulme. Vor der Christianisierung huldigten Kelten, Germanen, Slawen und Balten unter den Bäumen ihrer heiligen Haine den Göttern. Viele Stämmen lebten in den dichten, großen Wäldern, die Mitteleuropa damals zu bieten hatte.

Der »Baum des Lebens«, auch »Weltenbaum« genannt, ist in der Mythologie ein weitverbreitetes Motiv und symbolisierte für viele Völker den Kosmos und die kosmische Ordnung. In der Krone wohnten Götter und Riesen. An den Wurzeln sprudelte ein Urquell, dort lebte ein Drache als Sinnbild der ungezähmten Lebenskraft. Nach germanischem Glauben wohnten dort auch drei Urmütter, die »Nornen«, die das Schicksal aller Wesen kannten. Die Mitte des Baums bot Menschen, Tieren und Pflanzen eine Heimat.

Um sich konkurrierender Mythen zu entledigen, wurden Baumkulte mit ihren Fruchtbarkeitssymbolen und Schöpfungsmythen vom Christentum zwar konsequent umgedeutet und profanisiert. Doch die Bedeutung von Bäumen an sich blieb erhalten: Adam und Eva naschen die verbotenen Früchte vom Baum der Erkenntnis. Zu Weihnachten stellen wir uns Tannenbäume in die Wohnung und im Frühling einen Maibaum auf den Dorfplatz. Und wo erlebte Buddha seine Erleuchtung? Im Schatten eines Bodhi-Baums, einer Pappelfeige.

Neues aus Wissenschaft und Forschung

Die Ehrfurcht vor dem Baum steht in harschem Kontrast zu seiner industriellen Nutzung. Überall auf der Welt dienen Bäume in gewaltigen unnatürlichen Plantagen als Rohstofflieferanten – ob von Obst, Kautschuk, Brenn- oder Baumaterial. Im Amazonasgebiet gelten Urwaldriesen sogar als störend. Um Ackerfläche zu gewinnen, werden täglich gigantische Flächen gerodet. Dieses Vorgehen aktiviert aber auch Widerstand. Im Kampf um den Hambacher Forst, der dem Braunkohleabbau geopfert werden sollte, bekam der Baum eine politische Dimension.

Wenn auch viel zu langsam, breitet sich dennoch die Einsicht aus, dass Bäume einen weit höheren Wert bieten als ihren Festmeterpreis. Bäume halten die Erde buchstäblich zusammen: Ihre Wurzeln schützen den Boden vor der Erosion durch Trockenheit, Wind oder Überschwemmungen. Bäume versorgen Heilkundige mit wirkstoffreichen Wurzeln, Rinden und Harzen. Bäume sind unsere Gefährten im Kampf gegen den Klimawandel, denn sie reduzieren und speichern schädliche Treibhausgase. Bäume sind Knotenpunkte in einem Netzwerk der Lebensenergie. Fällt ein Baum, geht mit ihm eine ganze Welt zugrunde.

Je intensiver sich die Forschung mit dem Leben der Bäume befasst, desto faszinierender fallen die Ergebnisse aus. Jüngste Studien zeigen, dass von Schädlingen befallene Bäume andere Bäume über Duftstoffe warnen.[76] Wurzelspitzen können Schallwellen mit einer Frequenz von 200 bis 300 Hertz wahrnehmen, die exakt dem Geräusch von fließendem Wasser im Boden entspricht.[77] Versuche ergaben, dass die Wurzelspitzen diesem Geräusch folgen.[78] Baumwurzeln können nicht nur Schall wahrnehmen, sie erkennen auch andere physikalische Eigenschaften des Bodens wie Lichtdurchlässigkeit, Bodendichte, Schwerkraft und Nährstoffgehalt. Der Zellbiologe Frantisek Baluška von der Universität Bonn spricht von gehirnähnlichen Organen, die Reize durch »neuronale Moleküle und Rezeptoren sowie durch Synapsen erkennen«.[79] Zugleich nehmen Wurzelspitzen wahr, ob und welche anderen Pflanzen in der Nähe stehen. Mittels chemischer und elektrischer Signale erfolgt ein Austausch, auch darüber, ob die Nachbarn Nahrung oder anderweitige Hilfe brauchen. »Die Wurzeln des Baums haben so etwas wie eine Schwarmintelligenz – ähnlich wie Vogelschwärme«, sagt Baluška, der Bäumen tatsächlich so etwas wie eine »Selbstwahrnehmung« zuspricht.

Eine weitere Art des Informationsaustausches findet über der Erde statt. Boten- und Duftstoffe wie die bereits erwähnten Terpene spielen für die Kommunikation mit Tieren und anderen Pflanzen eine wichtige Rolle: Fressfeinde werden abgeschreckt, Bestäuber angelockt. Bäume scheinen die Umwelt sogar konkret verändern zu können. Es gibt erste Hinweise, dass bei Trockenstress spezielle Terpene produziert werden, die in der Erdatmosphäre aufsteigen, die Kondensationsprozesse beschleunigen und dadurch Regenfälle begünstigen. Diesen Effekt kann man bei Hitze als blauen Dunst über den Wäldern beobachten.[80]

Bäume und andere Pflanzen empfinden nicht wie Menschen. Sie verfügen weder über ein Gehirn, noch haben sie Nerven. Schlau sind sie trotzdem, baumschlau. Bäume nehmen ihre Umwelt sehr präzise wahr. Manche WissenschaftlerInnen wie die Biologin Monica Gagliano schreiben ihnen sogar eine Art Bewusstsein zu, auf jeden Fall aber die Fähigkeit zu lernen.[81] In ihren Versuchen wies Gagliano nach, dass Erbsen in einem dunklen Raum zunächst eine blaue Lichtquelle wahrnahmen, um ihre Blätter dann für die Photosynthese exakt auf die Lichtquelle auszurichten.[82] Erlosch das Licht, drehten die Erbsen ihre Blätter in eine neutrale Position zurück. Danach koppelte Gagliano das Licht mit einem Ventilator, der die Pflanzen aus Lichtrichtung anblies, eine Art Pawlow'sches Arrangement. Was würde passieren, wenn die Pflanzen im Dunkeln nur noch den Luftstrom des Ventilators spürten? Das faszinierende Ergebnis: Die Pflanzen richteten ihre Blätter trotz Dunkelheit nach dem Luftstrom aus. Sie hatten gelernt. Und von Bäumen weiß man, dass sie nach langen Trockenperioden ihren Wasserverbrauch anpassen und nicht verändern, auch wenn wieder genug Wasser vorhanden ist. Für Gagliano sind Pflanzen komplexe Wesen, die nicht nur lernen und sich erinnern, sondern auch Entscheidungen treffen.

Israelische Forscher fanden jüngst sogar heraus, dass Pflanzen charakteristische Laute von sich geben, die wie das Ploppen von Maiskörnern bei der Popcornproduktion klingen.[83] Eine gesunde Pflanze erzeugt im Durchschnitt kaum einen dieser Klicklaute pro Stunde. Pflanzen, die wegen Trockenheit oder Verletzungen unter Stress stehen, geben bis zu 35 Klicklaute pro Stunde ab – sie schreien gewissermaßen. Die Frequenz liegt allerdings im Ultraschallbereich, der für das menschliche Gehör nicht wahrnehmbar ist.

Hier offenbart sich ein Problem unserer Moderne. In einer von Zahlen und Daten getriebenen Welt glauben wir nur, was wir messen können. Fähigkeiten von Pflanzen blieben uns verborgen, weil uns geeignete Messinstrumente fehlten. Von Fledermäusen nahm man lange an, dass sie im Dunkeln sehen können. Erst als der amerikanische Physiker George Washington Pierce vor neunzig Jahren einen Detektor für Hochfrequenztöne entwickelte, wurde die wahre Fähigkeit zur Echoortung offenbar.

Mangelndes Wissen erzeugt beim Menschen oftmals Ignoranz. Lange glaubten wir, dass Tiere keine Emotionen haben, was die Neurowissenschaften zumindest für Säugetiere inzwischen widerlegt haben. Für Tiere bringen wir einiges Verständnis auf, weil sie uns ähnlicher sind als Pflanzen, die in einer uns fremden Welt leben, die nicht besser oder schlechter, sondern vor allem anders ist. Mit Neugier, Offenheit und Entdeckergeist können wir immer tiefer in diese Welt eintauchen, zuhören und lernen. Wir können die geheimnisvolle Kraft aber auch über unsere Sinne und über unser Herz wahrnehmen. Esoterik? Abwarten. Ich bin sicher, dass Forschende eines Tages feststellen werden, wie vielfältig die Kommunikation zwischen Menschen und Pflanzen ist.

Bäume als Fenster zur Seele

Eva umrundet ihre Eiche. Sie riecht am Stamm, zeichnet mit ihren Fingerspitzen die Rinde nach, lehnt sich an und betrachtet die Wurzeln. Sie ist gehalten, sich Zeit zu nehmen, um das Mitwesen zu spüren. Eva schließt die Augen. Langsam umarmt sie den Baum und legt ihren Kopf an seine Rinde. Sie atmet tief und regelmäßig. Die Geräusche des Waldes umhüllen uns. Die Zeit steht still. Ein kostbarer Moment tiefer Präsenz.

Eva wirkt ruhig und geerdet. Sie erzählt, dass eigentlich nicht viel mit ihr passiert sei. Doch den Kontakt zum Baum habe sie stark wahrgenommen. »Als hätte nicht ich den Baum umarmt, sondern der Baum mich. Wie ein alter Freund, den man lange nicht gesehen hat. Meine Unruhe, all die Angst war wie weggeblasen. Unglaublich, wie geborgen und getröstet ich mich gefühlt habe.« Eva ist von dieser Begegnung tief berührt. »Danke«, sagt sie in Richtung Eiche und verbeugt sich vor ihr.

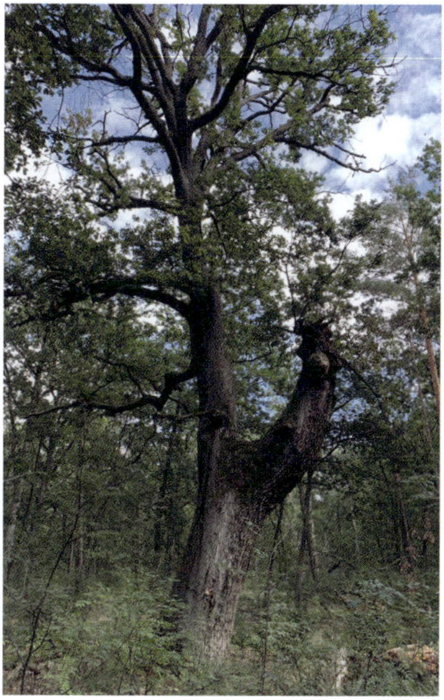

Evas Geschichte steht für viele ähnliche Erlebnisse, die ich bei KlientInnen und mir selbst beobachtet habe. Wer sich etwas Zeit und Offenheit gönnt, wird mit Bäumen und anderen Pflanzen in einen ganz eigenen Kontakt treten. Wenn wir uns absichtslos auf das Fühlen, Spüren und Wahrnehmen aus dem Herzen heraus einlassen, öffnen sich uns neue Türen. Wer dagegen ungeduldig Wunderdinge erwartet, wird enttäuscht werden. Dann hilft es, Kopf und Körper ausgiebig zu schütteln und sich erneut zu erden.

Eine Baumfreundin oder einen Baumfreund finden

Ich besuche seit mehreren Jahren eine alte Eiche im Grunewald. Als junger Baum hat sie zwei Stämme hervorgebracht. Der eine trägt eine stolze Krone, der andere ist inzwischen abgebrochen. Doch der scheinbar tote Stumpf ist quicklebendig. Verschiedenste Insekten wohnen hier gemeinsam mit Vögeln.

Meine Baumfreundin hat mir viel über ihr Leben erzählt, doch ich lerne immer noch Neues von ihr. Sie kennt meine Geheimnisse, sie tröstet und erdet mich. Auch wenn es keine großen Erkenntnisse gibt, gehe ich nach einem Besuch bei ihr fröhlicher und gelassener, als ich gekommen bin. Ich bin froh, dass ich sie getroffen habe. Die Sprache meiner Baumfreundin offenbart sich mir manchmal in Energieströmen, die ich als Vielfarbigkeit wahrnehme. Neulich empfand ich plötzlich eine rote warme Energie, die von unten aufstieg. Ich erschrak und landete umgehend wieder auf dem Boden meiner menschlichen Realität. Ein anderes Mal fühlte ich eine beschützende Umarmung.

Der Dialog mit Bäumen ist anders als mit Menschen. Sie kommunizieren in Bildern, Farben und Energien, manchmal auch in Melodien, die in uns aufsteigen. Vielleicht hört sich das esoterisch an. Ich kann es nicht wissenschaftlich erklären, und vielleicht entspringt auch alles nur meiner Fantasie, wer weiß das schon. Ich beobachte allerdings, dass mir KollegInnen und sehr naturverbundene Menschen oft ähnliche Erlebnisse berichten. Es sind Menschen, die offen dafür sind und auf einer tieferen, sinnlich-emotionalen Ebene mitschwingen.

Um Kontakt mit Bäumen aufzunehmen, ist eine Baummeditation geeignet. Der deutsch-amerikanische Kulturanthropologe und Ethnobotaniker Wolf-Dieter Storl schreibt, dass jede Baumart ihre spezifische Ausstrahlung hat, die sich allerdings nicht auf Anhieb zeigt.[84] Nach Storls Erfahrung kann eine Baummeditation mehrere Stunden dauern. Effekte sind bisweilen erst sehr viel später zu spüren.

Was auch immer du erlebst – nimm es als Geschenk, Hinweis oder Anregung und sei dankbar dafür. Unser menschlicher Verstand ist begrenzt, und unsere Sinne brauchen Zeit, um neue, feine Impulse aufzunehmen. Bleibe geduldig, lass dir Zeit und sei ehrlich zu dir. Dranbleiben ist eine Tugend, die im Wald wie im Rest der Welt gebraucht wird. Wer dranbleibt, schärft auf die Dauer seine Sinne. Der Wald wird mit jedem Mal lebendiger, bunter und tiefer.

Baummeditation im Sitzen

- Suche einen Baum, der dich anzieht. Begrüße ihn und bitte ihn, dir zu helfen. Wenn du eine Frage hast, dann sprich sie aus und lass sie wieder los.
- Setze dich mit dem Rücken an den Stamm. Schließe deine Augen und atme tief ein und aus. Nimm dir mindestens zwanzig Minuten Zeit und erwarte nichts. Entspannung unterstützt uns, in die Weite und Offenheit zu kommen. Selbst wenn du nicht viel spürst, hast du dir zumindest das Geschenk einer Entspannungspause gemacht.
- Spüre nun in dein Herz und öffne es in deiner Vorstellung nach allen Seiten. Richte deine Aufmerksamkeit in den Raum, der dich umgibt. Nimm alle Sinneseindrücke wahr. Tauchen Gedanken auf, dann lasse sie weiterziehen. Bleibe durchlässig. Stimme dich auf den Baum ein, spüre ihn. Du kannst ihn auch visualisieren und gleichzeitig seine Präsenz fühlen. Bleibe wach und aufmerksam, ohne Erwartungen zu haben.
- Gut möglich, dass Bilder aufsteigen, ein Gefühl auftaucht oder dir ein Lied in den Sinn kommt. Wenn du singen möchtest, dann singe. Nimm wahr, aber halte nichts lang fest. Eva empfing ein Gefühl von Geborgenheit, das wie eine Umarmung war. Manchmal passiert auch gar nichts Spektakuläres. Bleib dennoch geduldig, offen und im Vertrauen. Vergiss nicht, dich hinterher bei dem Baum und bei dir selbst zu bedanken.
- Probiere am besten verschiedene Bäume aus. Zu welcher Baumart fühlst du dich am meisten hingezogen? Was weißt du über diese Baumart? Was repräsentiert dieser Baum für dich?

Bedenke, dass du nicht das einzige Lebewesen bist, das sich gerade für diesen Baum interessiert. Insekten helfen dir, deine Durchlässigkeit zu trainieren. Es gehört Vertrauen dazu, die Augen geschlossen zu halten, wenn es um dich herum sirrt und brummt. Haben dich Mücken als Nahrungsquelle entdeckt, und kraxeln die ersten Ameisen deine Socken empor, dann werden auch Meditationsprofis unruhig. Da hilft nur Mückenspray. Versuche, deine Gelassenheit zu verbessern, indem du nicht jedes Insekt sofort verscheuchst, sondern einen Moment lang beobachtest, was es vorhat. Eine Baummeditation im Stehen reduziert den Kontakt zu krabbelnden Zeitgenossen.

Baummeditation im Stehen

- Umarme deinen Baum, so dass Brust und Stirn den Stamm berühren.
- Wandere mit deiner Aufmerksamkeit in dein Herz und atme tief und lang ein und aus, bis du im gegenwärtigen Moment angekommen bist. Stelle dir vor, du stehst vor einer Tür und erbittest Eintritt. Warte absichtslos, ob sich irgendwelche Türen öffnen.

DEN BLICK WEITEN

»WIE WENIGE DINGE KANN EIN MENSCH MIT DEM MASSBAND SEINES VERSTANDES ERMESSEN! WIE VIELE DINGE KÖNNTE ER IN DER ZWISCHENZEIT SEHEN?«[85]

HENRY DAVID THOREAU, AMERIKANISCHER SCHRIFTSTELLER

Es knarzt, ächzt, pfeift. Wolken rasen den Himmel entlang. Der Wind schüttelt die Kronen der Bäume. Blätter wirbeln durch die Luft. Johanna kuschelt sich in ihr lila Wolltuch. Wir stapfen durch den Wald und trotzen dem Wettergott, der es diesmal stürmisch mit uns meint.

Johanna, 30 Jahre, berichtet von schwierigen Gesprächen mit ihrem Vorgesetzten. »Ich habe versucht, die Kritik abperlen zu lassen, doch mein Chef fin-

det immer ein Haar in der Suppe.« Sie bleibt unvermittelt stehen. »Jetzt, wo ich darüber spreche, merke ich, wie mir der Hals klopft.«

Wir schweigen.

»Wenn du dich an den letzten Zusammenstoß erinnerst – was löst das in dir aus? Wie fühlt sich das an?«

Johanna hat die Augen geschlossen. »Ich fühle mich sehr hilflos.« Sie sucht behutsam nach angemessenen Begriffen, doch plötzlich ist die Höflichkeit verschwunden. »Was soll ich lange drum herumreden?! Ich bin wütend und will mir das nicht länger gefallen lassen.«

Oft können wir unterschwellige Gefühle nicht sofort in Worte fassen. Wir sagen zwar: »Das hat mich glücklich gemacht« oder »Da war ich echt sauer«, aber wir beschreiben damit nur den Teil der Emotion, der uns bewusst zugänglich ist. Gerade unangenehme Gefühlsregungen lösen jedoch oft ein unspezifisches Unbehagen in uns aus, das wir nicht näher beschreiben können. Irgendetwas passt nicht und möchte unsere Aufmerksamkeit. Wir sprechen vom »Bauchgefühl«, spüren »einen Kloß im Hals« oder fühlen »einen Stich ins Herz«, obwohl es objektiv keine Verletzungen oder Beschwerden gibt. Meist richtet sich unser Unmut gegen jene Person, die das unangenehme Gefühl auslöst. Doch das verlängert den Unmut nur. Ich rate dazu, dem Ärger, der Traurigkeit oder der Frustration offen nachzuspüren und zu schauen, was dahinterstecken könnte.

Die Rolle der Emotionen

Emotionen lotsen uns durch den Alltag, unbewusst bewerten wir mit ihrer Hilfe jede Situation. Doch was sind Emotionen eigentlich? Biologisch gesehen handelt es sich um komplexe Verhaltensmuster, die sich im Laufe der Evolution herausgebildet haben und uns dabei helfen, uns in der Umwelt zu orientieren und Entscheidungen zu treffen. Der portugiesische Neurowissenschaftler António R. Damásio beschreibt, wie er über Jahre den Tumorpatienten Elliot betreute, der nach einer OP plötzlich keine Entscheidungen mehr treffen konnte.[86] Elliot Smith vertrödelte unendlich viel Zeit mit der Überlegung, ob er zuerst die Zähne putzen oder sein Gesicht waschen sollte. Beim Entfernen des Tumors waren auch Verbindungen zum Emotionszentrum durchtrennt worden. In diesem Bereich des limbischen Systems werden unser Antrieb gesteuert und unsere Affekte kontrolliert, die wichtig beim Erlernen neuer Inhalte und Verhaltensweisen sind.

Emotionen sind Teil unserer Lebenserfahrung. Was wir erleben, was wir lernen – alles wird im Gehirn mit einem entsprechenden Gefühl verknüpft und gespeichert. Je intensiver das Gefühl, desto bewusster bleibt die Erinnerung verankert. Negative Gefühle nehmen wir stärker wahr, weil sie für das Überleben unserer Vorfahren bedeutsamer waren als positive Gefühle. Je größer unser emotionaler Erfahrungsschatz, desto differenzierter wird auch unser emotionales Bewertungssystem.

Der richtige Umgang mit Gefühlen

Es knarzt lauter. Zwei Baumstämme reiben im Wind aneinander. Johanna sieht mich fragend an.

»Was denkst du gerade?«

»Ich spüre jetzt sehr deutlich meine Wut.«

»Bleib bitte bei diesem Gefühl und spüre genauer dorthin. Was ist da noch?«

»Schwer zu sagen.«

»Nimmst du das Klopfen im Hals noch wahr?«

Johanna nickt.

»Lass uns dein Körpergefühl fragen, was gerade gebraucht wird.«

Emotionen sind untrennbar mit körperlichen Reaktionen verbunden und bilden sich auch in unserer Sprache ab. »Ihm standen die Haare zu Berge« steht beispielsweise für Schrecken. »Ihr blieb die Luft weg« beschreibt Überraschung. Manchmal »schlägt« uns ein Erlebnis »auf den Magen« oder »geht uns an die Nieren«. Im Coaching geben diese Bilder erste Hinweise auf das momentane Erleben des Klienten.

Ein bewussterer Umgang mit den eigenen Gefühlen erfordert ein intensiveres Beschäftigen damit. Klingt ziemlich banal, ist aber gar nicht so einfach, denn wir haben gelernt, gerade unangenehme Gefühle schon beim Aufkommen irgendwie wegzudrücken. Wer will schon länger als nötig Angst oder Trauer spüren? Verdrängt man ungute Gefühle, verschwinden sie allerdings nicht, sondern grummeln weiter, um sich in ähnlichen Situationen wieder zu zeigen.

In einer neurowissenschaftlichen Studie aus dem Jahr 2010 wurde eine Gruppe von Probanden gebeten, über sich nachzudenken. Die zweite Gruppe sollte einfach nur ihre Gefühle wahrnehmen.[87] Das paradox erscheinende Ergebnis: Bei den »Denkern« ließ sich eine höhere Intensität der emotionalen Verarbeitung messen als bei den »Fühlern«. Wie kann das sein? Ganz einfach. Bei den »Fühlern« waren die für die Emotionsverarbeitung zuständigen Gehirnbereiche zunächst ebenfalls hochaktiv, regulierten sich aber nach einer Weile. Offenbar meldete ihr Gehirn, dass die Gefühlsbotschaft angekommen war. Die »Denker« dagegen konnten ihre Gefühle nicht hinreichend wahrnehmen, also blieb die Hirnaktivität erhalten. Die Forscher verglichen Emotionen mit einem Wecker: Die »Fühler« hören das Klingeln und schalten den Wecker aus. Die »Denker« hören nichts, der Wecker bimmelt unentwegt. So kann latenter Dauerstress entstehen, der sich mit der Zeit auch organisch abbilden kann.

Sich mit seinen Emotionen zu beschäftigen, ist kein esoterischer Schnickschnack, sondern dient einem besseren Umgang damit. Die zentrale Frage lautet: Was ist mit diesem Gefühl noch verbunden? Lassen wir Gefühle wie Wut, Ärger oder Trauer zu und spüren tiefer hinein, bekommen wir allmählich einen Zugang zu dem, was in uns arbeitet. Der Körper ist der Resonanzraum unserer Emotionen und zeigt durch seine Reaktionen, was uns bewegt. Das Klopfen in Johannas Hals ist ein typisches Körpersignal, häufig wird auch ein Druck im Herz- oder Brustraum beschrieben. Diese emotional ausgelösten Symptome werden auch als »somatische Marker« bezeichnet (→ Seite 114).

Was uns Gefühle sagen wollen

Johanna schließt die Augen. »Da will etwas raus.«

»Was könnte das sein?«

»Meine Stimme«, antwortet sie.

»Was möchte deine Stimme sagen?«

»Ich fühle mich nicht wertgeschätzt, nicht gesehen. Ich reibe mich wirklich für diesen Job auf, und er macht mir auch Spaß. Aber wenn dann immer wieder kritische Äußerungen kommen, stelle ich mich irgendwann komplett infrage.«

»Woher kennst du das Gefühl, nicht wertgeschätzt zu werden?«

Sie schweigt, überlegt und sagt dann stockend: »Von früher, aus der Familie. Ich konnte es Papa nie recht machen. Er fand immer etwas zum Mäkeln, auch wenn ich mit guten Noten aus der Schule kam. Ich war nie gut genug.«

»Schau dich mal um. Gibt es etwas, das dich an deine Situation erinnert?«

Johanna zeigt auf die beiden Bäume, die sich aneinander reiben. Die Kronen haben sich verkeilt. »So wie die beiden da, die bräuchten dringend mal Abstand.«

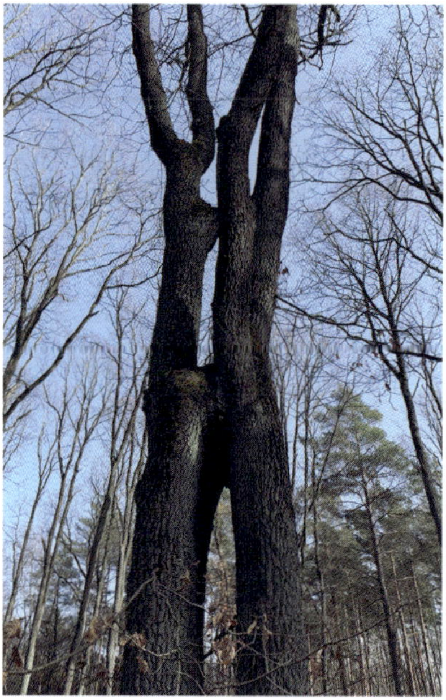

Um Johannas Bild für sie fassbar zu machen, klaube ich zwei Äste mit Blättern vom Waldboden, die ich ineinander verschränke. »Schau dir diese beiden Äste an, die hier symbolisch für dein Bild stehen. Was siehst du?«

»Das ist interessant«, sagt sie, »ich dachte zuerst, dass sie zu eng aneinanderliegen und sich im Weg sind. Aber sie stützen sich auch gegenseitig.«

»Was bräuchte es, damit sie sich stützen, ohne dass sie ineinander verkeilt sind?«

»Sie sollten sich irgendwo anlehnen können, anstatt sich einander zu umklammern. Dann wären sie sich immer

noch nah, aber auch unabhängig.« Johanna nimmt die Äste und geht zu einem Baum. Sie lehnt die Äste dann mit etwas Abstand an den Stamm, so dass sich deren Blätter leicht berühren. »Gestützt, ohne sich in die Quere zu kommen. Platz zum Entfalten.«

Der Wald bietet unendlich viele Assoziationsmöglichkeiten, um innere Bilder symbolisch zu manifestieren. So werden Konflikte, die sich zunächst nur als unspezifisches Unbehagen melden, im Außen sichtbar und greifbar gemacht. KlientInnen haben die Chance, ihr Problem durch eine andere Brille zu sehen, und können sogar eingreifen. Passives inneres Erleben wird in aktives äußeres Handeln verwandelt. Das Objekt oder Opfer wird in diesem symbolischen Lösungsraum zum Subjekt, das selbstbestimmt nach Auswegen oder Veränderungen sucht. Wer sich seiner Gedanken, Gefühle und Bedürfnisse bewusst wird, wandelt sich zum Gestalter des eigenen Daseins. Hindernisse mögen existieren, aber sie scheinen überwindbar. Der Lebensfluss kommt in Bewegung.

Metaphern als Ausdruck unseres Inneren

Sprachliche Bilder oder Metaphern können uns dabei helfen, unser inneres Erleben auszudrücken. Ich mag Begriffe wie »Drahtesel« oder »Liebesspiel«, weil sie eher kühle Worte wie »Fahrrad« oder »Sex« mit neuen frischen Assoziationen aufladen. Metaphern, die einen gefühlten seelischen Zustand beschreiben, sind oft aus direkten körperlichen Erfahrungen entstanden. Spreche ich vom »Gefühl der Wärme«, das mich bei der Begegnung mit einem Tier erfüllt, dann ist das ein spürbares Bild für meine Zuneigung. Bei nahen Beziehungen nutzen wir oft die Haut als Metapher: Wir sind »berührt«. Im täglichen Leben reden wir nicht nur in Metaphern, sondern wir denken auch in ihnen. Und gerade in der Übertreibung oder im Absurden liegt der Mehrwert. Wenn ich »jemanden zum Fressen gern habe« oder mich »fühle wie ein ausgewrungener Schwamm«, dann verbildliche ich Gefühle jenseits reiner Logik.

»Metaphern verstärken unser Vermögen, die Welt um uns herum wahrzunehmen und zu verstehen«, schreibt der amerikanische Psychologe Julian Jaynes.[88] Sie erweitern unsere Sprache und sind für andere gut nachzuvollziehen. In der Psychotherapie und im Psychodrama werden Metaphern genutzt, um neue Perspektiven zu eröffnen und Menschen wieder handlungsfähig zu machen. Sie ermöglichen ein intuitives Verbalisieren von Situationen, die wir mit Grübeln allein nicht zu fassen bekommen. Ich nutze Metaphern besonders gern, um Widerstände und Blockaden aufzuspüren, die wir dann gemeinsam auflösen.

Der Wald bietet dazu sowohl den Raum als auch die symbolischen Objekte. Er ist selbst eine große Metapher – sei es für Vielfalt und Selbstbehauptung, für Kooperation und Wettbewerb, für Wachstum, Veränderung, Kreativität und Geduld. Allein der kleine Trieb im Frühling, der auch mal ein stolzer Riese werden will, illustriert unzählige Aspekte des Lebens.

Mich beeindruckt der Wald vor allem deshalb, weil er den nie endenden Kreislauf des Lebens illustriert, das Werden und Vergehen. Einjährige Pflanzen sterben zwar, aber sie verschwinden nicht, sondern verwandeln sich in Humus, der wiederum die Grundlage für neues Leben ist und Samen mit Nährstoffen versorgt. Bei Bäumen sind diese Zyklen wesentlich länger, aber die Botschaft ist dieselbe. Tote Stämme nähren und schützen oft über Jahrzehnte eine Vielzahl von Lebewesen. Der Tod des Baums ist nicht umsonst, er ermöglicht neues Leben.

Für mich hält diese Metapher viel Trost bereit. Auch unser Tod ist nicht sinnlos, sondern einfach Teil eines Kreislaufs, der mich immer wieder daran erinnert, warum ich auf dieser Welt bin – um zu lernen und zu wachsen. Ich betrachte Krisensituationen weniger als Drama, sondern vielmehr als Phase eines Wachstumsprozesses. Je düsterer die Lage scheint, desto hilfreicher ist die lösungsorientierte Frage: Wozu ist es gut? So bleibt mein Denken weit und löst sich von den Details. Stelle dir diese Frage bei deiner nächsten Krise und schau, ob sich dadurch neue Perspektiven ergeben.

Metaphern, um zu lernen und zu wachsen

Von der Sonne lernen, im Licht zu stehen.
Von den Wolken lernen, sich treiben zu lassen.
Vom Wind lernen, immer weiter zu gehen.
Von den Bäumen lernen, verwurzelt zu sein.
Von den Gräsern lernen, zart und biegsam zu sein.
Von den Steinen lernen, fest zu sein.
Von den Pflanzen im Frühling das Werden lernen.
Von den Blättern im Herbst das Loslassen lernen.
Vom Sturm lernen, orientierungslos zu sein.
Vom Regen lernen, sich zu vergießen.
Vom Bach lernen, zu fließen.
Von der Erde lernen, zu nähren.
Vom Mond lernen, im Rhythmus zu sein.
Von den Sternen lernen, sich weit zu fühlen.
Von Sternschnuppen lernen, sich fallen zu lassen.
Von den Jahreszeiten lernen, in Zyklen zu leben.
Vom wilden Wald lernen, ein Knotenpunkt im Lebensnetz zu sein.

Die Bereitschaft zur Vergebung

Johanna umkreist den Stamm, an dem die beiden Äste lehnen.

»Welcher Ast steht für dich?«

Sie schaut aus verschiedenen Perspektiven auf das Arrangement. Dann deutet sie auf den kleineren Ast: »Das bin ich.«

»Wie geht es diesem Ast gerade? Ist er noch wütend?«

Sie schüttelt den Kopf. »Der Abstand tut gut.«

»Was bräuchte der Johanna-Ast noch, damit es ihm richtig gut geht?«

»Wertschätzung«, antwortet sie.

»Wie kann sich der Johanna-Ast denn selbst wertschätzen?«

»Ich mich selbst?« Johanna schaut mich irritiert an.

In meiner Psychodrama-Ausbildung habe ich das Wort »Fehlerfreundlichkeit« gelernt, das eine neue Perspektive eröffnet. Gemeinhin verabscheuen wir Fehler, obwohl sie uns permanent unterlaufen. Geißeln wir uns für jeden Fehler, manövrieren wir uns in eine Sackgasse ewiger Selbstbeschimpfung. Begegnen wir unseren Fehlern dagegen freundlich, weil wir sie als Ratgeber oder Trainingsobjekte betrachten, verabschieden wir uns vom Tunnelblick der Selbstkritik und eröffnen uns die Chance zu lernen. Fehler machen uns besser, sofern wir sie nicht ständig wiederholen.

Fehlerfreundlichkeit beinhaltet zugleich den Aspekt der Vergebung. Wer sich seine Fehler verzeihen kann, der zürnt nicht, sondern akzeptiert. Es wird Gründe dafür geben, warum wir diese Fehler gemacht haben. Erst das liebevolle Aufspüren der Ursachen ermöglicht das Bessermachen, wir können aus unseren Fehlern lernen. Vergebung ist zudem eine Basis für unser tägliches Miteinander. Wer ewig auf Kleinigkeiten herumreitet wie Johannas Chef, verschließt den Raum zum Lernen. Statt sich gemeinsam auf die Suche nach Lösungen zu machen, verharren wir im endlosen Spiel von Kritik und Beleidigtsein. Wer nicht verzeihen kann, schafft ein unsichtbares Hamsterrad aus Angriff und Vergeltung, aus Wut und Traurigkeit. Das Verlockende daran: Der Kläger kann sich moralisch erheben, der Täter wiederum igelt sich in einer vordergründig bequemen Opferrolle ein.

Vergebungsbereitschaft ist eine Charakterstärke in der Positiven Psychologie. Das entwicklungsorientierte Menschenbild, das sich dahinter verbirgt: Jede und jeder von uns hat die Chance und meist auch die Fähigkeit, zu lernen und zu wachsen. Vergeben braucht Kraft, Gelassenheit und Vertrauen. Vergebungsbereite Menschen verzeihen selbst dann, wenn sie Schaden erlitten haben. Denn sie vertrauen darauf, dass Vergeben Freiraum schafft und uns aus der Enge zurück in die Offenheit bringt. Vergebung macht uns zu besseren Menschen – im kleinen Beziehungszoff wie im großen Krieg. Ohne Vergeben gibt es weder inneren noch äußeren Frieden.

Die Psychologin Verena Kast sagt: »Verzeihen ist eine Kunst, die zu größerer Freiheit führt und uns das Leben aktiv gestalten lässt. Man tritt aus der Opferrolle heraus.«[89] Verzeihen ist allerdings mehr, als nur zu sagen: »Macht doch nichts.« Werden wir verletzt, betrogen, beleidigt oder verleumdet, kommen mächtige Gefühle wie Scham, Ärger, Traurigkeit oder Frustration auf. Menschen sinnen auf Rache, die aber nur kurzfristig zur Befriedigung führt, wie Studien zeigen. Das Verdrängen unguter Gefühle ist ebenfalls ungesund, denn der Ärger rumort innerlich weiter und kann auf Dauer zu konkreten Schmerzen führen, zum Beispiel in Rücken oder Bauch.

Verzeihen bedeutet, sich zunächst seinen Gefühlen zu stellen, Verletzungen wahrzunehmen und sie schließlich auszusprechen. Vergeben hat nichts mit Ertragen oder Erzwingen zu tun, sondern ist ein Akt der gelassenen Freiwilligkeit. Dazu gehört mitunter auch Konfliktbereitschaft, um das verletzende Verhalten klar anzusprechen, das dem Gegenüber nicht immer bewusst sein muss.

Manchmal ist es hilfreich, eine monetäre oder ideelle Wiedergutmachung anzuregen – von der Übernahme etwaiger Reparaturkosten bis hin zum Versöhnungsschmaus. Wiedergutmachen ist hier nicht als Strafe zu verstehen, sondern als praktisches Anerkennen einer Verfehlung und als womöglich sogar entlastender Akt, sich aktiv an einer Heilung zu beteiligen. Ich murmle nicht nur »Sorry«, sondern übernehme konkrete Verantwortung. So wird Verzeihen zu einem aktiven Ausdruck von Mitmenschlichkeit. Wir reduzieren unser Gegenüber nicht auf eine Tat, sondern behalten den ganzen Menschen im Blick, der genauso unperfekt ist wie wir selbst.

Oft erlebe ich, dass Klientinnen und Klienten einen jahrzehntelangen Groll auf ihre Eltern hegen, der sich verschieden äußern kann –

von passiver Aggressivität bis hin zum Kontaktabbruch. Auch hier hilft ein Perspektivenwechsel. Machen wir uns klar, unter welchen Umständen die eigene Mutter oder der eigene Vater aufgewachsen ist, dann entwickeln wir Verständnis und zeigen Mitgefühl. Viele Kinder wissen nicht einmal genau, welche Kränkungen oder Verletzungen die eigenen Eltern mit sich herumschleppen, weil darüber nie geredet wurde. Ich selbst habe meine Eltern sehr viel besser verstanden, als ich selbst Mutter geworden bin. Wer plötzlich eine neue Verantwortung trägt, entwickelt nahezu automatisch ein besseres Verständnis und damit eine gewisse Milde. Wer dem Reiz des schnellen Grolls widersteht, tut seiner Gesundheit etwas Gutes. In einer Metaanalyse von 128 Studien wurde der Zusammenhang von Verzeihen und Stresshormonen untersucht. Dabei kam unter anderem heraus, dass Vergebung eindeutig die Herzgesundheit fördert.[90]

Die Perspektive wechseln

»Ich verstehe deine Frage gerade nicht.« Johanna sieht mich irritiert an. »Wieso fragst du mich nach meiner Wertschätzung?«

»Wir suchen Wertschätzung im Außen durch Lob und Anerkennung. Wenn wir sie nicht bekommen, sind wir enttäuscht oder wütend. Der einzige Mensch, der immer da ist und dich jederzeit wertschätzen kann, bist du selbst. Dazu braucht es Selbstachtung und ein sicheres Selbstwertgefühl. Sich selbst wertzuschätzen, ist wiederum die Voraussetzung dafür, andere Menschen zu akzeptieren und zu respektieren.«

»Okay, verstanden.« Johanna nickt. »Aber was hat das mit meinem Problem zu tun?«

»Wenn du dich und deine Arbeit wertschätzt, weil du weißt, dass du alles gegeben hast, dann führt die Kritik deines Chefs nicht dazu, dass du dich selbst infrage stellst.«

»Und was soll ich jetzt tun?«

»Was würde der Johanna-Ast machen?«

Sie nimmt ihren Ast und läuft damit um den Baum. Stumm bleibt sie schließlich vor dem Chef-Ast stehen.

»Was ist mit deiner Stimme?«, frage ich. »Sprich mit ihm. Du kannst ihm alles sagen, er ist nur ein Ast.«

Johanna lacht, dann erklärt sie dem Chef-Ast leise, aber bestimmt, dass ihr seine Wertschätzung fehlt.

Wir haben einen wichtigen Punkt erreicht, denn nun ist eine offene Kommunikation möglich. Hier kommt das Psychodrama ins Spiel. Johanna spricht abwechselnd, mal als Johanna-Ast, mal als Chef-Ast. In der Psychotherapie werden dazu zwei Stühle gegenübergestellt, die die beiden Perspektiven repräsentieren. Durch den Wechsel des Stuhls wird der Wechsel der Perspektive körperlich erfahren. Diese Inszenierung schafft zudem ein Gefühl von Sicherheit, weil das reale Gegenüber nur in Gedanken anwesend ist.

So kann Johanna ihrer Wut gefahrlos Luft machen und bekommt dabei ein Gefühl der Selbstwirksamkeit. Sie wird ihren Zorn nicht länger in sich hineinfressen. Die ausgelebte Wut wird zur Handlungskraft, die Johanna zugleich ihre Grenzen aufzeigt. Sobald die erste Wutwelle verraucht, versucht Johanna, ihr Anliegen so zu formulieren, dass ihr Gegenüber sie nicht nur als wütende, also kopflose Anklägerin betrachtet. Der Perspektivenwechsel verhilft ihr zu der Erkenntnis, dass nur ein respektvolles und wertschätzendes Gespräch zu einer Lösung führen wird.

Wichtige Grundlage für ein solches Gespräch ist der Verzicht auf Anklagen und Schuldzuweisungen, die sich oft in einem ausgestreckten Zeigefinger manifestieren. Wirkungsvoller sind Sätze, die mit »ich« beginnen. Der Zeigefinger würde vielleicht sagen: »Sie sind das Problem. Denn Sie schätzen meine Arbeit nicht, Sie haben immer etwas zu meckern.« Es gibt aber auch die Möglichkeit, das Gespräch ganz anders zu eröffnen, zum Beispiel so: »Ich schätze Anmerkungen zu meiner Arbeit, wenn ich daraus lernen und künftig noch effektiver arbeiten kann.« Der Chef fühlt sich nicht direkt angegriffen, bekommt aber einen deutlichen Hinweis darauf, dass sich Johanna konstruktive Kritik wünscht. Johanna zollt dem Vorgesetzten Respekt, weil sie seine Expertise einlädt. Aber sie formuliert auch Grenzen. Konstruktive Kritik immer gern, weil sie dem gemeinsamen Ziel guter Arbeit dient. Bloßes Gemaule, so die Botschaft, sabotiert dieses Ziel. Das kann keiner wollen. So schafft der Perspektivenwechsel erstens Verständnis, das zweitens zu einer echten, ehrlichen, vielleicht sogar harten Kommunikation führt, aber Kollateralschäden vermeidet.

Übung: Das Zwiegespräch

Du kannst diese Übung zu Hause oder im Wald machen. Ich finde sie im Wald allerdings kraftvoller.

- Suche dir zwei Plätze im Wald, die sich nahe gegenüberliegen. Stelle dir dein Gegenüber vor. Wenn dir das schwerfällt, dann suche dir einen symbolischen Stellvertreter.
- Denke dich ganz in die Situation hinein und sprich aus dem entstehenden Gefühl heraus mit dem Gegenüber.
- Hast du alles gesagt, nimm den Platz deines Gegenübers ein, um ein Gespür für seine Perspektive zu bekommen. Lass deine eigenen Worte dort nachklingen. Was lösen sie bei dir in deiner neuen Perspektive aus? Antworte aus der neuen Position heraus. Dabei kann es hilfreich sein, Stimme oder Tonfall der betreffenden Person zu imitieren. Sprich alles aus, was du loswerden willst.
- Wechsle mehrfach zwischen den beiden Perspektiven hin und her, bis dir beide klarer werden. Denke an die Ich-Botschaften. Begib dich jedes Mal wieder mit aller Kraft in die betreffende Rolle hinein. Ein kurzes, kräftiges Schütteln hilft während der Wechsel, die alte Rolle abzulegen. Hast du eine Rolle eingenommen, sprich sie einmal klar und deutlich aus: Jetzt spricht Johanna, die Angestellte. Jetzt spricht Herr Lehmann, der Chef.

- Anfangs fällt es vielleicht schwer, die Worte zu finden. Aber je geduldiger du im Spiel bist und je konsequenter du in die jeweilige Rolle schlüpfst, desto größer ist der Erkenntnisgewinn. Wenn dir nichts mehr einfällt, bleibe trotzdem auf dem jeweiligen Platz und spüre nach. Was nimmst du wahr?

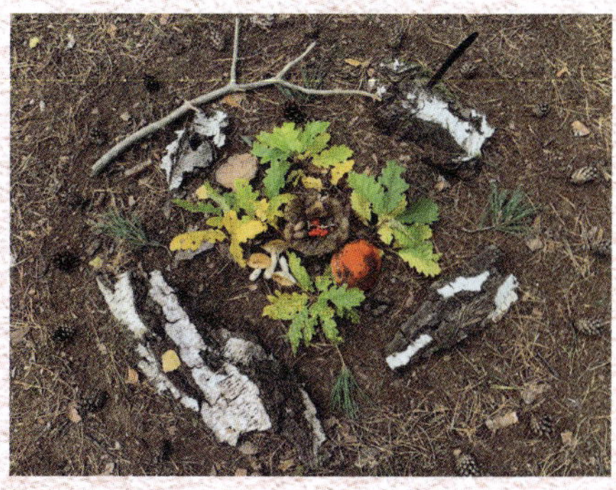

Übung: Unbehagen auflösen

- Für diese Übung brauchst du Ruhe und etwas Abstand zu der belastenden Situation. Erinnere dich noch mal an diese Situation, nimm deine Gefühle wahr und begib dich noch einmal tief hinein.
- Frage dich, was bei diesem Gefühl mitschwingt? Ist es nur Wut? Oder verbirgt sich dahinter noch ein anderes Gefühl? Ärger oder Wut dienen häufig als Schutz, um dahinterliegende, weitaus unangenehmere Gefühle nicht spüren zu müssen. Typisches Beispiel: Werden wir kritisiert, dann wird oft ein wunder Punkt in uns getriggert, etwa eine Verletzung in unserer Kindheit. Wir fühlen uns wie damals, vielleicht minderwertig, beschämt oder ungeliebt. Der vordergründig aufsteigende Ärger ist wie eine Nebelkerze, die das tiefere Gefühl von Verletzung unsichtbar macht. Deshalb spricht man bei Ärger auch von einer »sekundären Emotion«.
- Stellst du fest, dass hinter deinem Ärger Minderwertigkeitsgefühle stecken, dann stellt sich die konstruktive Frage, was du brauchst, um dich nicht mehr minderwertig zu fühlen. Tauchen Szenen aus deiner Vergangenheit auf, dann denke dich mit deinem erwachsenen Selbst erneut in die alten Szenen hinein. Stelle dir vor, wie dein erwachsenes

Ich dem kindlichen Ich zu Hilfe eilt. Die Botschaft: Du bist nicht allein. Du hast immer noch dich selbst.

- Zeigt sich eine körperliche Reaktion, dann kannst du fragen: Was braucht dieses Körpergefühl gerade? Johanna könnte ihr Halsklopfen fragen, was da gerade Aufmerksamkeit braucht. Was würde sich ändern, wenn das Klopfen vom Hals in den Bauch wandert? Was kann das Klopfen leiser machen oder beenden?

Übung: In fünf Schritten zur Vergebung

1. Erzähle das Erlebte einem neutralen Dritten, der deine Wahrheit würdigt, Mitgefühl zeigt und Verständnis für deinen Schmerz hat.
2. Suche Zugang zu deinem Schmerz und lasse negative Gefühle zu. Versuche das Gefühl zu halten, indem du tiefer und tiefer hinein fühlst, ohne es zu bewerten. Keine Emotion währt ewig. Erst wenn wir unseren Schmerz zulassen und unsere Verletzung würdigen, kann Heilung entstehen.
3. Suche eine neue Deutung. Dieser Schritt ist wichtig, um einen differenzierteren Blick auf das Geschehene zu bekommen und die Verletzung neu zu kontextualisieren, also in einen anderen Zusammenhang zu stellen. Was wir als verletzend erleben, hängt von unserer subjektiv eingefärbten Wahrnehmung ab. Nehmen wir uns als Opfer wahr, liegt unser Fokus im Außen: Wir sind Objekt und werden behandelt. Geben wir die Opfer-Perspektive auf, entwickeln wir Mitgefühl für die andere Person. Wir werden zum Subjekt und kommen ins Handeln.
4. Verstehe das Erlebte als Möglichkeit, zu wachsen. Frage dich: Wozu war es gut? Mit dieser kleinen Frage verändert sich unsere Wahrnehmung. Wir erkennen an, dass das Leben nur selten ein Ponyhof ist. Wir reduzieren das Drama, wenn wir versuchen, ein Problem als Geschenk zu sehen, das uns zwar kurzfristig belasten mag, aber langfristig für Wachstum und Resilienz sorgt. Danke dafür.

5. Integriere die neue Perspektive. In diesem letzten Schritt geht es darum, die Schritte eins bis vier nicht nur als Gedankenspiele zu betrachten, sondern tief im Körper zu verankern und im Herzen zu spüren. Dazu eignen sich Embodiment-Übungen, zum Beispiel eine neue Körperhaltung zu finden. Hat Johanna die Kritik des Chefs bislang im Sitzen erfahren, kann es helfen, künftig aufzustehen, sollte eine weitere Tirade anstehen. Rituale, wie ich sie im Kapitel »Die Kraft der Rituale« beschreibe, können dich ebenfalls dabei unterstützen, Altes und Verstricktes zu transformieren. Diese fünf Schritte finden während der Bearbeitung eines Themas übrigens häufig gleichzeitig statt.

DER LÖSUNG IST DAS PROBLEM EGAL

»DIE GRÖSSTE ENTSCHEIDUNG DEINES LEBENS LIEGT DARIN, DASS DU DEIN LEBEN ÄNDERN KANNST, INDEM DU DEINE GEISTESHALTUNG ÄNDERST.«

ALBERT SCHWEITZER, DEUTSCH-FRANZÖSISCHER ARZT UND THEOLOGE

Krimiautor Peter, 42 Jahre, sitzt, denkt und schreibt viel. Dennoch fehlt ihm etwas. »Es ist, als ob mir etwas abhandengekommen sei. Aber ich weiß nicht, was.« Er fühle sich wie ein Fisch auf dem Trockenen. »Normalerweise bin ich eine Maschine. Ich habe in den letzten zehn Jahren pro Jahr einen neuen Krimi geschrieben. Doch in letzter Zeit stecke ich oft fest. Ich habe keine Ideen, keine Lust und frage mich, ob es das war?« Er sieht mich fragend an.

»Wie war es denn vorher?«

»Ach, da hatte ich viele Ideen«, erzählt er stolz. »Ich habe mit den ersten beiden Büchern sogar Preise gewonnen. Ich glaube, meine Unlust begann mit der Geburt unserer Tochter. Ich wollte nicht wie mein Vater werden, der sich immer in seinem Arbeitszimmer einschloss und meiner Mutter alles überließ. Also habe ich versucht, meiner Frau so viel wie möglich abzunehmen.«

»Versucht?«

Peter senkt den Kopf. Seine Schultern fallen nach vorne. Er wirkt plötzlich traurig. »Es ging halt nicht. Sobald ich unsere Tochter auf den Arm nahm, schrie sie wie am Spieß. Kaum nahm meine Frau sie mir ab, war sie leise. Ich bin an ihr gescheitert.«

»Gescheitert? Was heißt ›scheitern‹ für dich?«

»Na ja, hat mal wieder nicht geklappt. Wie immer. Kennt man ja.«

»Wer ist ›man‹? Wer kennt das?«

»Ich.«

»Wieso glaubst du das?«

Er schaut mich verständnislos an.

Wieder nicht. Wie immer. Kennt man ja. Es gibt Menschen, die sich solche Sätze mehrmals täglich um die eigenen Ohren hauen. Bei Peter – als Krimiautor mit einem Talent fürs Dramatisieren ausgestattet – klingen solche stillen Selbstbeschimpfungen besonders überzeugend, sogar für ihn selbst.

Was uns prägt

Positive wie negative Glaubenssätze bestimmen unser Fühlen, Denken und Handeln. Sie definieren, was wir uns zutrauen. Manche Bausteine wie »Kennt man ja« klingen verdächtig nach unseren Eltern und nach Lehrern oder Trainern aus unserer Kindheit und Jugend. Je früher diese Sätze fallen, desto tiefer brennen sie sich ein. In manchen Familien gilt es bis heute als lustig, wenn man den Kindern abwertende Spitznamen wie »Prinzessin Ungeschickt« gibt. Kinder nehmen Worte ungefiltert auf. Was oft wiederholt wird, glauben sie irgendwann, verinnerlichen es und verhalten sich unbewusst danach. In der Psychologie sprechen wir von »Konditionierung« oder »Prägung«.

Aus Glaubenssätzen bilden sich Grundüberzeugungen, die sich in bestätigenden Gedanken und Gefühlen ausdrücken, die wiederum unser Verhalten unbewusst beeinflussen. Botschaften wie »Du bist nicht gut genug« oder »So etwas passiert nur dir« führen letztendlich zu einer unbewussten Identifizierung mit dem vermeintlichen Mangelzustand – erst recht, wenn die beiden toxischen Worte »nie« oder »immer« im Spiel sind. Menschen sehen sich durch eine Mangelbrille und bewerten sich negativ. Sie sind kritischer mit sich selbst als mit anderen.

Werden diese verinnerlichten Glaubenssätze getriggert, kommen unangenehme Gefühle auf wie Scham, Hilflosigkeit, Angst, Traurigkeit, Wut oder Ohnmacht. Der Körper macht die innere Haltung sichtbar, ob durch hängende Schultern, runden Rücken und gesenkten Kopf oder durch ein wutverzerrtes Gesicht und Drohgebärden. Oft verdeckt die sekundäre Emotion Wut das darunterliegende Gefühl, zum Beispiel Scham.

Glaubenssätze wirken sich auch auf unbewusste körperliche Vorgänge wie Atmung, Herzschlag oder Blutdruck aus. Sie können zu Stress, Krankheiten oder seelischen Problemen wie Depressionen führen. Wer sich jeden Morgen sagt, dass die Arbeit stressig und sowieso nicht zu schaffen ist, gibt sich gar nicht erst die Chance, das Pensum zu bewältigen. Das kann zu chronischem Stress führen, der den Körper in einen dauerhaften Erregungszustand versetzt und zu Erschöpfung führt. Es bleibt kein Raum mehr für Entspannung. Das Immunsystem schwächelt, und Erkrankungen können im schlimmsten Fall chronifizieren.

Im Erwachsenenalter verfestigen sich Glaubenssätze zunehmend durch Erlebnisse mit dem Beziehungspartner, dem Chef oder den Arbeitskollegen. Kaum wird ein Glaubenssatz getriggert, läuft das konditionierte Muster automatisch ab. Wer davon überzeugt ist, nicht vor vielen Menschen sprechen zu können, wird in den Tagen vor einem wichtigen Vortrag von seinen Gedanken und Gefühlen gequält. Gut möglich, dass sich eine Erkrankung einstellt oder die Person den Vortrag aus anderen, vielleicht sogar vorgeschobenen Gründen im letzten Moment absagt. So wird der gefühlte Mangel bestätigt und weiter verstärkt – ein Teufelskreis.

Neue Lösungen finden

Glaubenssätze sind Annahmen, Überzeugungen oder Lebensregeln, die sich nicht mit Wissen oder Fakten belegen lassen. Sie sind unsere eigenen Interpretationen und Bewertungen, die wir über uns, über andere Menschen und über die Welt in uns tragen. Sie repräsentieren nicht *die*, sondern *unsere* Realität.

Ich bitte Peter, ein Symbol für sein Scheitern zu finden. Unschlüssig läuft er herum, bis er mich zu sich winkt. Vor uns ragt der Rest einer Kiefer empor; ihr Stamm ist auf drei, vier Metern Höhe abgeknickt. »Da«, sagt Peter, »aus dem wird nichts mehr.«

»Ist das wirklich wahr?«

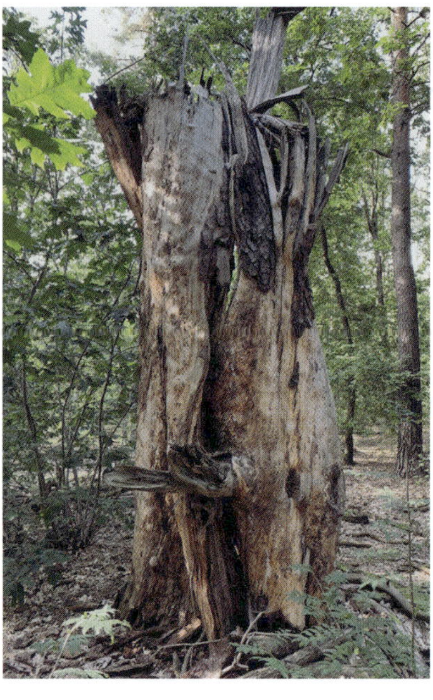

»Absolut. Das ist kein Baum mehr, sondern eine Ruine.«

»Nimm doch bitte mal die Haltung ein, die dieser Baum hat.«

Peter beugt sich mit seinem Oberkörper nach unten und lässt die Arme hängen. Ich tue es ihm nach.

»Was nimmst du wahr?«

»Es ist unbequem. Das Blut läuft mir in den Kopf. Mein Rücken zwickt. Irgendwie traurig und starr.«

»Was könntest du tun, um deine Haltung zu verändern?«

Sehr langsam richtet sich Peter wieder auf. »Ich bin gescheitert. Was ist falsch an diesem Satz?«, frage ich ihn.

Es gibt verschiedene Kategorien von Glaubenssätzen:

- Häufig kommen sie mit Wenn-dann-Regeln daher, zum Beispiel: Wenn ich mich nicht ordentlich anstrenge, dann bin ich nichts wert.
- Oft enthalten Glaubenssätze auch Verbote wie: Du kannst doch jetzt keine Pause machen.
- Oder sie klingen wie Befehle: Du musst das schaffen.
- Viele Glaubenssätze scheinen absolute Wahrheiten zu enthalten: Ein Junge weint nicht.
- Oder sie sind stark verallgemeinernd und lassen keinen Widerspruch zu: Da kann man nichts ändern.
- Als Grundüberzeugungen der eigenen Identität beginnen Glaubenssätze oft mit »Ich bin«, zum Beispiel: Ich bin schlecht. Ich bin falsch. Ich bin ungeliebt. Oder eben »gescheitert«, wie mein Klient Peter von sich glaubt.

Das Problem an Glaubenssätzen ist schon im Namen zu erkennen: Wir glauben sie. Wir spüren ihre Wirkung, aber hinterfragen nicht ihre Ursachen. Natürlich gibt es auch positive Glaubenssätze wie den Werbeslogan des Sportartikelherstellers Nike »Just do it« oder den Ausspruch von Angela Merkel »Wir schaffen das«. Positive Glaubenssätze – auch »Affirmationen« genannt – fördern, fordern und bestätigen uns und werden auch im Coaching und in der Psychotherapie genutzt.

Es arbeitet in Peter.

»Wenn du zurückdenkst: Wann ist dir etwas gelungen? Wann hattest du Erfolg?«

Er lächelt: »Meine ersten Krimis waren sehr erfolgreich. Ich verdiene Geld damit und kann meine Familie ernähren.«

Peter ist jetzt in Kontakt mit seinen Stärken und Fähigkeiten. Er bekräftigt sich. Sofort nimmt er eine andere Haltung ein, aufrecht und lässig. Wir gehen weiter. Vor uns gabelt sich der Weg. Der linke davon ist eher eine Schneise, die von den Spurrillen einer schweren Forstmaschine stammt. Quer liegende Stämme und Äste versperren ihn teilweise. Wir bleiben stehen.

Ich zeige auf den ehemaligen Forstweg. »Dieser Weg hat Hindernisse. Du wirst dort Dinge finden, die dir als Symbole dienen für all das, was dir im Weg steht, was dich stört und was dich davon abhält, anders mit deinem Scheitern umzugehen. Lass dich anziehen und überraschen. Es ist dein Weg.«

Peter nickt. Er will mir Bescheid geben, sobald er ein Symbol gefunden hat.

Der unebene, verbarrikadierte und zugewachsene Forstweg steht für Peters derzeitigen Umgang mit seinen Gefühlen von Stillstand, Mangel und Leere. Wann und wie seine Probleme entstanden sind, mag interessant sein, führt aber im Moment nicht weiter. Der Lösung ist das Problem egal. Statt zurückzublicken, plädiere ich zunächst für den Blick in die Gegenwart und dann nach vorn. Mir geht es darum, dass sich Peter seiner automatisierten Reaktion bewusst wird: Er entzieht sich unangenehmen Situationen, sobald er das Gefühl hat, gescheitert zu sein.

Nach kurzer Zeit ruft mich Peter. Eine Kiefer ist quer über den Weg gekippt, sie versperrt mit Krone und Ästen den Weg. Peter assoziiert mit dem umgefallenen Baum ein Hindernis. »Es führt zum Stillstand«, sagt er. »Ich komme weder rechts noch links daran vorbei.«

»Was nimmst du noch wahr?«

»Dieser alte Baum ist ganz schön groß und massiv. Ich fühle mich klein.«

»Was noch?«

»Er ist sperrig und feindselig. Würde ich versuchen, darüberzuklettern zerkratzen mich seine Nadeln, und seine Äste schlagen mir ins Gesicht. Ich kann den Weg dahinter kaum erkennen.«

»Wofür könnte dieses Baumhindernis bezogen auf deinen Glaubenssatz stehen?«

Er muss nicht lange überlegen: »Stillstand. Verharren. Festgefahren sein.«

Peters bisherige Strategie wird auf diesem zugewachsenen Weg deutlich. Kaum taucht ein Hindernis auf, lässt er sich entmutigen. Er gibt das Baby seiner Frau zurück, sobald der erste Schrei ertönt. Er sucht gar nicht erst nach einem Weg durch das Kieferndickicht, sondern ärgert sich und gibt auf. Er fühlt sich hilflos, ohnmächtig und wird passiv.

»Was könntest du tun, um dieses Hindernis zu überwinden?«

Peter nähert sich dem Baum, untersucht die Krone, hebt hier und da einen Ast an, klopft prüfend auf den Stamm. Schließlich bleibt er stehen.

»Hier«, sagt er und zeigt auf den untersten Teil des Stammes, wo keine Äste sind, »hier ginge was.«

Er läuft in den Wald und kommt mit einer Baumscheibe zurück, die er wie eine Treppenstufe an den Stamm legt. Er stellt sich darauf.

»Was nimmst du jetzt wahr?«

»Ich habe eine bessere Perspektive und sehe eine Möglichkeit, diese Baumblockade zu überwinden.«

»Wie fühlt sich das an?«

»Gut«, sagt er. »Ich habe richtig Bock, es auszuprobieren.«

Im Nu steht er auf dem Stamm, klettert jenseits hinab und winkt mir strahlend zu.

»Was hast du anders gemacht als sonst?«

»Ich habe nach einer Lösung gesucht.«

»Wie könnte deine neue Strategie heißen?«

»Nicht gleich aufgeben, sondern erst mal gucken und ausprobieren.«

»Wie fühlst du dich, wenn du erkundest und ausprobierst?«

»Sieht man doch, oder?« Er lacht.

Ich ermutige ihn, seinen Lösungsweg noch einmal zu erleben. Wieder steigt er auf den Baumstamm, bleibt stehen, schaut in alle Richtungen, breitet die Arme aus und springt mit einem lauten »Yippie« auf der anderen Seite hinab.

Lösungen ins Leben integrieren

Der nächste Schritt besteht für Peter darin, die neue Strategie in seinen Alltag zu übernehmen. Dieser Transfer ist wichtiger als die Lösung selbst. Denn negative Grundüberzeugungen und die damit einhergehenden Emotionen sind konditioniert und laufen automatisch ab, sobald der entsprechende Glaubenssatz getriggert wird. Durch die Intervention an der Kiefer hat Peter ein erstes neues, positives Erleben von Selbstwirksamkeit gehabt. Im Alltag wird es zunächst seine Aufgabe sein, den Automatismus der Glaubenssätze zu durchbrechen. Die betreffenden Emotionen dienen ihm dabei als Hinweis, dass das Muster in eine neue Runde geht. Das Ziel: Steigt beispielsweise ein Ohnmachtsgefühl in Peter auf, soll er sich nicht der Hilflosigkeit hingeben, sondern sich bewusst machen: »Ich *habe* Gefühle, aber ich *bin* nicht meine Gefühle.« Hilfreich ist ein laut ausgesprochenes Codewort wie »Stopp!«

Je öfter Peter den getriggerten Automatismus in seinem Alltag entdeckt und durchbricht, desto häufiger erlebt er sich als selbstwirksam. Er fördert auf diese Weise positive Emotionen, die sich langfristig auf sein

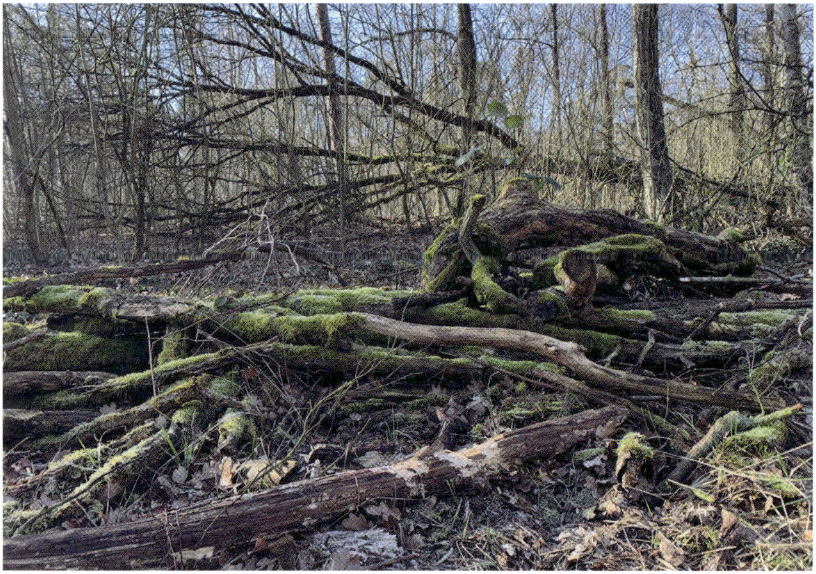

Denken und Handeln auswirken. Ist der Automatismus erst entdeckt und durchblickt, verliert er seine Macht.

Aber Achtung: Glaubenssätze sind wie Zecken, lästig und hartnäckig, nicht leicht zu finden und wieder loszuwerden. Das Transformieren kann ein langer, manchmal lebenslanger Prozess sein. Gerade bei Stress fallen wir oft in unsere alten Muster zurück. Das ist nicht weiter schlimm, sofern wir uns nicht dafür verurteilen, sondern uns als ewig Übende betrachten, die schon bald die nächste Chance bekommen, souveräner mit unseren Dämonen umzugehen. Es lohnt sich auf jeden Fall, damit anzufangen!

Veränderung bis ins hohe Alter

Befragt man Menschen, ob sie sich in den letzten zehn Jahren verändert hätten, dann bejahen viele. Fragt man nach den mutmaßlichen Veränderungen der kommenden zehn Jahre, rechnen viele Menschen eher kaum damit, sich stark zu verändern. Dieser Effekt nennt sich »End-of-History-Illusion«, also »Illusion vom Ende der Geschichte«. Reformfreudige PolitikerInnen kennen dieses Beharrungsvermögen: Veränderungen gern, aber bitte anderswo. Große Reformen brauchen meist akute Ausnahmezustände wie Pandemien, Kriege oder Energiekrisen, um durchgesetzt zu werden. Die Angst ist für einen kurzen Moment stärker als der Beharrungswille.

Ähnlich verhält es sich mit uns selbst. Die gute Nachricht: Unsere Persönlichkeit ist wandelbar. Aber dafür brauchen wir Erfahrungen. Dramatische Erlebnisse wie Tod, Krankheit oder Trennung bringen oft Veränderungen mit sich. Das Leben bietet uns zwar auch sonst immer wieder neue Chancen und Herausforderungen, an denen wir lernen und wachsen können. Aber oft lassen wir diese Gelegenheiten ungenutzt verstreichen. Unsere Gewohnheiten sind zu mächtig; wir lieben und wir hassen sie.

Offenheit für neue Erfahrungen ist ein Persönlichkeitsfaktor, dem ich mich in meinen Coachings oft widme. Denn viele KlientInnen wollen Veränderungen, fürchten aber zugleich das Neue, Unbekannte und vielleicht auch Mühsame. Veränderungen bringen zwangsläufig Herausforderungen mit sich. Wir müssen unsere Komfortzone verlassen. Glücklicherweise lässt sich die Offenheit für Neues trainieren. Studien zeigen, dass Studierende, die einen Teil ihres Studiums im Ausland verbrachten, hinterher höhere Werte beim Persönlichkeitsfaktor »Offenheit für neue Erfahrungen« zeigten als Daheimgebliebene. Sie haben das Leben in einem anderen Land gemeistert und werden aufgrund dieser Erfahrung von Selbstwirksamkeit auch künftig eher bereit sein, ein Abenteuer zu wagen.[91] Offenheit für neue Erfahrungen oder Neugier ist eine der Charakterstärken der Positiven Psychologie.

Unumstritten ist in der Forschung, dass etwa die Hälfte unserer Persönlichkeitsmerkmale vererbt werden. Die andere Hälfte ist erlernt, abhängig von Elternhaus und sozialem Umfeld. Unsere Persönlichkeit ist also kein Granitbrocken, sondern eher ein Klumpen Knetmasse. Und wir haben ihn in der Hand. Neurobiologische Studien zeigen, dass sich Hirnstrukturen verändern, sobald eine Person anders handelt als gewohnt. Veränderung ist eine Entscheidung. Die amerikanischen Psychologen Wendy DelVecchio und Brent Roberts belegten in einer Metastudie mit insgesamt 35000 Versuchspersonen, dass vor allem einschneidende Ereignisse im frühen Erwachsenenalter wie der Auszug aus dem Elternhaus, die Ausbildung, der erste Job und die Familiengründung die Persönlichkeitsveränderung beschleunigen.[92] In dieser Zeitspanne werden Menschen emotional stabiler und verträglicher. Die Metastudie ergab allerdings auch, dass sich Menschen noch bis ins hohe Alter verändern können.

Die deutsche Psychologin Jule Specht erweiterte die Befunde, indem sie Daten von 30000 Menschen nutzte, die über dreißig Jahre hinweg immer wieder zu ihrem Lebensweg befragt wurden.[93] Sie bestätigen, dass es Lebensereignisse und Herausforderungen sind, die die Persönlichkeit verändern. Berufliche Erfahrungen wirken offenbar stärker als soziale wie etwa die Familiengründung. Das überraschendste Resultat: Am Ende des Arbeitslebens ist der Mensch offenbar ähnlich offen Veränderungen gegenüber wie zu Beginn. Im Ruhestand kann sich die Persönlichkeit demnach ähnlich tiefgreifend wandeln wie im jungen Erwachsenenalter.

Übung: Glaubenssätzen auf die Spur kommen

- Denke an eine Situation, die dich immer wieder herausfordert und unangenehme Gefühle in dir auslöst, die dich also zuverlässig triggert.
- Was genau passiert in dir während dieser unangenehmen Situation? Wie reagierst du körperlich, emotional und in der Interaktion mit anderen?
- Welche bekannten Gedanken tauchen dann auf? Hier geht es vor allem um stetig wiederkehrende Abwertungen wie »Ich bin halt zu blöd« oder »Ich genüge nicht«.
- Wie würdest du aus einer erwachsenen und selbstwirksamen Haltung heraus handeln? Vielleicht fällt dir auch eine Person ein, die in einer solchen Situation ganz anders reagiert. Was macht sie anders? Aus welcher Haltung heraus agiert sie?

Wunsch und Wirklichkeit miteinander vereinbaren

Nach vier Wochen treffe ich Peter wieder. Die ersten Zugvögel machen sich auf den Weg in ihre südlichen Winterquartiere. Freundlich begrüßt uns der bunte Herbstwald. Peter berichtet, wie er übe, seine kleine Tochter ins Bett zu bringen. Ella ist ein Jahr alt und nach wie vor auf ihre Mutter fixiert. Er habe seine Frau gebeten, nicht dabei einzugreifen. Peter ist fest entschlossen, sich von Ellas Geschrei nicht entmutigen zu lassen. Seine Schreibblockade besteht immer noch. Und der Abgabetermin für sein Manuskript naht unerbittlich.

»Ich frage mich, ob das Schreiben von Krimis wirklich der Sinn meines Lebens ist.«

»Der Sinn des Lebens, das ist ein großes philosophisches Thema«, antworte ich. »Was hältst du davon, wenn wir erst mal mit deiner Blockade anfangen?«

Er nickt.

»Was wünschst du dir in Bezug auf deine Blockade?«

»Keine mehr zu haben.« Peter zuckt mit den Schultern und scheint ein wenig zusammenzusacken. »Ich wünsche mir, dass es so entspannt läuft wie früher: den Tag mit Schreiben beginnen, dann eine längere Mittagspause mit Spaziergang und Kaffee und dann noch mal zwei Stunden am Schreibtisch.«

»Suche dir bitte einen Platz, der für deinen Wunsch stehen könnte.«

Peter schaut sich um und zeigt auf eine große Buche, deren Herbstlaub ein Feuerwerk in Gelb und Orange bietet.

Wir alle haben Wünsche, aber die wenigsten werden realisiert. Wünsche entspringen Bedürfnissen. Sie entstehen, wenn es uns im Leben an etwas mangelt. Solange wir sie nur als Wunschvorstellung oder Wunschträume in uns tragen, werden sie kaum in Erfüllung gehen. Wir sollten unsere Wünsche mit der Realität erden, rät die Motivationspsychologin Gabriele Oettingen, die seit Jahrzehnten zu diesem Thema forscht. Oettingen hat die WOOP-Methode entwickelt, eine mentale Strategie, die jede oder jeder für sich selbst nutzen kann.[94] In Coaching-Kreisen ist schon von »woopen« die Rede. Denn die Erfolge der Methode sind bemerkenswert. So trieben Frauen, die an einem Gesundheitstraining teilnahmen und die WOOP-Methode lernten, hinterher doppelt so viel Sport wie vorher und ernährten sich gesünder als die Kontrollgruppe ohne WOOP. Paare stärkten mit WOOP ihre Beziehung und bauten unsicheres Verhalten ebenso ab wie Eifersucht.

Die WOOP-Formel besteht aus vier Elementen:

W steht für Wish, also Wunsch

O steht für Outcome, die Erfüllung des Wunsches

O steht für Obstacle, also Hindernis

P steht für den Plan oder eine Strategie.

Beim Woopen geht es im ersten Schritt darum, sich in die Wunsch- oder Zielvorstellung hineinzudenken. Dieses Imaginieren sollte so intensiv wie möglich geschehen. Das innere Erleben des Wunsches gibt die Richtung des Handelns vor.

Peter steht neben der Buche.

»Stelle dir bitte vor, dass du dein Manuskript rechtzeitig abgegeben hast. Was passiert in deiner Wunschvorstellung danach?«

»Die Lektorin ruft an und findet meine Story und den Plot gut.«

»Wie fühlt sich das an?«

»Erleichtert und fröhlich.«

»Wo spürst du die Erleichterung und die Freude im Körper?«

Peter streicht mit seiner Hand über den Bauch und dann über seine Brust.

Manche Ratgeber vermitteln den Eindruck, man müsse nur positiv genug denken, um ein Ziel zu erreichen. Doch so einfach ist das nicht. Sonst wäre ich längst Besitzerin des gesamten Amazonasgebiets. WOOP-Erfinderin Oettingen zeigt mit ihrer Forschung, dass positive Fantasien eher Energie rauben. Wir vernachlässigen nämlich die Realität, wenn wir uns in Wunschvorstellungen verlieren. Studien zeigen, dass Zukunftsträumereien den Blutdruck sinken lassen, was ein Hinweis auf Entspannung ist. Unser Gehirn unterscheidet die inneren Bilder nicht von der äußeren Realität. Ein vorgestellter Apfel ist für unser Gehirn ähnlich real wie ein Apfel, der in unserer Hand liegt. Eine visualisierte Wunschvorstellung signalisiert dem Hirn, dass der Wunsch verwirklicht ist. Wir entspannen uns. Aber dem Ziel sind wir so noch keinen Schritt näher gekommen.

Hier kommt das zweite O ins Spiel, das Obstacle oder Hindernis. Um einen Wunsch Wirklichkeit werden zu lassen, müssen wir uns mit den Hürden oder Widerständen beschäftigen, die zwischen uns und dem Ziel liegen. Erst dann wird Energie freigesetzt. Oettingen nennt die Auseinandersetzung mit Zukunftswunsch und Hindernissen »mentales Kontrastieren«, das dazu dient, eine Balance zwischen Wunsch und Wirklichkeit zu schaffen. Oft stehen uns mentale Blockaden, irrationale Annahmen oder festgefahrene Meinungen bei der Wunscherfüllung im Weg. Dieser

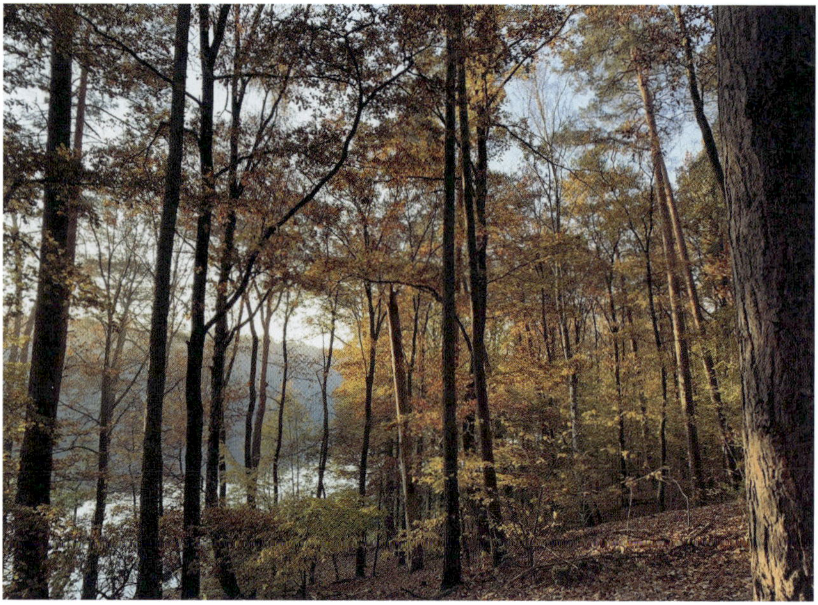

Prozess kann durchaus schmerzhaft sein, weil wir uns womöglich von unrealistischen Wünschen verabschieden müssen. Dafür versöhnen wir den neuen oder abgespeckten Wunsch mit dem Machbaren.

Eine meiner Klientinnen hatte beispielsweise den dringenden Wunsch, die Stadt hinter sich zu lassen und aufs Land zu ziehen. Sie suchte eifrig nach attraktiven Immobilien, sagte vereinbarte Besichtigungstermine allerdings kurzfristig ab. Wir fanden heraus, dass sie innerlich nicht bereit war, ihre Zeit für Hauskauf, Sanierung und Umzug herzugeben. Hinzu kamen der erforderliche Schulwechsel ihrer Kinder und längere Arbeitswege. Wunsch und Wirklichkeit waren nicht in Balance. Sie entschied sich, bei Freunden auf dem Land ein Zimmerchen zu mieten, um öfter in der Natur sein zu können. Der abgespeckte Wunsch war realistisch und machbar.

Ich bitte Peter, sich ein paar Schritte von seiner Buche zu entfernen und einen Gegenstand zu suchen, der für seine Blockade steht. Kurz entschlossen greift Peter zu einem dicken Ast, den er zwischen sich und den Baum legt.

»Stelle dich bitte vor den Ast, schließe die Augen und denke an all das, was dich am Schreiben hindert. Sprich es laut aus, egal was es ist.«

Peter stellt sich unsicher vor den Ast. Er schweigt eine Weile, dann murmelt er: »Unsicherheit.«

Es stellt sich heraus, dass er mit einer neuen Lektorin zusammenarbeitet, deren Arbeitsstil er nicht kennt.

»Was beunruhigt dich?«

»Es wird über sie erzählt, dass sie sehr rigide sei. Ich habe Angst, dass ihr mein Plot nicht gefällt.«

»Was könntest du tun, um diese Unsicherheit loszuwerden?«

»Ich sollte sie vielleicht auf einen Kaffee einladen, sie kennenlernen, ihr von meinem Plot erzählen. Wenn sie damit gar nicht klarkommt, kann ich den Plot immer noch ändern. Auf jeden Fall weiß sie danach, was auf sie zukommt, und ich weiß, mit wem ich es zu tun habe.«

»Was beunruhigt dich noch?«

Peter schluckt und stockt. Leise erzählt er, dass sich sein letzter Krimi nicht so gut verkauft habe wie die Bücher davor. Ihn treibt die Sorge um, dass das neue Buch noch schlechter läuft, sein Ruf in der Branche leidet und kommende Verträge weit weniger lukrativ ausfallen. Peter quält die Urangst aller Kreativen: Er befürchtet, die besten Zeiten hinter sich zu haben.

»Was spricht dafür, dass das neue Buch ebenfalls floppt?«

Peter grübelt intensiv, findet aber keine Indizien dafür. Das Untergangsszenario existiert nur in seinen Gedanken. Dieses gedankliche Katastrophisieren nennt man in der Psychologie »kognitive Verzerrung«. Je intensiver Peter über seinen Abstieg grübelt, desto realer erscheint die Katastrophe. So blockiert Peter seinen Schreibprozess selbst und flieht in Vermeidungsreaktionen oder Verzweiflung. Er gibt auf.

Peter hat erkannt, was ihm im Weg steht. Der Ast holt das Hindernis aus den Gedanken auf den Waldboden der Tatsachen. So wird mentales Kontrastieren sicht- und spürbar. Findet Peter Wege, um das Hindernis zu bewältigen, rücken Wunsch und Wirklichkeit näher zusammen und lassen die gewünschte Verhaltensänderung machbar erscheinen. Um die Macht des mentalen Kontrastierens nachzuweisen, befragten Andreas Kappes und Gabriele Oettingen Studierende nach ihrem größten Wunsch im zwischenmenschlichen Bereich, etwa einen Partner zu finden.[95] Nun sollten sich die Studierenden vorstellen, wie sie sich im Erfolgsfall fühlen. Schließlich wurden die Probanden gebeten, mental zu kontrastieren, also an ihr größtes Hindernis zu denken, zum Beispiel die eigene Schüchternheit. Bei Studierenden, die dieses Hindernis als überwindbar einschätzten, also eine hohe Erfolgserwartung hegten, sorgte das mentale Kontrastieren für eine starke, nicht-bewusste Assoziation zwischen dem Zukunftswunsch und der Realität. Die Wahrscheinlichkeit ist hoch, dass diese Gruppe voller Motivation ihr Ziel verfolgt. Bei Probanden mit niedriger Erfolgserwartung, die das Hindernis als unüberwindbar einschätzten, fiel die unbewusste Assoziation zwischen Zukunft und Realität dagegen deutlich schwächer aus. Sie lösten sich von ihrem nicht-realisierbaren Wunsch.

Scheint ein Hindernis überwindbar zu sein, geht es im letzten Schritt um das Entwickeln einer Strategie. Peter braucht Werkzeuge und Techniken für den Fall, dass seine Schreibblockade auftritt. Die Lektorin kennenzulernen, ist ein ebenso einfacher wie wirkungsvoller Schritt. Dadurch gewinnt Peter Klarheit, Sicherheit und frische Energie, anstatt seine Kapazitäten mit Katastrophenszenarien zu blockieren. Derart gestärkt, könnte er zudem Prioritäten setzen: Zunächst geht es ja nicht darum, ob sich das Buch verkauft, sondern dass es pünktlich fertig wird. Das Treffen mit der Lektorin kann Peters Selbstbewusstsein stärken, so dass er nicht bei jedem Satz an der Qualität zweifelt und stattdessen das Manuskript beendet.

Peter steht noch immer vor dem Ast, während er seinen Plan formuliert: Er will zurück zu seiner morgendlichen Schreibroutine. Um sich Ruhe zu verschaffen, will er mit seiner Frau klare Betreuungszeiten für die Tochter vereinbaren. Zum gewohnten Spaziergang in der ausgedehnten Mittagspause will er seine Tochter mitnehmen. Mit der Lektorin will er noch heute Kontakt aufnehmen und einen

Termin vereinbaren. Und seine Fluchttendenzen soll ein Vertrag mit sich selbst reduzieren. »Immer wenn die Unlust aufkommt, bleibe ich erst recht sitzen und stehe erst auf, wenn ich einen weiteren Absatz oder eine nächste Seite geschrieben habe.«

Peter hat diffuse Gedanken durch Klarheit und Struktur gebändigt.

Einige Wochen später bekomme ich eine Mail von ihm. Er bedankt sich überschwänglich. Die Lektorin erwies sich als harte, aber faire Gesprächspartnerin; ihre Anmerkungen haben Peter beim Schreiben geholfen. Das Manuskript wurde pünktlich fertig. Und die strenge Lektorin war angetan. Peter hat gewoopt.

Übung: Die WOOP-Methode

1. W wie Wunsch: Welchen Wunsch habe ich? Suche dir zunächst ein Objekt im Wald, das für deinen Wunsch steht, etwa einen stolzen Baum, einen blühenden Busch oder einen sprießenden Trieb. Formuliere dein Ziel positiv, verzichte also auf Verneinungen. Statt »Ich will nicht mehr rauchen«, heißt das positiv formulierte Ziel: »Ich will rauchfrei sein.« Spüre, ob beim Gedanken an dein Ziel positive Gefühle und ein ehrliches »Ja!« auftauchen. Hast du Zweifel, dann probiere zunächst eine andere Formulierung aus. Eventuell musst du auch dein Zielbild anpassen. Sei gnädig mit dir. Achte immer darauf, was wirklich erreichbar ist.
2. O wie Outcome oder Erfüllung: Was ist das Schönste an deinem Wunsch? Stelle dir dein Zukunftsszenario so konkret wie möglich und unter Einbeziehung all deiner Sinne vor. Woran erkennst du, dass du dein Ziel erreicht hast? Was spürst du wo? Was verändert sich in deinem Leben, in deinen Beziehungen, in dir? Woran merken deine Freunde, dass sich etwas verändert hat?
3. O wie Obstacle oder Hindernis: Was steht meinem Wunsch im Weg? Suche dir einen Gegenstand oder auch mehrere, die deine Hindernisse, Herausforderungen oder Widerstände symbolisieren. Platziere sie zwischen dir und dem Zielobjekt. Beschreibe ausführlich, für welche

konkreten Hindernisse oder Herausforderungen diese Gegenstände stehen. Lasse dir Zeit, bis dir nichts mehr einfällt. Was ist jetzt anders?

4. P wie Plan: Was tust du, wenn dein Hindernis auftaucht? Suche nach konkreten und machbaren Wegen, mit dem Hindernis oder der Herausforderung umzugehen. Die Frage lautet immer: Was steht in deiner Macht? Was kannst du selbst aktiv tun? Sei kreativ. Beziehe andere Menschen mit ein. Versuche, über Routinen, Gewohnheiten oder Muster hinwegzudenken.

   Oft ist es hilfreich, das Hindernis zu verschieben oder durch ein anderes treffenderes Symbol zu ersetzen. Ein massiver nackter Ast symbolisiert etwas anderes als ein Haufen Laub. Experimentiere nach Herzenslust. Was verändert sich? Gib dich erst dann zufrieden, wenn du dein Hindernis oder deine Herausforderung treffend symbolisiert hast.
5. Gehe zu dem Objekt, das den Zielzustand symbolisiert. Was hat sich verändert? Wie fühlt es sich jetzt hier an? Welche Gefühle, inneren Bilder und Körperempfindungen tauchen auf? Finde einen symbolischen Gegenstand, der dein positives Gefühl verankert und dich jederzeit daran erinnert. Eine kleine Kastanie in der Jackentasche leistet wunderbare Erinnerungshilfe.

DIE KRAFT DER RITUALE

»JE SCHÖNER UND VOLLER DIE ERINNERUNGEN, DESTO SCHWERER IST DIE TRENNUNG. ABER DIE DANKBARKEIT VERWANDELT DIE QUAL DER ERINNERUNG IN EINE STILLE FREUDE.«

DIETRICH BONHOEFFER, LUTHERISCHER THEOLOGE UND WIDERSTANDSKÄMPFER

Daniela und ich stehen im novemberlichen Grunewald. Vor uns liegt der eingezäunte Pechsee. Seit wir ihre Enttäuschung darüber bearbeitet haben, dass ihr Mann sie mit einer gemeinsamen Bekannten hintergangen hat, habe ich nichts mehr von ihr gehört. Hat sie sich von ihrem Mann getrennt? Oder haben sie ihre Krise gemeistert?

»Wie ist es dir ergangen?«

»Na ja, anfangs echt sehr schlecht. Eine Zukunft ohne Marc erschien mir unvorstellbar. Zwanzig Jahre kann man nicht so leicht wegwischen.« Sie seufzt. »Ich komme klar. Wir sind noch im Gespräch.«

»Ist er noch mit der anderen Frau zusammen?«

Sie nickt. Mithilfe eines Rituals möchte Daniela heute mit ihrem Mann abschließen.

»Warum hast du gerade diesen See für ein Ritual ausgesucht?«

»Er fiel mir neulich auf, als ich spazieren ging. Früher war an dieser Stelle ein Badesee. Doch der See verwandelte sich langsam zu einem Moortümpel. Jetzt ist hier ein Naturschutzgebiet. Etwas Leichtes, Heiteres wurde eingezäunt. Das trifft mein Gefühl ziemlich gut.«

Rituale markieren Übergänge

Rituale sind in der Menschheitsgeschichte tief verwurzelt. Es gibt sie überall auf der Welt, in allen Kulturen und Religionen. Auch unser heutiges Leben wird durch alte und neue Rituale strukturiert – sei es Halloween oder Weihnachten, Junggesellenabschied oder Trauerfeier, Vereidigung des Kanzlers oder Karneval.

Rituale sind stets feierliche Momente mit festen Regeln und oft auch festen Kleiderordnungen. Durch verlässliche, über Generationen eingeübte Abläufe schaffen sie ein Gefühl von Sicherheit und Beständigkeit. »Rituale ziehen eine Grenze zwischen Vorher und Nachher, stiften Zäsur, gliedern die Zeit, wo sonst nur unmerkliche, fließende Übergänge wären«, schreibt die Historikerin Barbara Stollberg-Rilinger.[96] Eine symbolische Auseinandersetzung mit den Grundfragen des Lebens findet statt, wir versichern uns unserer Existenz.

Gerade in Krisen und Umbruchphasen wie Trauer, Trennung oder Neuanfang erleichtern Rituale den Übergang in eine neue Lebensphase. Sie helfen, Krisen zu meistern und Vergangenes hinter sich zu lassen. Sie stärken das Gefühl von Selbstwirksamkeit und geben Sicherheit, sie entlasten und befreien. Rituale heben uns über uns selbst hinaus. Häufig sind sie der Abschluss und Höhepunkt einer Lebensphase. Rituale sind nicht zu verwechseln mit Routinen, die sich als schlichte Wiederholungen zeigen.

Aber wie entsteht ein Ritual? Woher stammt es? Wer hat es erfunden? Rituale sind das, was wir dazu erklären. Es gibt weder Copyright noch Markenschutz. In dem Film *Eldorado KaDeWe* beschließen vier Freunde, sich auf ihre rechten Zeigefingerkuppen ein kleines Herz tätowieren zu lassen. Legen die vier ihre Finger entsprechend aneinander, ergeben die Herzen ein vierblättriges Kleeblatt. Ein wunderbares Ritual – spontan, einmalig, unvergesslich. Die Freundschaft ist mit einem jederzeit sichtbaren Glücks- und Ewigkeitsversprechen besiegelt, so wie die Blutsbrüderschaft zwischen Old Shatterhand und Winnetou.

Es macht Freude, sich Rituale zu überlegen. Wir gestalten die äußere, die symbolische Form. Wir bestimmen Ablauf, Zeit und Sinn. Und wir entscheiden, wer dabei ist. Ich ganz allein, Freunde oder das Universum? Rituale sind niemals ohne Sinn, denn sie geben einem Thema Ausdruck.

Waldcoaching und Rituale

Beim Waldcoaching nutze ich Rituale, um eine Absicht in konkretes Handeln zu transformieren. Auch dabei handelt es sich um einen Übergang: Energie soll vom Kopf in die Hände fließen. Oder wie man in Berlin sagt: »Machen ist wie Denken, nur schöner.« Der rituelle Rahmen im Wald sorgt dafür, dass die symbolische, feierliche Handlung stärker und verpflichtender erlebt wird als eine Übung im Coaching. Der Coachee gestaltet das Ritual selbst, während ich Zeugin oder manchmal auch Zeremonienmeisterin bin.

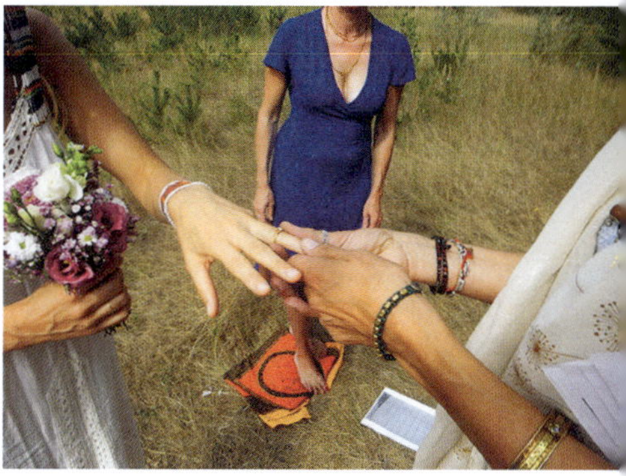

So habe ich zum Beispiel eine Freundin im Wald mit sich selbst verheiratet. Was sich vielleicht etwas verrückt anhört, ist ein mutiger, großartiger Ausdruck von Selbstliebe und Selbstfürsorge. Die Selbsthochzeit (Sologamie) fand auf einer Waldwiese statt. Die Trauzeugin hatte Blumen und Decken um einen kleinen Altar arrangiert. Die Gäste standen Spalier, während die Braut auf mich zuschritt. Nach einer kleinen Ansprache und dem laut ausgesprochenen »Ja, ich will« steckte ich der Braut ihren Ehering an den Finger. Wir haben gesungen und getanzt. Es war ein schönes Fest in einem besonderen Rahmen. Erst das Ritual aber verwandelte den blütenreichen und sekthaltigen Nachmittag zu einem unvergesslichen Fest, weil er eine Verpflichtung in sich barg. Freundinnen wurden zu Zeuginnen und schufen eine Gemeinsamkeit, die uns auf ewig verbinden wird. Verrückt?

Selbstliebe ist eine gewaltige Herausforderung. Es geht nicht um Eitelkeit, die jeden Mist großartig findet, sondern um die Gelassenheit, die eigenen Fehler zu akzeptieren und zu verzeihen. Wir stellen keine Forderungen an uns selbst. Wir haben unseren Frieden mit uns gemacht, auch mit unseren Ecken und Kanten, sogar mit den drei Kilo zu viel auf den Hüften. Nehme ich mich selbst mit bedingungsloser Liebe wahr, werde ich auch anderen Menschen mit dieser Haltung begegnen.

Die heilsame Wirkung von Naturritualen

Naturrituale werden oft als besonders kraftvoll und heilsam erlebt. Der Wald spiegelt uns die Lebensphasen. Seine Zyklen entsprechen dem menschlichen Lebensweg von Werden, Wachsen und Vergehen. Die drei Elemente Erde, Wasser und Luft sind vorhanden, und in einer kleinen Schale lässt sich ein kontrolliertes Feuer entfachen. Ein Teelicht tut es aber auch. Überall liegen reichlich Deko-Materialien bereit. Federn, Steine, Blätter, Moos, Blumen oder Knochen sprechen uns sinnlich an. Wir halten inne, werden still, fokussieren uns auf unser Thema. So entsteht ein Dreiklang von Körper, Geist und Herzseele.

Daniela und ich umrunden den moorigen Pechsee. Der Zaun zum Schutz von Flora und Fauna macht Sinn, wirkt aber dennoch wie ein Fremdkörper. Daniela zeigt auf drei Birken, die dicht am Zaun stehen. »Die wären gut als Ritualplatz.«

»Warum gerade Birken?«

»Ich liebe Birken. Sie sind hell und freundlich und stehen für Neubeginn. Im Frühjahr ist die Birke einer der ersten Bäume, die grün werden.«

»Wusstest du, dass Birken zu den Erstbesiedlern auf kahlen Flächen gehören?«

»Ja, sie geben Hoffnung.«

In Übergangszeiten zogen sich Menschen früher häufig in die Natur zurück, um zur Ruhe zu kommen. Sie fasteten, suchten nach Inspiration und Trost und klärten Themen für sich. Aber selbst kleine Rituale haben eine große Wirkung. Sie trösten und bringen die seelische Energie wieder in Bewegung.

Wir stehen vor der Birkengruppe. Daniela befreit den Waldboden von Laub. Sie zieht ein weißes Tuch aus ihrer Tasche, bedeckt damit die geräumte Fläche und legt ein Foto darauf: Marc und sie auf einer Party.

»Das war der Abend, als wir uns bei Gunnar kennengelernt haben.« Sie stockt. Ich sehe eine Träne in ihrem Augenwinkel.

Ich lege meine Hand auf ihre Schulter.

Daniela fängt sich wieder und zieht getrocknete Blumen, Früchte und drei Samen aus ihrer Tasche, die sie um das Foto legt. Dann sammelt sie gelbe Blätter und arrangiert sie im Kreis um das Tuch. Andächtig schauen wir auf den Altar.

Wir haben vorher vereinbart, dass Daniela ihre Beziehung mit Marc in Worte fasst. Sie zieht einen Zettel hervor, räuspert sich und liest. Sie erzählt vom Kennenlernen, von gemeinsamen Reisen, von Höhen und Tiefen. Ende.

Daniela zögert kurz, dann zerreißt sie das Papier zu immer kleineren Schnipseln. Ich entzünde in einer Kupferschale ein Feuer, das die Schnipsel in Asche verwandelt.

»Ich gebe dich, Marc, frei, so wie auch ich, Daniela, wieder frei bin.

Möge es dir gut gehen. Mögest du glücklich sein.

Möge es mir gut gehen. Möge ich glücklich sein.«

Diese Formel haben wir vorher gemeinsam gefunden. Während Daniela spricht, breitet sie die Arme aus, als wolle sie Schnee auf einem Autodach zusammenfegen. Schnee von gestern. Mit ihren Händen formt sie nun einen unsichtbaren Ball als Symbol für ihre Lebensphase mit Marc. Dann wirft sie den Ball hoch in die Luft. Sie lässt ihn los.

Zusammen sagen wir: »Aho – so sei es.«

Danach verstreut Daniela die Asche im Wald.

Magisch, aber keine Magie

Rituale sprechen auf einer metaphysischen Ebene unsere Spiritualität an. Im Gegensatz zu einer auf das Kollektiv gerichteten Religiosität meint Spiritualität die persönliche Bezogenheit auf etwas Transzendentes. Spiritualität ist nicht gebunden an aufgestellte Regeln, sondern an den Glauben. Ich verstehe Spiritualität als ein grundlegendes Bedürfnis der Seele, das tief in uns verwurzelt ist. Es gibt etwas, das der Verstand nicht erfassen kann, weil es größer ist als wir selbst: ein Gefühl der Verbundenheit mit allem Lebendigen, das im Herzen wohnt.

Der Glaube ist eine menschliche Superkraft, denn Glaube gibt Hoffnung. Hoffnung wiederum motiviert uns – auch in scheinbar aussichtslosen Situationen. Eine Studie, die sich mit der Frage beschäftigte, was es braucht, um sich für das Klima zu engagieren, kam zu einem klaren Ergebnis: Allein die Emotion Hoffnung ist es, die uns antreibt. Mit der Hoffnung verbunden sind Zuversicht und Vertrauen.[97]

Der Wald ist praktisch erlebte Hoffnung. Wir wissen, dass sich nach jedem trüben Regentag die Sonne wieder zeigt. Wir sehen an Pflanzen und Bäumen, wie sie stetig wachsen. Wir erleben in der »Kathedrale« des Buchenwalds Gefühle von Demut und Ehrfurcht. Angesichts der Erhabenheit dieser stattlichen Mitgeschöpfe werden menschliche Sorgen und Nöte kleiner. Rituale in der Natur sprechen eine archaische Seite in uns an. Hier erfahren wir eine uralte Ordnung, die Beständigkeit, Sicherheit und Erlösung verspricht.

Die Psychologie hat die Spiritualität lange vernachlässigt. Erst Ende des 20. Jahrhunderts wurden die positiven Effekte von Spiritualität auf Gesundheit und Wohlbefinden auch in der Psychologie populärer. Dazu trugen öffentliche Gespräche mit dem 14. Dalai Lama bei, aber auch die Ergebnisse der Quantenphysik sowie die in den 1950er-Jahren aufkommende Humanistische Psychologie. Sie versteht den Menschen nicht als Summe seiner Teile, sondern als Ganzheit – frei, über sich und seine Ziele zu entscheiden, zugleich aber eingebunden in Umwelt und soziale Kontakte. Dieser systemische Ansatz, der den Menschen nicht isoliert, findet sich etwa in der Familienaufstellung wieder.

In der Positiven Psychologie sind zahlreiche Studien durchgeführt worden, die die positiven Wirkungen der Spiritualität auf Lebenszufriedenheit, Sinnerleben und Resilienz nachweisen.[98] Spiritualität ist eine Charakterstärke und wird als tiefes Sinnerleben definiert, das aus dem Glauben entsteht, Teil von etwas Größerem zu sein. Spiritualität als Ressource beinhaltet eine akzeptierende Haltung, dass Dinge außerhalb unseres rationalen Denkens existieren. Diese Stärke wird der Tugend Transzendenz zugeordnet. Hoffnung ist ebenfalls eine Stärke, die dieser Tugend zugeordnet wird.

»Was möchtest du in dein Leben einladen?«

»Freude, Leichtigkeit und Zuversicht«, sagt Daniela und legt ihre Handflächen aneinander. Still steht sie vor ihrem Naturaltar und bittet um Unterstützung. Dann nimmt sie die drei Samen, vergräbt sie unter den Birken und gießt

sie vorsichtig an. Jedes Samenkorn steht für einen ihrer Wünsche. Die Novembersonne bricht hinter den Wolken hervor, ein Lichtstrahl trifft den Altar. In Danielas Augen glitzern Tränen, diesmal vor Rührung.

Die Arbeit mit Ritualen ist keine magische Praxis. Ein Ritual löst die Probleme nicht. Aber die Zeremonie schafft eine Atmosphäre abseits des Alltags, und die Symbolik ermöglicht ein neues Erleben. Rituelle Entscheidungen gewinnen an Gewicht, und Altes löst sich leichter ab. Rituale fördern die Hoffnung, geben Struktur, schaffen Sinnhaftigkeit und setzen Akzente für positive Veränderungserwartungen.

Mandalas als Symbole für Ganzheit

Die Gestaltung eines Mandalas ist eine wunderbare Möglichkeit, im Wald symbolisch und rituell zu arbeiten. Besonders gut gefällt mir ihre Vergänglichkeit, weil hier mit allen Regeln der Effizienz gebrochen wird. Ein Mandala bleibt dort, wo es geschaffen wurde. Schon bald haben Tiere, Wind und Regen das Kunstwerk wieder dem Waldboden gleichgemacht. Was bleibt, ist ein Handyfoto und dieses Gefühl, dass jeder Moment etwas Besonderes sein kann, aber nichts für immer ist.

Das Wort »Mandala« kommt aus dem altindischen Sanskrit und bedeutet »Kreis«. Man findet Mandalas in allen spirituellen Traditionen. Das Gestalten eines Kreises gilt als Methode der Kontemplation. Der Kreis wird kulturübergreifend als Symbol für den Kosmos oder das Göttliche verstanden. Die perfekte Form steht für Ganzheit und Unendlichkeit. Im Hinduismus und Buddhismus dienen Mandalas als visuelle Hilfsmittel, um religiöse Zusammenhänge als Kreisläufe darzustellen und zu verinnerlichen.

Vielleicht sind dir die wunderschönen Sandmandalas der tibetischen Mönche schon mal begegnet. Das Gestalten eines solchen Sandmandalas dient der Meditation und soll gegen die drei Geistesgifte Gier, Hass und Verblendung wirken. Wichtiger noch als das Werden, das Wochen dauern kann, ist das Wegwischen. Das rituelle Zerstören steht symbo-

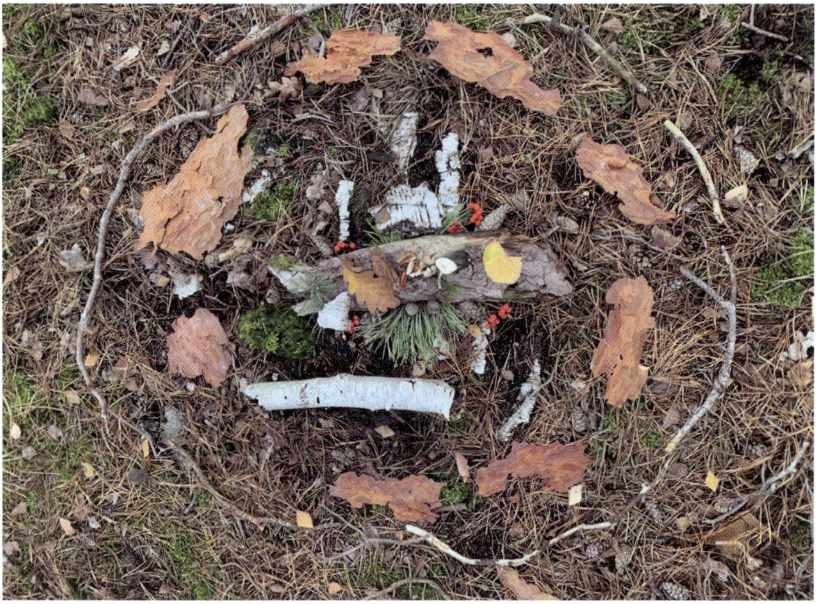

lisch für die Vergänglichkeit des Seins. Der bunte Sand wird hinterher in einem Glas gesammelt und einem fließenden Gewässer oder dem Wind übergeben.

Mandalas fokussieren die Aufmerksamkeit und fördern die Kreativität. Das Versenken in Formen und Farben verspricht den Abbau von Stress, sorgt für Entspannung und stellt das innere Gleichgewicht wieder her. Der Schweizer Psychiater Carl Gustav Jung verstand Mandalas als Ausdruck des Unbewussten, das immer dann in der Therapie oder in Träumen auftaucht, wenn die Psyche nach Orientierung und Zentrierung sucht. Jung zufolge geben sie Impulse der Neuordnung. Er bezeichnete Mandalas deshalb auch als »Selbstheilungsversuch der Natur«.[99]

Übung: Ein Naturmandala gestalten

- Ein Mandala im Wald zu gestalten, ist ein meditativer und kreativer Akt, der dich in deine Mitte zurückbringt. Suche dir dazu eine ebene Fläche. Beginne in der Mitte, indem du einen symbolischen Gegenstand wählst, der für dich oder dein Thema steht.
- Dann suche nach Materialien, die du im Kreis um die Mitte herum anordnest. Schaffe Kreis um Kreis. Du kannst dein Mandala auch strahlenförmig gestalten oder wie eine Pizza aufteilen und jedem Stück einen anderen Stil widmen. Was spricht dich an? Der schöpferische Akt verbindet Kopf, Körper, Herz und Gefühle. Oft stellt sich ein Flow-Moment ein.
- Betrachte dein Mandala und lasse es auf dich wirken. Wie fühlst du dich jetzt? Überlege dir spontan einen Titel für dein Werk. Eine Klientin nannte ihr Kunstwerk mal »Punkt im Chaos«. Sie hatte ihren Beruf gekündigt und wollte sich mit Coaching selbstständig machen. Die Übergangszeit empfand sie als belastend, weil sie die Sicherheit der festen Arbeitsstelle aufgegeben hatte, sich aber noch in ihrer Ausbildung befand.
- Reflektiere einen Moment über deinen Titel: Was besagt er? Welche Gefühle löst er in dir aus? Spürst du positive Gefühle wie Zufriedenheit, Freude oder Glück? Verändere dein Mandala so lange, bis du zufrieden damit bist. Schau dir an, was du verändert hast. Was sollte sich in deinem Leben verändern?

Meine Klientin veränderte ihr Mandala, indem sie es in Drittel unterteilte. Jedes Drittel bekam einen Namen. Das erste stand für die Finanzierung, das zweite für ihre Sichtbarkeit und das dritte für ihre Expertise. Ihre Sorgen waren nicht verschwunden, hatten sich aber in überschaubare Aufgaben verwandelt. Sie gab ihrem Mandala daraufhin auch einen neuen Titel: »Einen Punkt setzen und in die Klarheit kommen.« Was für eine Entwicklung! Aus dem passiven Pünktchen war ein selbstbewusstes, aktives Punktsetzen geworden, aus dem Chaos Klarheit.

Übung: Ein Ritual gestalten

Jedes Ritual läuft ähnlich ab. Zunächst wird das Alte gewürdigt, symbolisch verabschiedet und losgelassen, um danach Neues einzuladen oder Wünsche für die Zukunft auszusprechen. Wichtig ist deine Haltung. Ein Ritual ist nichts, was man mal so nebenbei macht. Es will ernst genommen und feierlich abgehalten werden. Ein wenig Vorarbeit gehört auch dazu.

Die folgenden Fragen helfen dir bei der Gestaltung:

- Was ist dein Thema? Worum geht es genau?
- Was möchte verabschiedet werden?
- Was sind deine Wünsche für die Zukunft?
- Welche persönlichen Gegenstände verbindest du mit dem Thema?
- Welche Gegenstände sollen auf deinen Naturaltar?
- Soll das Ritual von anderen bezeugt werden?
- An welchem Ort möchtest du das Ritual begehen?
- Wann soll es stattfinden?
- Was braucht es noch, zum Beispiel Blumen, Wasser oder Räucherstäbchen?
- Wie soll der zeitliche Ablauf sein (Abschied, Übergang, Zukunft)?
- Was soll gesagt oder gesungen werden? Und wie?

Stehen Zeitpunkt, Ort und Ablauf fest, wird die Gästeliste geschrieben, falls Zeugen dabei sein sollen. Müssen Einladungen geschrieben werden? Wünschst du dir eine Kleiderordnung? Gibt es hinterher eine kleine Feier? Was soll mitgebracht werden? Wie ist der Zeitrahmen? Und was passiert bei schlechtem Wetter? Beachte bitte auch, dass Feuermachen im Wald verboten ist. Um etwas zu verbrennen, kannst du auch eine Feuerschale im Garten nutzen. Und vergiss bitte bei allem Ernst nicht, dass Lachen nie verboten ist.

IM FLUSS DES LEBENS

»DER SINN DES LEBENS IST ZU LEBEN.«
JIDDU KRISHNAMURTI, INDISCHER PHILOSOPH

Winterwald. In der Nacht hat es geschneit. Auf den Wegen und den Bäumen glitzern Schneekristalle. Ich lehne an meiner Freundin, der alten Eiche. Sie begrüßt mich mit ihrer unendlichen Ruhe und Zuverlässigkeit. Egal wie es mir gerade geht, hier bin ich immer willkommen. Wir schweigen.

Meine mächtige Freundin hat im Spätsommer einen ihrer beiden Stämme verloren. Er ist abgebrochen. Das Totholz zerfällt auf dem Waldboden. Für mich ist die Transformation des Eichenstammes eine Metapher für den Sinn des Lebens und die Akzeptanz, die es braucht, um auch mit schwierigen Lebensphasen einen guten Umgang zu finden. Der Kreislauf des Lebens braucht dieses Totholz. Während der langjährigen Zersetzung nutzt rund ein Viertel aller waldbewohnenden Arten das zerfallende Holz mindestens einmal in bestimmten Entwicklungsphasen.

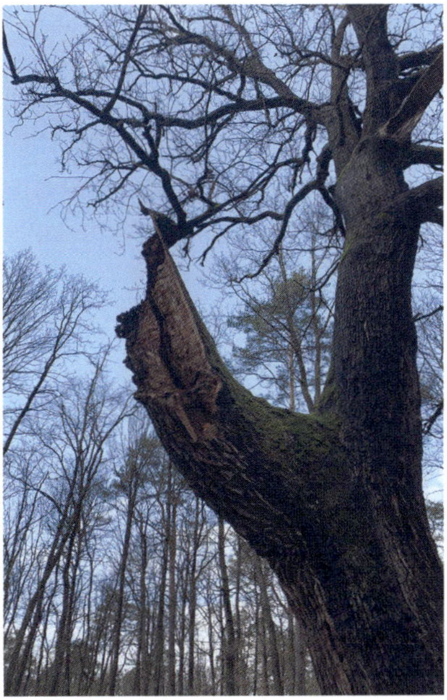

Im Wald erleben wir die Jahreszeiten und die Rhythmen der Natur besonders intensiv. Im Winter zieht sie sich vor unseren Augen in die Erde zurück, als wolle sie ruhen und Kraft für den neuen Jahreszyklus sammeln. Es ist eine Zeit der Besinnung und Neuausrichtung. Mir werden die vergangenen schönen Momente des Sommers noch einmal bewusst. Zugleich üben wir im Winter Akzeptanz und Loslassen. Meine Freundin hat in diesem Jahr einen großen Teil von sich losgelassen.

Akzeptieren, wie es ist

Mit dem Begriff »Akzeptanz« verbinden viele Menschen eine Niederlage. Das Erlebte, etwa eine Trennung, entspricht nicht ihren Wünschen oder Erwartungen. Sie empfinden Unrecht, kämpfen dagegen an und gehen in den Widerstand. Sie wollen sich nicht damit abfinden und bemitleiden sich selbst. Das Problem: Die unangenehmen Gefühle bleiben und sorgen erst recht dafür, dass wir uns als Opfer der Umstände sehen. Das führt dauerhaft zu schlechter Laune, die auf die Gesundheit schlagen kann. Unsere Sicht auf die Welt verengt sich, wenn wir immer wieder aufs Neue mit der subjektiv empfundenen Ungerechtigkeit hadern. Wir stecken fest. In diesen Momenten hilft meine wichtigste Coachingfrage: Wozu ist es gut? Denn diese Frage verändert die Perspektive. Wir starren nicht länger auf den schmerzhaften Aspekt, sondern wenden uns der Zukunft zu und reflektieren darüber, welchen Nutzen wir aus dem Erlebten ziehen können.

Akzeptanz bedeutet, eine Situation, eine Person oder eine Gegebenheit so anzunehmen, wie sie ist. Wir gehen mit dem Unveränderlichen gelassener um und werden wieder weit im Denken. Akzeptieren erfordert erstens die Einsicht, dass es Dinge gibt, die sich unserer Kontrolle entziehen, und zweitens die Bereitschaft, loszulassen, Frieden zu schließen und wieder offen für Neues zu werden. Wer Ziele aufgibt, die sich nicht realisieren lassen, der erleidet keine Niederlage, sondern zeigt die Größe, sich von seinem Dickkopf zu verabschieden. Wir haben gelernt, dass man sich nicht unterkriegen lässt und Begonnenes gefälligst zu Ende bringen muss, wobei sich in diesen Haltungen womöglich Glaubenssätze widerspiegeln.

Lässt sich wirklich jedes Problem lösen, wenn wir noch ein bisschen Disziplin und Anstrengung aufbringen? Oder quält uns das verbissene Festhalten nicht vielmehr, wenn wir insgeheim ahnen, dass wir uns verkämpft haben? Ein liebevolles Loslassen ist oft gesünder, Körper und Seele können entspannen, und es werden Platz und Energie freigesetzt. In einer Studie zur Trauerbewältigung war Akzeptanz der entscheidende Faktor für einen gelungenen Abschied. Teilnehmende, die Aussagen wie »Ich akzeptiere, dass es passiert ist und dass nichts zu ändern ist« zustimmten, verarbeiteten den Tod besser, depressive Symptome nahmen schneller ab.[100] Britische Arbeitnehmer, die lernten, unangenehme Gedanken und Gefühle anzunehmen, litten seltener an Stresssymptomen oder an stressbedingten Erkrankungen.[101]

Akzeptieren braucht eine annehmende Haltung, auch wenn unser Monkey Mind zetern mag. Es reicht jedoch nicht, sich das Annehmen tapfer einzureden. Genauso wenig hilft es, negative Emotionen durch Grübeln, Ablenken oder Vermeiden ignorieren zu wollen. Dann ist Achtsamkeit angesagt, und zwar in dieser Reihenfolge: erst fühlen, dann denken, schließlich handeln. Je gelassener wir negativen Gefühlen begegnen, umso weniger bedrohlich sind sie. Begeben wir uns tief ins fühlende Wahrnehmen hinein, sind wir umso schneller in der Lage, wieder klar zu denken. Wir bewegen uns bewusst durch unsere Gefühlswelt hindurch. Wir spüren Schmerz, aber wir sind nicht der Schmerz. Akzeptanz dämpft nur negative Emotionen und Gedanken und schützt uns damit vor Resignation, Eskalation und Wutausbrüchen.

Krisen fördern die Resilienz

Der Besuch bei meiner Freundin, der alten Eiche, hat Tradition. Bald ist Jahreswechsel, ich lasse das vergehende Jahr noch einmal an mir vorbeiziehen. Was war gut? Wo gab es schwere Momente? Welche Muster haben sich – mal wieder – gezeigt? Was habe ich gelernt? Was ist hinzugekommen? Welche Dinge lasse ich zurück? Um meine Etappen zu visualisieren, lege ich die abgebrochenen Äste und Rindenteile der alten Eiche zu einer Jahreslinie. Diese Timeline macht die wichtigsten Etappen des letzten Jahres noch einmal lebendig (Anleitung → Seite 221f.).

Die Wintertage unterstützen die innere Einkehr und das Besinnen auf sich selbst. Der winterliche Wald steht im Kontrast zur Fülle des Sommers mit seinen Farben, Gerüchen, Geräuschen und Begegnungen. Wie die Natur, die auf Sparflamme brennt, ziehen auch wir uns ins Private zurück. Schnee dämpft die Geräusche der Welt. Einzig ein paar Krähen krächzen und zeichnen sich dunkel gegen den grauen Himmel ab. Wir sind unmittelbar mit unserem Leben und unserer Verletzlichkeit verbunden. Der Winterwald hilft, ehrlich zu sich zu sein.

Manche Menschen empfinden Unbehagen, wenn alles still ist, weil sie eine ständige Reizüberflutung gewohnt sind. Die Kontemplation, das konzentriert-beschauliche Versenken, ist ihnen fremd. Die Dauerberieselung überdeckt oft ein Mangelgefühl. Leben wir schon viel zu lang an unserem Leben vorbei? In diesen Momenten der Öffnung, denen oft Lebenskrisen vorausgehen, fragen Menschen nach dem Sinn ihres Lebens.

Die alte Eiche ist mein Spiegel und zeigt mir, was Akzeptanz, Resilienz und ein erfülltes Leben bedeuten können. Sie bewertet mich nicht und kritisiert keine meiner Verfehlungen. Die Eiche erdet mich und hilft mir zu erkennen, dass das Leben ein Fluss in stetiger Veränderung ist. Wachstumsprozesse halten – wie ein Fluss – Stromschnellen, Sandbänke und Untiefen bereit.

Eine meiner Lehrerinnen verglich das Leben mit dem Umrunden eines Stupas. Stupas sind jene runden oder hügelartigen Sakralbauten, die man in buddhistischen Ländern findet. Gläubige umrunden sie, murmeln Mantras dabei und zählen sie mithilfe der Perlen ihrer Gebetskette. Meine Lehrerin sagte: »Wenn du einen Stupa umrundest, dann kann es passieren, dass du an einer bestimmten Stelle stolperst und hinfällst. Du stehst wieder auf, klopfst dir den Staub von der Hose, gehst weiter und glaubst, dass du die Lektion gelernt hast. Du umrundest den Stupa erneut, um exakt an derselben Stelle erneut zu stolpern. Du bist irritiert oder entschlossen, es auf der nächsten Runde besser zu machen. Und stolperst wieder. Doch deine Stürze werden mit jedem Mal sanfter und schmerzen weniger. Du lernst bei jedem neuen Sturz dazu. Du lernst deine Lektionen.«

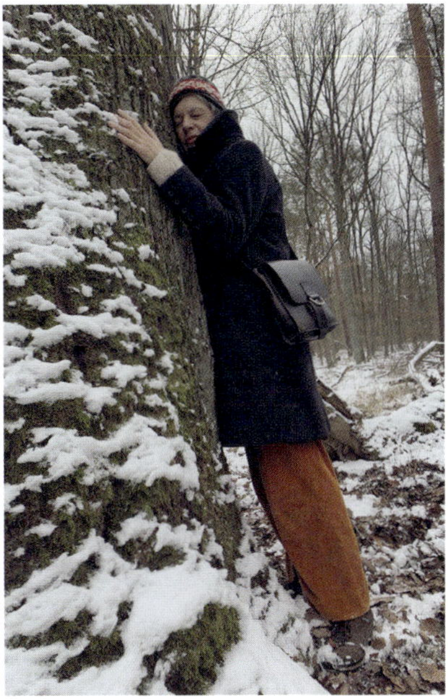

Für mich steht die Metapher des Stupa-Stolperns für den Aufbau von Resilienz. Mit Resilienz (lat. *resilire*, zurückspringen, abprallen) ist die psychische Widerstandskraft gemeint. Die Psychologin Daniela Blickhan beschreibt Resilienz als »die innere Stärke eines Menschen, persönliche Lebenskrisen wie zum Beispiel schwere Krankheiten, lange Arbeitslosigkeit oder den Verlust von nahestehenden Menschen ohne anhaltende Beeinträchtigung durchzustehen«.[102] Manche Menschen sind von Geburt an resilienter als andere. Aber Resilienz lässt sich lernen.

Chance oder Niederlage?

Dabei ist die eigene Bewertung entscheidend. Wer jeden Mückenstich zum Drama aufbläst, manövriert sich selbst in die Rolle des Opfers. Resiliente Menschen sehen sich als handlungsfähige Subjekte, nicht als Objekte, die behandelt werden. Resilienz betrachtet Niederlagen als Chancen und Krisen als Wachrüttler. Sie ermutigen uns zu fragen, ob sich unser bisheriger Weg noch richtig anfühlt. Was liegt uns wirklich am Herzen? Resiliente Menschen leiden in Krisen ebenfalls, suchen aber eher nach einer konstruktiven Lösung. Sie wollen lernen und an ihren Krisen wachsen.

Die schwedische Klimaaktivistin Greta Thunberg ist ein, wenn auch extremes, Beispiel für persönliches Wachstum, das zu verantwortungsvollem Handeln führte: Ein Film, den sie in der Schule über die Klimakrise, verhungernde Eisbären, Dürren, Überflutungen und Hurrikans sah, berührte sie tief. Sie bekam Depressionen, dazu eine Essstörung. Doch Greta Thunberg versank nicht in der Traurigkeit, sondern wurde aktiv. 2018 setzte sie sich mit ihrem Schild »Schulstreik für das Klima« vor den Reichstag in Stockholm. Mit 15 Jahren gründete sie *Fridays for Future*, eine Bewegung, die inzwischen weltweit aktiv ist. »Einige Leute sagen, dass ich studieren sollte, um Klimawissenschaftlerin zu werden, damit ich die Klimakrise lösen kann. Aber die Klimakrise ist bereits gelöst. Wir haben alle Fakten und Lösungen. Alles, was wir tun müssen, ist, aufzuwachen und uns zu verändern«, ist ihre Forderung.[103]

Was machen resiliente Menschen anders? Wie lässt sich Resilienz lernen? Die Psychologin Barbara Fredrickson versteht Resilienz als die Fähigkeit, Unterschiede wahrzunehmen.[104] Resiliente Menschen sehen in komplexen Situationen nicht nur die negativen Aspekte. Sie grübeln weniger und erholen sich schneller von den Folgen negativer Emotionen. Sie finden zügig zu ihrem Gleichgewicht zurück. Negative Erfahrungen belasten den Körper, Stresshormone wie Cortisol und Noradrenalin werden vermehrt ausgeschüttet. Emotionen bestehen aus einer körperlichen Reaktion in Bezug auf Muskeltonus oder Herzschlag und einer psychischen Reaktion wie Angst oder Ärger. Stress wirkt sich also nicht nur auf unseren Körper, sondern auch auf unsere Gefühle aus. Manch einer reagiert gereizt-ärgerlich, eine andere ängstlich-unsicher. Nach Fredrickson entsteht eine Emotion als Reaktion auf einen kognitiven Bewertungsprozess. Diese Emotion beeinflusst wiederum die weitere Bewertung der Situation, die daran geknüpfte Erwartungshaltung und das Handeln, das heißt die Wahl zwischen Flucht, Kampf oder Erstarrung. Entscheidend ist also, wie wir eine Situation bewerten.

Angenommen, du findest heraus, dass dich dein Partner betrogen hat. Ein Mix widerstreitender Emotionen wird in dir aufkommen: Wut und Ärger über sein mieses Verhalten. Trauer, weil er dein Vertrauen missbraucht hat. Unsicherheit, ob die Beziehung überhaupt noch Sinn hat. Angst, ihn zu verlieren. Panik vor der Einsamkeit. Hinzu kommt ein angeknackstes Selbstwertgefühl. Die am intensivsten wahrgenommene Emotion bestimmt deine weiteren Gedanken und dein Verhalten, ob Rückzug in die Trauer oder wütender Kampf.

Gelingt es dir nun, ein wenig Abstand zu gewinnen und eine umfassendere Perspektive einzunehmen, verändern sich deine Gedanken. Hier kommt die Kraft des Verzeihens ins Spiel (→ Seite 175ff.). Mit mehr Distanz fällt dir vielleicht ein, dass du auch schon fast mal eine Affäre hattest. Du weißt, dass ein Seitensprung auch in den tollsten Beziehungen passieren kann, dass dein Partner eigentlich zuverlässig ist und dass es ihm aufrichtig leidtut. Womöglich handelt es sich um einen einmaligen Fehltritt ohne Bedeutung für euer Verhältnis. Ihr hattet in den letzten Wochen nun mal wenig Zeit füreinander. Auch im emotionalsten Durcheinander lassen sich Anknüpfungspunkte für Hoffnung und Zuversicht finden.

Unser evolutionäres Erbe

Zugegeben, dass hört sich einfacher an, als es tatsächlich ist, wenn uns Gefühle überfluten. Und natürlich spielen auch individuelle Wahrnehmungs-, Denk- und Erklärungsmuster, Erfahrungen und Erwartungshaltungen eine Rolle. Es ist hilfreich zu wissen, dass wir negative Gefühle schneller und klarer wahrnehmen. Sie wirken länger, stärker und binden mehr Aufmerksamkeit. Die Übermacht des Negativen haben wir der Evolution zu verdanken. Denn Negatives war in der rauen Vorzeit meist lebensbedrohlich und brauchte daher volle Aufmerksamkeit. Wer mit dem Säbelzahntiger ein nettes Gespräch beginnen wollte, wurde schneller gefressen als der, der beim ersten negativen Empfinden gleich wegrannte.

Dieses evolutionäre Erbe ist heute eher lästig. Denn Negatives engt unser Denken ein. Positive Gefühle dagegen nehmen wir nicht so signalhaft wahr, sie kommen diffuser daher und überlappen sich mit anderen Gefühlen. Dafür erweitern sie das Denken und steigern Selbstwertgefühl und Kreativität und damit die Fähigkeit, Probleme zu lösen. Indem wir uns in Achtsamkeit üben, entwickeln wir ein feineres Sensorium; wir vergrößern gleichsam unsere Aufnahmekapazität für das Gute. Denn das häufige Erleben positiver Gefühle lässt neue Verbindungen und Netzwerke im Gehirn entstehen, die wiederum langfristig unserer Gesundheit und Lebensdauer guttun.

Hier noch mal ein wichtiger Hinweis: Es geht nicht darum, sich auch den größten Quatsch schönzureden. Barbara Fredrickson betont, dass der Mensch positive wie negative Emotionen brauche. Sie beschreibt uns als Segelboot, bei dem Teile des Rumpfs, Ruder und Schwert im Wasser liegen. Sie versinnbildlichen unsere negativen Emotionen, während das Segel unsere positiven Emotionen darstellt. Nur wenn das Boot genügend Gewicht und damit Tiefgang hat, kann es im Sturm navigiert werden. Doch was nützt die beste Wasserlage, wenn keine Segel gesetzt sind? Erst das Wechselspiel von schwerem Rumpf und leichtem Segel sorgt für gute Fahrt in die gewünschte Richtung.

Was ein erfülltes Leben ausmacht

Vor mir auf dem gefrorenen Waldboden liegen meine vergangenen zwölf Monate. Auf meiner Jahreslinie sind die schönen Momente markiert wie die herrlich entspannte Sommerparty, aber auch traurige Ereignisse wie der Krebstod eines guten Freundes. Dankbarkeit und Demut durchfluten mich, während ich mir bewusst mache, wie gesegnet mein Leben ist. Wie gut es mir geht, trotz all der Krisen um mich herum. Wie viel ich gelernt und dazu beigetragen habe, diese Welt ein kleines bisschen besser zu machen. Wie sehr ich mit meiner Familie beschenkt bin, mit meinen Freunden und dem Wald, meiner »Therapeutin«, die mich hält, stärkt und glücklich macht. Mein Leben fühlt sich sinnvoll an.

Der amerikanisch-israelische Soziologe Aaron Antonovsky prägte den Begriff »Kohärenzsinn«, auf dem sein Salutogenese-Modell aufbaut, ein Konzept zur individuellen Entwicklung und Erhaltung der Gesundheit. Antonovsky definiert »Kohärenzsinn« als Fähigkeit eines Menschen, eine stimmige Verbundenheit mit sich selbst und der sozialen Umwelt zu spüren. Wer mit Kohärenzsinn gesegnet ist, hat »ein durchdringendes, andauerndes, aber dynamisches Gefühl des Vertrauens«.[105]

Der Kohärenzsinn besteht aus drei Komponenten, die miteinander verbunden sind:

1. Verstehbarkeit: die Fähigkeit, eine belastende Erfahrung in einem größeren Lebenszusammenhang zu sehen
2. Handhabbarkeit: die Fähigkeit, die Aufgaben des Lebens zu überschauen und zu lösen
3. Bedeutsamkeit: die Fähigkeit, Aufgaben, Probleme und Herausforderungen anzunehmen, weil wir sie als sinnhafte Erfahrungen verstehen.

Die Psychologin Doris Baumann, die an der Universität Zürich zu den Bedingungen eines erfüllten Lebens forscht, betont die Subjektivität der Bewertung.[106] Ein Leben, das mir langweilig und sinnlos vorkommt, kann jemand anders als aufregend, spannend und beglückend empfinden. Baumann unterscheidet drei Quellen der Erfüllung und damit verbundene Fragen:

1. Die Rückschau auf sich selbst: Kann oder konnte ich mein Potenzial verwirklichen?
2. Das eigene Leben: Hatte oder habe ich den Mut, ich selbst zu sein und nach meinen Werten zu leben?
3. Das Wirken zum Wohle der Gemeinschaft: Trage ich zu einem gelingenden Leben anderer bei? Bin ich hilfreich?

Ein erfülltes Leben ist keinesfalls gleichbedeutend mit einem bequemen Leben. Im Gegenteil: Das Bewältigen von Krisenzeiten trägt dazu bei, Dankbarkeit und innere Ruhe empfinden zu können und das spätere Leben als bereichernd wahrzunehmen. Das Durchschreiten von Krisenzeiten trainiert unsere Anpassungsfähigkeit und Resilienz. In der Rückschau erkennen wir die Sinnhaftigkeit von so manchen schmerzhaften Lebensereignissen. Ewiges Jammertal oder Licht am Horizont? Das entscheidest du.

Wie du deine Resilienz stärken kannst

- Mache dir zunächst klar, dass du selbst bestimmst, wie du über eine Situation denkst und fühlst. Raus aus der Opferrolle. Krisen sind überwindbar. Du bist ein denk- und handlungsfähiger Mensch und kannst einen guten Umgang mit jeder Situation entwickeln.
- Erinnere dich an positive Momente in deinem Leben, als du Dinge aktiv angegangen bist und dich als selbstwirksam erlebt hast. Vertraue auf deine Fähigkeit, dass du nahezu jedes Problem lösen kannst. Kompromisse sind keine Niederlagen. Nimm Zweifel, Angst oder Ärger wahr, ohne dich davon bestimmen zu lassen. Gefühle sind Hinweisgeber, aber keine Kommandeure.
- Frage andere Menschen um Rat. Familie und gute Freunde sind wichtige Ressourcen, die bei Einsamkeit helfen. Steckst du fest, dann suche dir psychologische Hilfe.
- Achte auf dich und übe dich in Gelassenheit. Weder Steuererklärung noch Wäschekorb sind wichtiger als Pausen und Erholung.
- Nutze den Wald oder die Natur, um dich zu bewegen und Abstand zu bekommen.
- Schreibe schöne Momente nieder und sammle sie in einem Büchlein oder auf Zetteln in einem Marmeladenglas. So hast du stets ein Gegenmittel, wenn wieder eine Flut von Negativem heranrauscht.

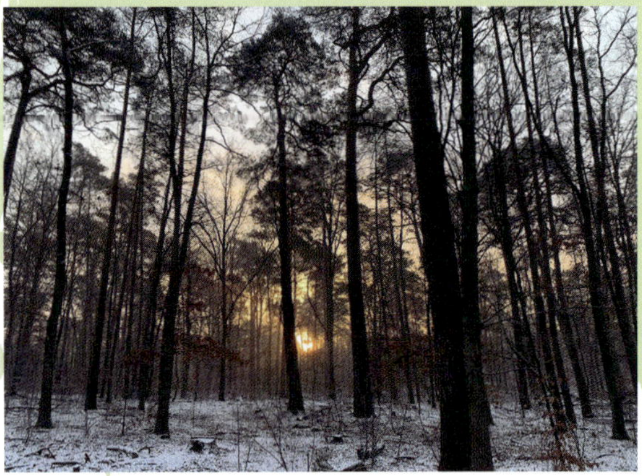

Übung: So legst du deine Jahreslinie

Die Timeline stammt aus der Hypnotherapie und dem Neurolinguistischen Programmieren (NLP). Man kann sie nutzen, um vergangene Belastungen zu bearbeiten und die Vergangenheit neu zu erleben (Chance History) oder um eigene Ressourcen sichtbar zu machen (Stärken-Timeline). Ich nutze sie zur Reflexion, um mir die schönen und die lehrreichen Momente des vergangenen Jahres noch einmal bewusst zu machen. Vielleicht spürst du Dankbarkeit und Stolz oder entdeckst, dass ein vermeintlich mäßiges Jahr dir dabei geholfen hat, zu wachsen. Halte deine Erkenntnisse unbedingt schriftlich fest, um sie dir jederzeit wieder vor Augen zu führen.

- Suche dir Holzstücke, die du zu einer Reihe legen kannst. Ziehe eine Linie auf dem Boden. Wie sieht deine Jahreslinie aus? Ist sie schnurgerade, mäandert sie wie ein Fluss, oder hast du es mit einem harten Zick-Zack-Jahr zu tun? Unterteile die Linie in zwölf etwa gleich lange Abschnitte.
- Beginne mit der Rückschau auf den Januar. Woran erinnerst du dich? Gab es ein Ereignis, das dich gefordert hat? Wenn du dich nicht mehr erinnerst, nimm Kalender oder Tagebuch zu Hilfe. Suche dir für jedes Erlebnis ein klares Natursymbol. Die Symbole für negative Ereignisse sollten sich deutlich von den Symbolen für positive Ereignisse unterscheiden.
- Gehe in Ruhe alle zwölf Monate nach diesem Muster durch.
- Hast du den Dezember gelegt, dann suche dir einen Ast, der die Schwelle für das neue Jahr symbolisiert.
- Schau nun von dieser Schwelle aus auf das vergangene Jahr zurück. Was siehst du? Sind positive und negative Ereignisse in etwa gleich verteilt, oder überwiegt eine Kategorie? Keine Angst vor einem negativen Übergewicht. Mache dir klar, dass selbst die schwerste Krise die Möglichkeit bietet, uns aus Gewohnheiten und Denkmustern herauszureißen. Frage dich, was du über dich gelernt hast? Was hat dir im Fall einer Krise weitergeholfen? Wie hast du dich selbst erlebt?

Welche deiner Stärken hast du genutzt? Hast du eine Stärke identifiziert, etwa Akzeptanz, Durchhaltevermögen oder Freundlichkeit, dann suche dir dafür ein weiteres Natursymbol und lege es zu dem betreffenden Ereignis.

- Nun drehe dich um und schau in deine Zukunft, die offen und ungestaltet vor dir liegt. Was möchtest du im nächsten Jahr erreichen? Wie sieht deine Zukunftsvision aus? Formuliere einen positiven Satz für deine Vision, zum Beispiel: »Ich werde gelassener an meine Arbeit gehen.«
- Hast du deine Zukunftsvision formuliert, dann suche dir einen weiteren Ast, den du in einigem Abstand wie ein Ziel vor dir platzierst. Stelle dich jetzt zu diesem Ast, also zu deiner Vision. Sprich den formulierten positiven Satz ein paarmal laut aus, schließe die Augen und male dir dein Ziel aus. Was wird dann anders sein? Wo stehst du dann? Wer ist dabei? Wie wirst du dich fühlen? Probiere verschiedene Formulierungen aus, bis sich alles stimmig anfühlt. Manchmal fällt es schwer, sich die Zukunft konkret vorzustellen. Versuche es trotzdem. Wie entspannt bist du dann? Woran merken deine Mitmenschen, dass sich etwas in deinem Leben verändert hat?
- Stelle dich nun auf eine Position, von der aus du sowohl das vergangene als auch das neue Jahr gut überblicken kannst. Welche deiner Stärken könnte dir helfen, um deinen ersten Schritt in Richtung Ziel zu gehen? Nimm das betreffende Symbol aus den vergangenen zwölf Monaten heraus und lege es ganz an den Anfang deines neuen Jahres. Übertritt nun die Schwelle ins neue Jahr und spüre in deine Stärke hinein. Was brauchst du noch, damit dein allererster Schritt in Richtung Vision bekräftigt wird? Suche dir ein weiteres Stärkensymbol und lege es dazu.
- Fühlt sich dein Arrangement stimmig an, dann überlege dir genau, wie ein konkreter erster Schritt ins neue Jahr aussehen kann. Möchtest du mehr Gelassenheit entwickeln, dann könnte dir eine tägliche Meditation helfen. In einem ersten Schritt könntest du dir ein tägliches kleines Zeitfenster dafür einrichten.

Tipps für rücksichtsvolles Verhalten im Wald

- Bitte beachte, dass du als Gast kommst und dich in einem Lebensraum von Pflanzen und Tieren bewegst.
- Respektiere die Rückzugsgebiete von Wildtieren und seltenen Pflanzen. Schilder und Zäune haben ihren Sinn.
- Bleibe auf markierten Wegen und Routen. Du kannst natürlich querfeldein gehen, wenn das nicht ausdrücklich verboten ist. Bedenke aber, dass jeder Schritt das Habitat von Kleinstlebewesen verändert oder Wildtiere aufscheucht. Generell gilt, umsichtig zu gehen und möglichst wenig zu zertreten. Stelle dir vor, du bewegst dich als Gast in einer fremden Wohnung.
- Beachte forstliche Sperrgebiete, in denen meist im Herbst Waldarbeiten stattfinden. Um Unfällen vorzubeugen, solltest du sie gar nicht erst betreten.
- Auch Wiederaufforstungsgebiete von Wäldern dürfen erst ab einer Wuchshöhe von drei Metern betreten werden.
- Nimm deinen Müll und den von anderen mit.
- Wenn du einen Hund hast, dann halte dich bitte an die jeweilige Leinenregel. Frei laufende Hunde haben Spaß, aber verursachen enormen Stress für Wildtiere.
- Maximale Vorsicht mit offenem Feuer oder Zigarettenkippen. Feuermachen im Wald ist verboten.

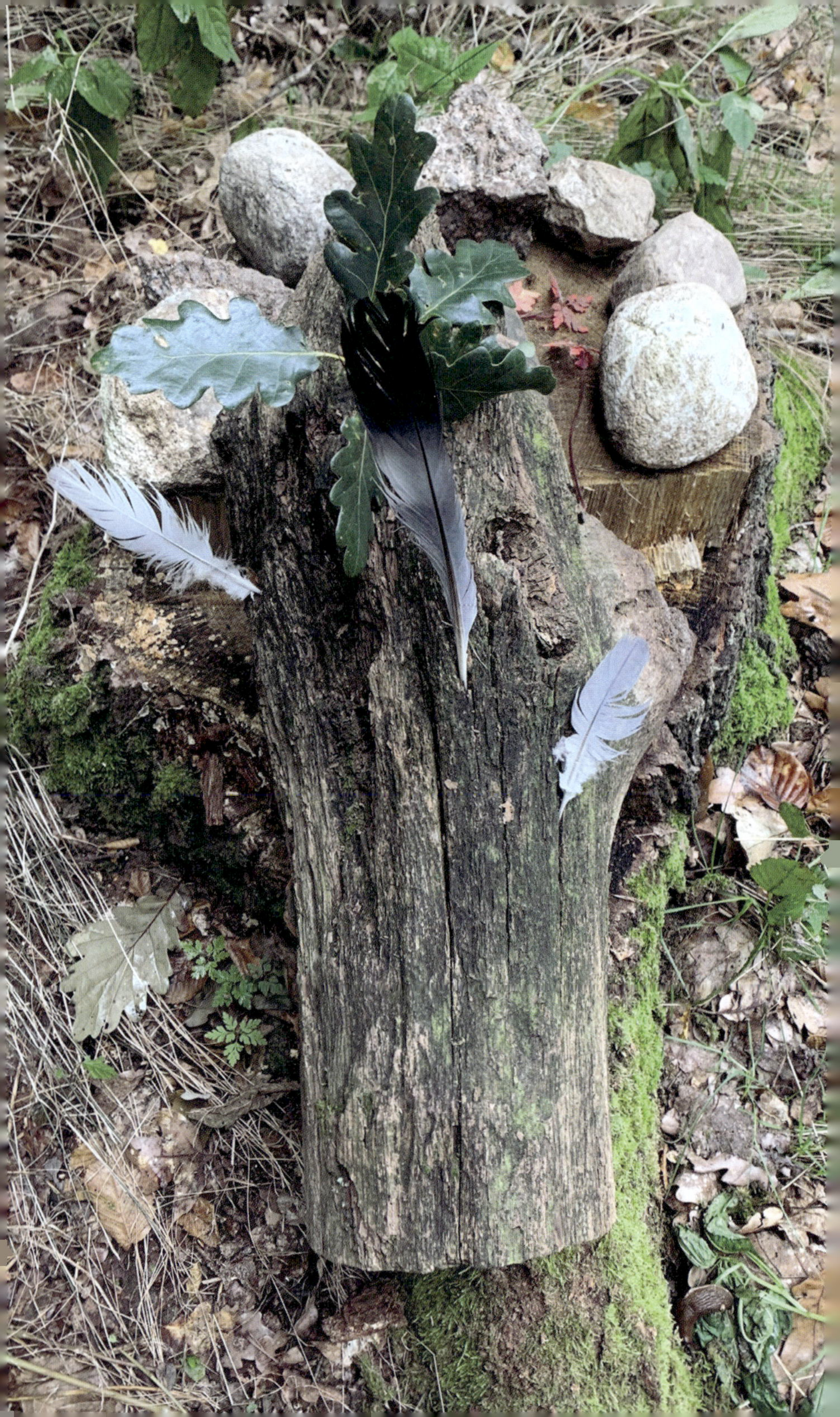

3.
DAS WALDGEFÜHL IN DEN ALLTAG INTEGRIEREN

In diesem Teil des Buches möchte ich dir, liebe Leserin und lieber Leser, gerne noch einige praktische Tipps und theoretische Überlegungen mit auf den Weg geben, die mich bewegen und in meiner Arbeit leiten. Ich freue mich, wenn es meinen Klientinnen und Klienten gelingt, dieses kraftvolle Waldgefühl mit seinen Effekten und Erkenntnissen in ihren Alltag zu integrieren.

Eine zentrale Botschaft meines Coachings lautet: Perspektivenwechsel. Eine Frage, eine Aufgabe oder eine Problemlage lässt sich leichter fassen, wenn sie von verschiedenen Seiten beleuchtet wird. Gerade bei Konflikten – ganz gleich ob privat oder beruflich – ist es ungemein hilfreich, die Motive der anderen Seite zu verstehen. Sie sind meist nicht edler oder schlechter als die eigenen Motive, sondern zunächst einmal nur anders. Ein Chef, dessen Etat vom Vorstand soeben gekürzt wurde, wird sich beim Thema Gehaltserhöhung zum Beispiel anders verhalten als ein Vorgesetzter, der wegen vieler Aufträge dringend nach Fachkräften sucht.

Gelingt der Blick durch die Brille eines anderen Menschen, dann verlieren Probleme oft ihren dramatischen Beigeschmack. Unser Denken wird weit. Und plötzlich sind Kompromisse möglich. Perspektivenwechsel erlauben uns, die Welt differenzierter wahrzunehmen und uns selbst ein wenig aus dem Mittelpunkt dieser Welt zu schieben. Meine Prioritäten relativieren sich. Wir leben, zum Glück, nicht allein auf diesem Planeten.

WIR SIND DER WALD

Die indigene Künstlerin Rita Huni Kuin bot mir eine großartige Chance, meine ganz persönliche Sicht auf die Welt zu erweitern. Rita hat mir in einem langen Gespräch ihre Perspektive auf die Erde und ihre Menschen erläutert. Sie hat mir das Denken ihres Stammes nahegebracht, der im brasilianischen Amazonasgebiet lebt. Sie hat mich daran erinnert, dass andere Kulturen unser individualistisches Verständnis nicht teilen. In der kapitalistischen Leistungsgesellschaft mit ihrer fortwährenden Beschleunigung dient das Wir dem Ich. Das Individuum und seine Bedürfnisse bilden den Kern unseres Denkens und Handelns. Die indigenen Huni Kuin, »das echte Volk«, pflegen dagegen eine kollektivistische Identität: An oberster Stelle stehen Wohlergehen und Erhalt der Gemeinschaft. Das Ich dient dem Wir.

Die Huni Kuin verstehen sich als Teil eines Beziehungsgeflechts, in dessen Zentrum »Pachamama« steht, »Mutter Erde«, die nährt, schützt und Leben schenkt. Pachamama ist keine »beliebig austauschbare Ressource im Dienst der Menschen, sondern eine in sich wertvolle Mutter, die von Menschen respektiert und gepflegt werden muss«, schreiben die Amazonas-Anthropologin Jenny García Ruales und der Rechtswissenschaftler Andreas Gutmann.[107] Das Pachamama-Prinzip dient vielen Indigenen als identitätsstiftend. Der Mensch ist ein Teil, aber nicht die Krone der Schöpfung, die das gottgegebene Recht besitzt, die Natur zu beherrschen, auszubeuten, zu zerstören.

Unsere westliche Kommerzkultur, die verbissen an das Märchen vom grenzenlosen Wachstum glaubt, ist vielen Indigenen bis heute fremd. Sie messen Wachstum nicht nur an materiellem Reichtum, sie trennen nicht zwischen menschengemachter Kultur und wilder Natur, sondern betrachten Menschen, Tiere und Pflanzen als gleichberechtigte Teile des Pachamama-Netzwerks. In diesem Sinn nahm Bolivien die Natur im Jahr 2009 in die Verfassung auf. Damit ist es Gesetz, erstens ihre Existenz zu respektieren, zweitens ihre Zyklen und Funktionen zu erhalten und diese drittens wiederherzustellen, falls notwendig. Das deutsche Recht dagegen betrachtet zwar Wirtschaftsunternehmen als Rechtspersonen, die durch einen gesetzlichen Vertreter vor Gericht repräsentiert werden können. Aber die Natur hat diese Rechte bei uns nicht.

Um für den Erhalt des Amazonas und damit für die Lebensgrundlage ihres Stammes zu kämpfen, haben sich 2023 zwei Frauen der Huni Kuin auf den weiten Weg nach Europa gemacht: Rita Huni Kuin, 29 Jahre,

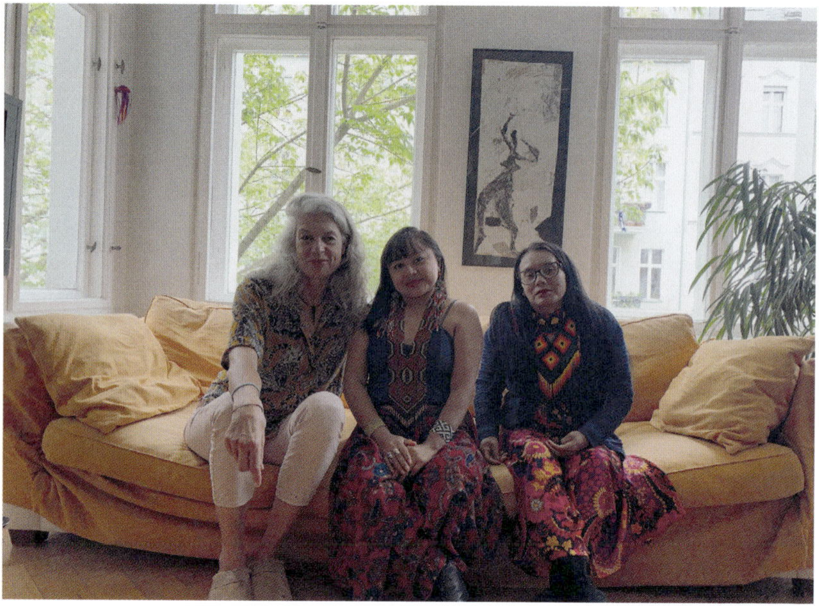

Künstlerin und Sprecherin ihres Stammes, und Bunke Inani Huni Kuin, 33 Jahre, Anführerin, Repräsentantin, Medizinfrau und Mutter von fünf Kindern. Sie stellten in europäischen Städten »Ainbu Dayá« vor, »Die Arbeit der Frauen«. Dieser Verein kämpft für Gesundheitsvorsorge, nachhaltige Infrastruktur und Bildung. Auch indigene Frauen kämpfen für Gleichstellung. Ainbu Dayá arbeitet wiederum mit Living Gaia e. V. zusammen. Diese Organisation sammelt Spenden, um Regenwald zu erwerben und die Arbeit der Frauen zu unterstützen. Denn trotz aller, auch internationaler Schutzversprechen für das Amazonasgebiet gibt es nur eine wirklich wirksame Methode, um die Lebensgrundlage der Huni Kuin zu sichern und ihr Wissen zu erhalten: Der Wald muss ihr Eigentum werden. Ich unterstütze Living Gaia e. V. seit vielen Jahren.

Zum Interview kommen Rita und Bunke Huni Kuin zu mir nach Hause in unsere Berliner Altbauwohnung. Die beiden tragen wunderschöne farbenfrohe Kleider und ihren traditionellen Perlenschmuck, den die Frauen der Huni Kuin anfertigen und verkaufen. Die Frauen wirken klein, fast zerbrechlich. Es ist ein erhebendes Gefühl, diese mutigen Frauen an unserem Küchentisch zu empfangen. In Ritas ruhigem Gesichtsausdruck vermag ich nicht zu lesen, wie es ihr gerade geht. Wir sprechen über ihre ersten Tage in Deutschland, und ich bekomme eine leise Ahnung, was es für eine Frau aus dem Amazonasgebiet bedeutet, in den Großstadtdschungel von Berlin einzutauchen. Die Psychologin und Deutsch-Brasilianerin Jaci Meinhold übersetzt unser Gespräch.

»Rita, was ist der Wald für dich?«
»Wir sind der Wald. Wir leben im Wald. Der Wald ist alles, was wir haben. Er ist unser Zuhause. Alles kommt aus dem Wald. Jeder von uns trägt den Wald in sich und mit sich, egal wohin er geht. Der Wald ist alles und hat alles. Der Wald ist unser Supermarkt, unser Krankenhaus, unsere Apotheke. Der Wald gibt alles für jede Krankheit, ob mental oder körperlich.«

»Wie kommuniziert ihr mit dem Wald?«
»Mit unseren Gebeten, unseren Gesängen, unserer Medizin, unserer Kultur und Tradition. Alles, was wir tun, entsteht in der Verbindung mit dem Wald.«

»Was ist Spiritualität für dich?«
»Unsere Kultur ist unsere Spiritualität, und alles, was wir leben und tun, ist Teil unserer Spiritualität, zum Beispiel essen, tanzen, pflanzen und ernten. Es ist ein Wissen, das von Generation zu Generation weitergegeben wird. Es kommt von unseren Vorfahren. Es ist nicht so einfach, Spiritualität in Worte zu fassen und zu erklären, was wir fühlen. Du fühlst es in den Liedern, in der Medizin, in den Gebeten. Alles hat seine Spiritualität, alles ist ein Aspekt davon. Auch der Geist des Waldes oder der Geist des Wassers, der Luft und des Windes. Alles, was uns umgibt, hat einen Geist.«

»Und wie wird die Erde gewürdigt?«

»Die Erde ist unsere große Mutter. Sie versorgt uns mit ihrem Essen. Sie erhält unser Essen, unser Wasser, unseren Wald. Sie gibt in einer solchen *Fülle*, und wenn sie etwas braucht, merken wir das. Wenn unser Leben zu Ende geht, verstehen wir, dass sie etwas zurückbekommt. Das ist der Kreislauf.«

»Wo genau lebt ihr in Brasilien?«

»Wir leben im Norden an der Grenze zu Peru am Unterlauf des Flusses Jordão mitten im Amazonas-Regenwald.«

»Woher kommen die Huni Kuin?«

»Wir unterteilen die Zeit in fünf Phasen. In der ersten Zeit kamen die Europäer. Dann gab es die Zeit der Versklavung, und wir verloren unser Land. Danach war die Zeit des weißen Goldes, in der die Waldzerstörung anfing, um an Materialien im Wald zu kommen. Als Viertes gab es die Zeit der Rechte, als die Anthropologen kamen, die dafür sorgten und halfen, dass wir unser Land zurückbekamen. Die Jetzt-Zeit heißt: das neue Denken. Nun geht es darum, unsere eigene Kultur wieder aufzuwerten, zu stärken, sich zu verbinden und nach außen zu gehen. Wir Indigenen sind immer noch sehr ausgeschlossen aus der brasilianischen Gesellschaft. Wir suchen immer noch die Integration und die Verbindung mit dem Leben in der Stadt. Wir sind ein verletzliches Volk. Was uns die Vorfahren vermittelt haben, wollen wir an unsere Kinder weitergeben, damit auch zukünftige Generationen damit arbeiten können.«

»In Deutschland kennen wir die Jahreszeiten. Wie ist der jahreszeitliche Rhythmus im Regenwald?«

»Bei uns sind die Jahreszeiten nicht so einfach zu differenzieren. Es gibt Zeiten, in denen ist es heißer und feuchter, und Zeiten, in denen regnet es mehr oder weniger. Wir wissen, in welchen Phasen wir pflanzen und ernten müssen. Der Klimawandel hat einen Effekt auf das ganze System. Wir fühlen das immer deutlicher. Im Sommer ist die Hitze viel stärker geworden, die Sonne wirkt direkter. Die Flüsse sind trockener. Andererseits gibt es mehr Überschwemmungen als früher. Die Effekte sind viel, viel stärker, als sie früher einmal waren, und die Menschen in den Dörfern können nicht mehr erkennen, in welcher Jahreszeit sie gerade leben und was sie anpflanzen müssen.«

»Was müsste deiner Meinung nach getan werden?«
»Es geht um unser Bewusstsein. Wir sollten innehalten und nachdenken über das, was wir tun. Niemand handelt allein, jedes Tun hat Konsequenzen für andere. Wir müssen in ein kollektives Bewusstsein kommen.«

»Wie kann unser europäisches Denken von eurem Denken lernen?«
»Wir sind alle auf dem Weg, und wir geben unsere Impulse in die Welt. Mit unserer Reise wollen wir Interesse wecken für unsere Art, zu leben und zu denken. Wir finden immer eine Antwort aus dem Wald.«

»Was wünschst du dir für die Zukunft?«
»Ich wünsche mir, dass das Bewusstsein für eine schönere, bessere, gesündere Zukunft wächst und dass wir uns mehr verbinden, um eine gute Zukunft für die Menschheit zu gestalten.«

»Nach eurem Verständnis ist alles belebt. Gibt es schlechte und gute Pflanzen?«
»Wo immer man gute Dinge findet, findet man auch schlechte. Wir Indigenen sind immer auf der Suche nach dem, was uns guttut. Selbst die Medizin hat ihren guten und schlechten Part. Das gehört zusammen. Jeder kriegt das, wonach er sucht. Der Wald ist sehr stark, und wenn man dort hingeht, weiß auch der Wald zwischen den Menschen zu unterscheiden. Der Wald hat seine eigene Art, sich zu schützen.«

»Was machst du an schlechten Tagen, wenn nicht alles so läuft, wie du es gerne hättest?«

»Was wäre denn das Leben, wenn es keine schlechten Tage gäbe? So wie ich Mensch bin, gibt es auch in mir gute und schlechte Seiten. Und auch Tage, an denen ich traurig oder wütend bin. Viel bringe ich durch meine Kunst, durch Gesänge, durch das Malen zum Ausdruck, oft auch im Wald. Das Gefühl von Trauer und Wut ist nichts, was auf mir lasten soll, es muss kanalisiert werden.«

»Wie kanalisierst du Wut?«

»Es geht um den Umgang damit. Ich versuche, unangenehme Gefühle fließen zu lassen, indem ich zum Beispiel weine. Für mich bedeutet Weinen, die düstere Energie aus meinem Körper herausfließen zu lassen. Das befreit.

In meiner Kultur gibt es im Allgemeinen nicht viel Raum für solche Gefühle, weil wir im Alltag mit dem Aufrechterhalten der Familie und dem Herstellen von Essen beschäftigt sind. Das braucht viel Zeit. Manchmal ist es gut, nicht so sehr in Gefühle reinzugehen, denn sie werden sowieso automatisch in dein Leben einfließen.«

»Angenommen, es gibt einen Ehestreit im Dorf. Was macht die Dorfgemeinschaft?«

»Es gibt ein Sprichwort bei uns: Deren Blut ist heiß, man muss sie runterkühlen. Wir machen das mit Bädern und Tee. Das ganze Dorf trinkt dann Tee und nimmt Bäder. Es wird gemeinschaftlich gemacht. Es ist eine kollektive Heilung. Diese gemeinschaftliche Heilung ist sehr kraftvoll. Hinterher gehen wieder alle an ihre Arbeit.«

»Habt ihr Schamanen oder Heiler?«

»Jeder von uns hat in sich einen Heiler sowie die Funktion eines Heilers. Es gibt im Dorf aber immer eine Person, deren Aufgabe es ist, auf alle aufzupassen. Es ist aber nicht so, wie es in Europa verstanden wird, dass diese Person auch alles Wissen hat.«

»Hast du einen Baum, zu dem du dich besonders hingezogen fühlst?«
»Ein sehr spezieller Baum ist der ›Mutterbaum‹ oder ›Samaúma-Baum‹. Er ist in unserer Tradition das Zuhause der Geister und ist heilig. Er nimmt Wasser in sich auf und verteilt es bei Trockenheit an alle anderen Bäume in seiner Nähe, aber auch über weite Distanzen. Dieser Baum lehrt uns sehr viel über unser Verhalten und darüber, wie wir uns verhalten sollen, weil er uns zeigt, dass es nicht nur um uns selbst geht. Samaúma achtet darauf, dass alle Bäume gut versorgt werden. Er gibt, unabhängig davon, ob die anderen Bäume zu seiner Familie gehören oder nicht.«

»Was können wir in Europa für euch tun?«
»Sensibler für die Arbeit der Indigenen werden, insbesondere für die Arbeit der Frauen. Lasst uns uns miteinander vernetzen und uns gegenseitig gemeinschaftlich unterstützen.«

Als Gastgeschenk haben mir Rita und Bunke eine Avocado aus ihrer Heimat mitgebracht. Den Kern habe ich mit drei Zahnstochern präpariert und in einem Wasserglas erste Wurzeln bilden lassen. Das Bäumchen ist inzwischen einen halben Meter in die Höhe geschossen und ziert unser Fensterbrett. Über Amazonas-Grün, das sich in Schöneberg wohlfühlt, freue ich mich sehr. Und gleichzeitig steht das zarte Pflänzchen symbolisch für den Beginn einer neuen brasilianisch-deutschen Freundschaft.

GEGENSEITIGES GEDEIHEN

»Buen vivir« oder »bem vivir« – so heißt auf Spanisch beziehungsweise Portugiesisch das »gute Leben« oder das »auskömmliche Zusammenleben«, ein zentrales Prinzip der Weltanschauung der indigenen Völker in Südamerika. Ziel ist die materielle, soziale und spirituelle Erfüllung aller Mitglieder einer Gemeinschaft und ein Zusammenleben in Vielfalt und Harmonie mit der Natur.

In ihrem lesenswerten Buch *Geflochtenes Süßgras* bringt die US-amerikanische Botanikerin Robin Wall Kimmerer, Angehörige des Potawatomi-Stammes, ihr indigenes Wissen mit ihren wissenschaftlichen Kenntnissen zusammen.[108] Robin Wall Kimmerer schildert eine alte Zeremonie, die Giveaway-Feier oder »Minidewak«, zu der sich ihr Stamm in der Zeit der Beerenernte trifft, um zu tanzen und zu feiern. »In der Welt draußen freuen sich Menschen, die wichtige Ereignisse im Leben feiern, auf Geschenke. Bei uns Potawatomi ist es genau umgekehrt. Gerade der, der feiert, *verschenkt* etwas, häuft auf seiner Decke Dinge auf, um seinen Wohlstand mit allen im Kreis zu teilen.« Großzügigkeit sei zugleich ein moralischer und ein materieller Imperativ, besonders für Menschen, die im Einklang mit der Natur lebten und sowohl Fülle als auch Mangel kennen würden. Sie wüssten, dass das Wohlbefinden des Einzelnen eng mit dem Wohlbefinden aller verbunden sei. Reichtum bedeute bei den traditionellen Völkern, genug zu haben, um es verschenken zu können.

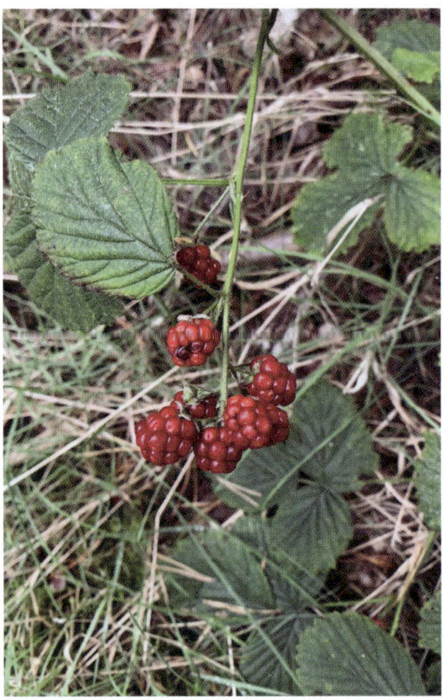

Robin Wall Kimmerer weist noch auf einen weiteren wichtigen Aspekt hin. »Von uns wird mehr als Dankbarkeit erwartet. Die Beeren zählen darauf, dass wir unseren Teil der Abmachung erfüllen und ihren Samen an neue Standorte verteilen. Sie erinnern uns, dass alles Gedeihen gegenseitig ist. Wir brauchen die Beeren, und die Beeren brauchen uns. Ihre Geschenke mehren sich, wenn wir für sie sorgen, und sie schwinden, wenn wir sie vernachlässigen. Wir sind in einem Bündnis der Reziprozität verpflichtet, einem Pakt gegenseitiger Verantwortung, um die zu stützen, die uns stützen.«

Für mich ist der Wald so ein Ort, der Fülle von Herzen verschenkt. Aber was ist mit dem Bündnis der Reziprozität? Seit ich mich aufgemacht habe, um die Natur und mich selbst besser kennenzulernen, hat sich viel verändert. Ich schaue anders auf die Welt, nehme mich nicht mehr ganz so wichtig, sondern denke darüber nach, wie ich teilen kann. Mit diesem Buch möchte ich meine Erfahrungen teilen und Anregungen geben, auch wenn mich erfahrene KollegInnen davor gewarnt haben, meine »Geschäftsgeheimnisse« preiszugeben. Ganz ehrlich? Ich möchte nicht länger so denken, in diesen Kategorien von Wettbewerb und Vermarktung. Ganz im Gegenteil: Ich gebe mein Wissen gern weiter, als klitzekleinen Beitrag zu einem kollektiven Gesunden, von dem ich, meine Kinder und die ganze Welt wiederum profitieren. Wenn ich dazu beitragen kann, dass Menschen mit offenen Sinnen und einem empfangenden Herzen auf die Welt blicken, ist ein erster Schritt in Richtung Verbindung, Gemeinschaft und Lebendigkeit getan.

Wie kann es uns gelingen, das Bündnis der Reziprozität umzusetzen und in Balance mit der Natur zu leben? In einer Studie aus dem Jahr 2023 wurde erstmals untersucht, wie das Wiedererkennen eigener Stärken in der Natur die Verbindung zu ihr fördert.[109] Dazu füllten die TeilnehmerInnen der Studie zunächst den VIA-Fragebogen aus. »VIA« steht für »Values in Action«, also »Stärken, die gerade aktiviert sind«. Danach sollten die Probandinnen und Probanden ihre fünf wichtigsten Charakterstärken in der Natur suchen und beschreiben. Tatsächlich fanden sie alle 24 universellen Charakterstärken in der Natur repräsentiert, wobei Ehrlichkeit und Spiritualität häufiger identifiziert wurden, Umsicht, Vorsicht und Urteilsvermögen dagegen seltener. Das Identifizieren gemeinsamer Charakterstärken, so die Forscher, kann Menschen dabei helfen, sich erstmalig oder erneut mit der Natur zu verbinden. So werden Wohlbefinden und das Verständnis für umweltfreundliches Verhalten gefördert.

Veränderung entsteht immer in dir selbst und hat einen Einfluss auf deine Umwelt, die wiederum andere Umwelten beeinflusst. Sei die Veränderung, die du dir wünschst. Nimm dein Leben in die Hand und gestalte es. Und wenn es dir guttut, in der Natur zu sein, dann schaue, was du ihr zurückgeben kannst. Das kann der bepflanzte Balkon sein, dessen Pflanzen Bienen und andere Insekten einladen, oder der Erhalt des alten Baumes im Hinterhof, der die Hausfassade kühlt. Das kann eine Spende für den Landkauf der Huni Kuin sein oder das freiwillige Mithelfen beim Schutz von Naturlandschaften. Ich habe mir angewöhnt, pro Waldbesuch drei Stücke Müll mitzunehmen. Nur mal angenommen, 85 Millionen Deutsche würden einmal im Monat dasselbe tun: In einem Jahr hätten wir gemeinsam und ohne viel Aufwand über eine Milliarde Dosen, Plastikfetzen, Kronkorken und Kippen aus unseren Wäldern geschafft.

MIT DEM HERZEN SEHEN

Der Schlüssel zur Selbsterkenntnis ist das Herz. Es führt zu einem tieferen Verständnis davon, was Leben eigentlich heißt. Denn nur das Herz besitzt die Fähigkeit, von Einstellungen, Meinungen oder Urteilen unbeeindruckt zu bleiben. Es kann das entscheidende Regulativ für unseren Verstand sein. Ich überlasse es dir, liebe Leserin, lieber Leser, was du daraus machst. Vielleicht inspiriert dich dieses Buch dazu, tiefer in deine Sinnlichkeit, deine Intuition und deine Liebe einzutauchen und dich auf den Tanz des Lebens, deines Lebens, einzulassen. Die große, kostbare Welt um dich herum will behutsam erforscht werden. Was hält dich davon ab, offen, neugierig und mutig den nächsten Schritt zu gehen, auch wenn zunächst manches ungewiss erscheint? Was spricht gegen das tiefe Vertrauen, dass sich alles im richtigen Moment zeigt, dass du keine Angst haben musst und dass auch andere Menschen auf ihrem Weg der Selbsterkenntnis, Annahme und Bewusstheit sind? Achtsames Gewahrsein, jener unbegrenzte und absichtslose Raum des Bewusstseins, steht uns allen offen. Alles kommt und geht, aber der Raum des Gewahrseins ist immer da, er ist immer in dir.

»UNSERE AUFGABE IST ES NICHT, NACH LIEBE ZU SUCHEN, SONDERN LEDIGLICH ALLE HINDERNISSE IN UNS SELBST AUFZUSPÜREN, DIE WIR DER LIEBE IN DEN WEG GESTELLT HABEN.«

RUMI, PERSISCHER SUFI-MYSTIKER, GELEHRTER UND DICHTER

Gewahrsein entsteht im Herzen. Es ist das Herz, das berührt wird – in einer tieferen Dimension, die unser sensorisches Fühlen nicht erreicht. Wer sich auf den Weg zu seinem Herzen macht und sich ihm öffnet, wird authentischer, aber auch verletzlicher. Es ist ein Weg zu dir selbst, der in dir beginnt. Erkundest du deinen inneren Raum, dann führt das zu einer offenen Wahrnehmung, die wertfrei ist.

Viele Menschen schrecken davor zurück. Sie fürchten, dann die Kontrolle und die Sicherheit zu verlieren. Doch das Gegenteil ist der Fall. In meiner Ehekrise, die mein bisheriges Leben urplötzlich infrage stellte, habe ich verstanden, dass ich mich auf niemanden komplett verlassen kann. Aber auf mein Herz. Sicherheit gibt es nie allein, sondern nur in Verbindung, ob mit sich selbst, mit dem Wald oder mit gleichgesinnten Menschen. Ich habe erlebt, dass sich das Leben in jedem Moment verändern kann. Nichts ist beständig. Gerade hast du vielleicht noch gelacht, und im nächsten Moment bist du plötzlich traurig. Die Person, die du gestern noch warst, ist beim Aufstehen nicht mehr dieselbe, denn dazwischen liegt die Nacht, in der deine Körperprozesse weiterlaufen, Erlebnisse verarbeitet und Träume geträumt werden, während sich die Welt immer weiterdreht.

Nach buddhistischer Vorstellung gibt es kein beständiges Selbst, sondern nur einen sich dauernd ändernden Fluss von Erfahrungen und Bewusstseinsinhalten. Ob wir neue Erfahrungen machen und wie wir sie verstehen wollen, das können wir selbst entscheiden, denn wir sind wandelbar. Unser Gehirn ist wie ein großer Muskel, der neue synaptische Verbindungen herstellt, wenn wir lernen und neue Erfahrungen sammeln. Wir haben es in der Hand, zur Gestalterin und zum Gestalter unseres Lebens zu werden und unser Denken über uns und die Welt zu verändern. Dieser lebenslange Prozess braucht den Kontakt zu uns selbst, zu anderen, zur Natur. So wächst eine Balance zwischen Verbundenheit und Autonomie. Erst wenn wir unsere engen Selbstkonzepte über Bord werfen, entsteht Freiheit. Die Freiheit, die ich meine, hat zwei Aspekte: die Freiheit, etwas zu tun, und die Freiheit, etwas zu lassen. Freiheit im Sinne von Unabhängigkeit bedeutet die Fähigkeit, Meinungen, Bewertungen und Kritik anderer zu registrieren, ohne dem Außen die Kontrolle zu überlassen. Zugleich nehmen wir uns die Freiheit, uns anzunehmen und uns auf das Jetzt einzulassen. Ja zum Leben zu sagen.

Erlaube mir an dieser Stelle eine Killerfrage: Magst du dich? Jetzt gerade und auch sonst? Selbst in düsteren Momenten? Bist du deine beste Freundin, dein bester Freund? Oder wohnt da ein mürrischer Kritiker in dir, spezialisiert darauf, auch in der besten Suppe noch ein mikrofeines Haar zu finden? Ich weiß: Diese Frage ist gemein, aber auch erhellend. Denn sie führt zu einer weiteren Frage: Fühlst du mit dir, oder leidest du mit dir?

Mitgefühl ist etwas anderes als Mitleid. Nur Mitgefühl führt zu Selbstannahme, dieser wärmenden inneren Gewissheit, immer einen Freund an seiner Seite zu haben – sich selbst. Mitgefühl ist ein uraltes Prinzip, das sich in vielen Religionen wie dem Buddhismus und dem Christentum findet. Im Buddhismus gehört Mitgefühl – neben Liebe, Freude und Gleichmut – zu den vier grenzenlosen Geisteshaltungen.

Mitgefühl ist mehr als Empathie. Wir können empathisch sein, ohne dass wir danach handeln und beispielsweise einer verletzten Person Hilfe anbieten. Die Forschung der Neurowissenschaftlerin und Psychologin Tanja Singer belegt, dass sich mitfühlende Zustände in anderen Hirnregionen abspielen als empathische Gefühle.[110] Zum Nachweis nutzte Singer die funktionale Magnetresonanztomographie (fMRT), die die Hirnaktivität in Echtzeit visualisiert. Sie bat den meditationserfahrenen buddhistischen Mönch und Molekularbiologen Matthieu Ricard, sich in verschiedene mitfühlende Zustände zu versenken. Es zeigte sich, dass die mitgefühlsrelevanten Netzwerke in Ricards Gehirn andere waren als die schmerzempathischen Netzwerke der TeilnehmerInnen aus Singers früherer Forschung (→ Seite 47). Ricard wurde nun gebeten, emotional am Leid anderer teilzuhaben, also Mitleid zu empfinden, ohne in den Zustand des Mitgefühls zu wechseln. Daraufhin zeigte der Scanner auch bei Ricard eine Aktivierung des Schmerzempathie-Netzwerks.

Ricard berichtete, dass das empathische Teilhaben am Schmerz anderer für ihn nahezu unerträglich gewesen sei, er fühle sich emotional erschöpft. Als er sich erneut in die Mitgefühlsmeditation (Metta-Meditation) versenkte, veränderte sich sein seelischer Zustand schlagartig. Ricard: »Obwohl die Bilder der leidenden Kinder noch genauso lebendig vor mir standen wie vorher, lösten sie keine Qualen mehr aus. Stattdessen fühlte ich eine natürliche und grenzenlose Liebe für diese Kinder und den Mut, mich ihnen zu nähern und ihnen Trost zu spenden.« Kurz: Passives Mitleid quält, Mitgefühl dagegen bedeutet aktives Lieben und Handeln.

Der tibetisch-buddhistische Gelehrte Thupten Jinpa erklärt dazu: »Mitgefühl gibt uns die Möglichkeit, auf das Leiden mit Verständnis, Geduld und Güte zu reagieren anstatt mit Angst und Abwehr. Es öffnet uns für die Wirklichkeit des Leidens und sucht Wege zu seiner Linderung. Mitgefühl macht uns geduldiger und verständnisvoller mit uns selbst und

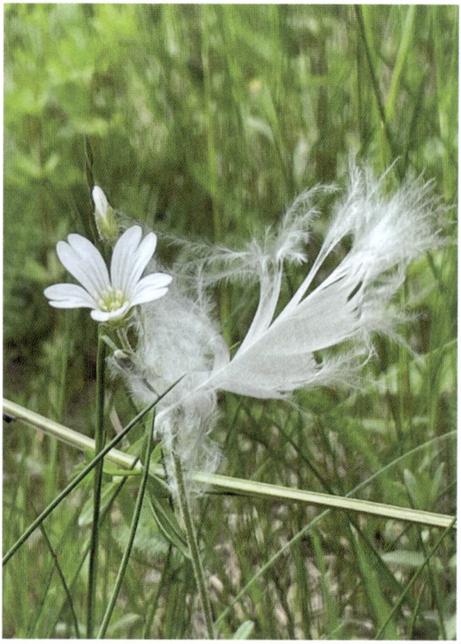

anderen.«[111] Bewusstes Mitgefühl stärkt das soziale Miteinander und die eigene Gesundheit. Mit etwas Übung kann man für jedes lebende Wesen Mitgefühl empfinden. Tanja Singer bietet ihre umfängliche Forschung sowie Trainingsanleitungen für ein besseres Mitgefühl in einem kostenlosen E-Book an.[112]

Die Perspektive des Mitgefühls und des Selbstmitgefühls schützt vor ungesunder Selbstkritik und schärft die Erkenntnis, dass niemand perfekt ist. Selbstmitgefühl bedeutet, mit sich selbst genauso liebevoll und milde umzugehen wie mit einer guten Freundin oder einem guten Freund, der gerade eine schwere Zeit durchmacht. Es bedeutet, gut für sich selbst zu sorgen und eigene Grenzen zu respektieren. Es bedeutet, sich für Pausen und Momente des Ausgleichs nicht zu schämen. Es bedeutet, sich von Dingen und gegebenenfalls auch Menschen zu trennen, die einem nicht guttun oder Kraft rauben. Das Entrümpeln der Wohnung kann befriedigender sein als der hundertste Städtetrip am Wochenende. Schon der »Bitte nicht stören«-Modus am Smartphone, der die Informationen über den Eingang neuer Nachrichten abstellt, kann die Lebensqualität beträchtlich steigern. Menschen, die minimalistisch leben und freiwillig auf Besitz verzichten, erleben sich als autonomer, klarer, ruhiger und fröhlicher. Sie berichten, dass ihnen bewusst geworden sei, was wirklich wichtig ist.

Mitgefühl versetzt uns in die Lage, bedingungslose Liebe zu empfinden – für uns selbst, für andere Menschen und für lebendige Wesen wie Pflanzen und Tiere. Mitgefühl unterstützt uns dabei, aktiv und hilfreich zu sein, um jegliche Lebensform zu schützen und zu erhalten. Mitgefühl erinnert daran, dass uns Erdenwesen viel mehr eint als trennt. Mitgefühl heißt aber auch, Geduld mit Menschen zu haben, die diesen Weg nicht gehen. Mitgefühl bedeutet, anzufangen, dranzubleiben, zu üben und sich immer wieder zu fragen: Was ist mir wirklich wichtig? Was sind meine tiefsten Bedürfnisse? Und was hält mich davon ab?

Es wird dich kaum überraschen, dass auch dabei Balance gefragt ist. Geduld ist gut, solange sie nicht im Phlegma endet. Energie ist prima, sofern sie nicht hetzt. Mache dir den Spaß und probiere bei Routinetätigkeiten in Haushalt oder Garten bewusst für ein paar Minuten ein quälend langsames oder aber ein sehr hektisches Arbeitstempo aus. Beobachte dich dabei. Wann fühlst du dich besonders wohl, auffallend aggressiv oder überaus effektiv? Finde dein Tempo.

Die Schwester des Mitgefühls ist die Zuversicht, dass du auf einem guten Weg bist. »Ziele brauchen Zuversicht, Wege, um sie zu erreichen, und konkretes Handeln, sonst bleiben sie Träume«, schreibt die Psychologin Daniela Blickhan.[113] Zuversicht ist eine innere Haltung zum Leben, die mit positiven Aspekten menschlicher Entwicklung wie Sinnerleben, Lebenszufriedenheit und konstruktivem Bewältigen von Schwierigkeiten korreliert. Sie stabilisiert die psychische Gesundheit.

Veränderung braucht viele kleine Schritte. Jeder Schritt wirkt, auch wenn du ihn nicht immer sofort spürst. Übe und bleibe dran. Halte dein Herz offen, auch wenn du dich verletzlich fühlst. Das Herz offenzuhalten und in Verbindung zu gehen, ist die Aufgabe der Seele. Verschließt du dein Herz, dann trennst du dich von deiner Lebenskraft und deiner Vitalität. Bleib zuversichtlich und dankbar.

Dankbarkeit ist eine weitere Stärke. Sie bedeutet, sich der guten Dinge bewusst zu sein, sie zu schätzen und seinen Dank dafür zum Ausdruck zu bringen. Menschen, die Dankbarkeit gegenüber der Natur empfinden, erleben sich häufiger mit ihr verbunden. Dankbarkeit lässt sich wunderbar im Alltag üben, indem du jeden Abend vor dem Schlafengehen drei Momente aufschreibst, für die du heute dankbar bist. Wie schmeckt Dankbarkeit? Wie duftet sie? Wo spürst du sie im Körper?

DIE BOTSCHAFT DER RABEN

Lebenslanges Lernen ist für mich keine Floskel, denn ich lerne jeden Tag. Das bedeutet auch, dass ich Missverständnisse oder Fehlwahrnehmungen korrigiere. Lange hatte ich zum Beispiel falsche Vorstellungen davon, wie Raben leben. Bei uns gelten Raben – wie auch Elstern und Krähen – als Boten des Unheils und als blutrünstige Mörder, die Singvogelnester plündern oder gezielt Jungtiere in Schaf- und Kuhherden angreifen. Dauerbeobachtungen von Kolkraben haben dieses Vorurteil allerdings nicht bestätigt. Vielmehr sind die Vögel sehr lern- und anpassungsfähig und haben erkannt, dass die Nachgeburt von Weidevieh ebenso nahrhaft ist wie der Kot, den Jungkälber beim ersten Aufstehen absetzen. Deshalb fliegen sie gezielt die Neugeborenen an, um sie zum Aufstehen zu bewegen. Auch als Beseitiger von Aas leisten die Rabenartigen einen wichtigen Beitrag für ein funktionierendes Ökosystem.

Und noch in anderer Hinsicht können diese intelligenten Tiere für uns ein Vorbild sein, zum Beispiel, was ihr Zusammenleben betrifft. Der deutsch-amerikanische Biologe Bernd Heinrich hat ihr Verhalten jahrelang erforscht, und es gelang ihm zu zeigen, dass »Raben, die über Nahrungsquellen informiert sind, andere Vögel von gemeinschaftlichen Schlafplätzen rekrutieren können (…), dass nicht informierte Vögel hinter ihren informierten Artgenossen herfliegen und dass sowohl die Führer wie die ›Mitläufer‹ von diesem Verhalten profitieren. Das Ergebnis ist ein außerordentlich einfaches, schönes und elegantes System des Teilens.«[114]

Statt uns weiterhin nur um uns selbst zu drehen und zu hoffen, dass andere das Lösen der Probleme für uns übernehmen, kann jeder Einzelne etwas tun, um die Welt ein bisschen besser für alle zu machen, auch für

Tiere und Pflanzen. »Wir leben in einer Zeit, in der sich das Verhältnis des Menschen zur Welt und zu sich selbst neu denken lässt – und in der dieses Denken real über die Zukunft der Menschheit entscheiden wird«, schreibt der Biologe, Philosoph und Publizist Andreas Weber.[115]

Der erste Schritt ist getan, wenn wir das Bewusstsein entwickeln, nicht allein auf dieser Welt zu sein. Wir sind – sorry, Gott – eben nicht die Krone, sondern ein gleichberechtigter und gleichverpflichteter Teil eines faszinierenden Organismus, der sich in jedem Moment verändert. Wenn wir verstehen, dass das Leben nicht linear verläuft, sondern in Rhythmen, Zyklen und ständigem Austausch, dann wirken die eigenen Probleme nicht mehr ganz so groß. Ich bin zuversichtlich, dass wir uns als Menschheit in jedem Moment verändern können und dass jede kleine Veränderung, ob meine oder deine, weitere Veränderungen anstößt. Wie sagte der indische Philosoph Jiddu Krishnamurti? »Der Sinn des Lebens ist zu leben.« Was braucht es noch, um damit anzufangen?

TIPPS FÜR DEN ALLTAG

Unsere gemeinsame Reise nähert sich dem Ende, und vielleicht fragst du dich, wie es nun weitergeht. Die meisten von uns wohnen nicht in der Nähe des Waldes. Ein Besuch braucht Anlauf. Häufig bleibt für diese wohltuenden Momente der Selbsterkenntnis wenig Zeit, weil unser Alltagsleben unsere ganze Aufmerksamkeit fordert. Natürlich ist es am schönsten, wenn wir zeitlos und ziellos durch den Wald streifen. Aber bleiben wir realistisch – das wird nicht so oft gelingen. Daher ist es ratsam, die Wünsche den Möglichkeiten anzupassen. Ich nutze zum Beispiel auch gern den Stadtpark, wo ebenfalls Tiere und Pflanzen leben. Meditationen kannst du zu Hause üben. Nimm von jedem Waldbesuch ein – wirklich nur ein einziges – Foto oder Symbol mit nach Hause, um dir damit vielleicht eine kleine Naturecke zu gestalten. Wenn du dir die Fotos oder Symbole immer wieder anschaust, werden Erinnerungen und die damit verbundenen positiven Gefühle lebendig. Gleichzeitig verstärkt jeder Waldbesuch die Motivation, öfter dort zu sein. Alles, was du dafür brauchst, ist das Vertrauen in deine Sinne und in dein Herz.

Die folgenden Tipps dienen dir als Inspiration dafür, wie du dir ein Wohl- und Waldgefühl in den Alltag holst. Es geht dabei weniger um zeitraubende oder aufwendige Aktionen als vielmehr um kleine Interventionen, mit denen du dich quasi im Vorbeigehen immer mal wieder mit dir und der Natur verbinden kannst. Wie für alle guten Vorsätze gilt: Lieber dreimal dreißig Sekunden als niemals drei Stunden.

1. Werde Gestalterin oder Gestalter deines Wandels.
2. Schaffe dir kleine Inseln der Ruhe im Alltag.
3. Nutze deine Stärken. Die Deutsche Gesellschaft für Positive Psychologie hat in Kooperation mit der Freien Universität Berlin und der Universität Potsdam einen kostenlosen Test entwickelt, um die eigenen Stärken herauszufinden.[116]
4. Etabliere eine Morgenroutine, in der du nur für dich Zeit hast.
5. Übe dich in Achtsamkeit. Suche dir jeden Tag drei Dinge, die du achtsam wahrnimmst.
6. Hänge dir Fotos vom Wald auf und versetze dich für einige Momente dorthin zurück.
7. Baue einen Naturaltar und schmücke ihn mit Naturobjekten.
8. Mache es dir zur Gewohnheit, zu meditieren. Schon eine Minute täglich auf das Kommen und Gehen des Atems zu achten, ist ein Gewinn. Regelmäßigkeit macht den Unterschied.
9. Vertiefe dein Wissen über den Wald und seine Bewohner.
10. Mache bewusste Schönheitsspaziergänge.
11. Spüre bei jeder Gelegenheit in dein Herz und nimm Verbindung zu ihm auf.
12. Verschlanke deinen Alltag und reduziere deine Termine. Weniger Stress heißt mehr Leben.
13. Erde dich täglich: Atme tief in den Bauch hinein und verwurzele deine Füße.

14. Triff Menschen, die dir guttun.
15. Höre deine Lieblingsmusik und tanze dazu.
16. Stelle dir öfter die Frage, was wirklich wichtig ist.
17. Finde deine Grenzen und setze sie.
18. Übernimm Verantwortung für dich.
19. Verlasse deine Komfortzone, denn dahinter liegt das Gold.
20. Übe dich im Perspektivenwechsel, sooft es geht.
21. Teile mit anderen.

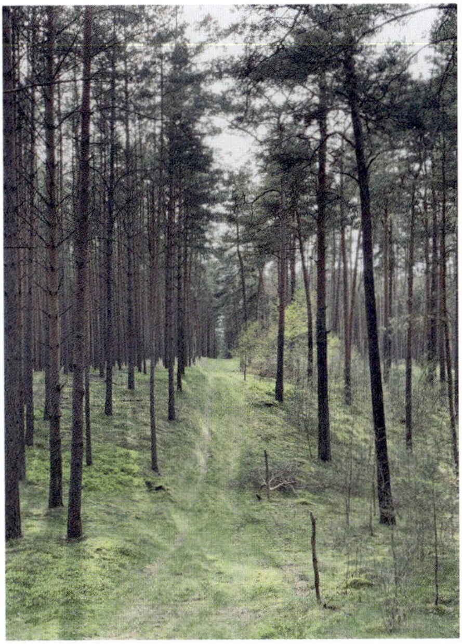

WAS UNS DER WALD SAGEN MÖCHTE

Das Buch ist fast fertig geschrieben. Nur der Schluss fehlt noch. Ich möchte den Wald sprechen lassen und habe ihm eine Stimme gegeben:

»Ich bin der Wald und erwarte dich, Mensch.
Komm zurück in die Gemeinschaft.
Lass uns wieder in einen Dialog treten.
Meine Sprache ist sinnlich, anders als deine.
Du hast sie vergessen, als du anfingst, dich zu separieren und Zäune zu ziehen.
Diese Trennung tut dir nicht gut.
Du bist erschöpft, müde und leer.

Du suchst nach Sinn, Einfachheit und innerem Frieden.
Du kannst meine Sprache wieder erlernen.
Sie ist einfach, du musst nur dein Herz öffnen, leer sein und zuhören.
Ich bin Natur, genau wie du Natur bist.
Schau dir an, wie vielfältig meine Lebensgemeinschaften sind.
Mir geht es gut, wenn all die Wesen, die ich bin, respektvoll behandelt und geschützt werden.
Aber meine Flächen werden kleiner und kleiner.
Ich kann die Tiere kaum noch ernähren.
Sie finden keinen Platz mehr und ziehen zu dir in die Städte.
Sie fristen ihr Dasein mit dem, was du wegwirfst.
Die Stärksten und Anpassungsfähigsten werden neue Nischen finden, so wie sie diese immer gefunden haben.
Doch bitte nimm mir nicht auch noch meine Großmütter und Großväter, die uralten Bäume, denn sie sind es, die mich durch ihr Dasein erhalten.
Ich bin komplex, ein großer Organismus, der sich aus dem Moment heraus entwickelt.
Ich bin weder Anfang noch Ende, sondern ständige lebendige Veränderung.
Ich bin ein Kreislauf, der sich seit Millionen von Jahren anpasst und neue Wege findet.
Wenn du nicht mehr bist, werde ich noch da sein.
Teilen gehört zu meinen Grundprinzipien, das Leben im Wir, in Gemeinschaften, Symbiosen, Rhythmen und Zyklen.
Ich will dir nicht deinen Fortschritt nehmen. Doch nicht jede neue Technologie und Errungenschaft ist sinnvoll, wenn dafür anderorts gekämpft wird, meine Brüder und Schwestern vergiftet werden und ein Einzelner alles erhält.
Mensch, komm zurück in die bestehende Gemeinschaft, zu der du gehörst und immer gehört hast.
Hier sind meine geöffneten Arme.

Ich warte auf dich und erwarte gleichzeitig nichts von dir.
Du darfst sein, so wie alles sein darf.«

November im Grunewald. Ich bin bei meiner Freundin, der alten Eiche, und frage sie, was der Wald mir für mein Buch sagen möchte. Ich lehne an ihr, verbinde mich mit meinem Herzen, öffne es und werde leer, empfangend. Lange passiert nichts. Da ist nur mein innerer Raum, den ich fühle und gut kenne. Ich stelle meine Frage erneut. Es passiert nichts. Doch dann, als ich schon nicht mehr damit rechne, breitet sich ein tiefes, warmes und schönes Gefühl in mir aus. Ein Gefühl, das heilt und alles verbindet, das glücklich macht und das wir uns alle in unserem Leben wünschen: Liebe. Sie ist immer da. Ob du sie spüren willst, ist deine freie Entscheidung.

DANK

Ich danke meinem Mann Hajo Schumacher, der mich zu meinem Studium und zu jeder Fortbildung ermutigt hat. Seine Kommentare fordern mich immer wieder heraus und lassen mich neu und weiterdenken.

Ich danke unseren wunderbaren Söhnen Fritz und Paul, die mich aufbauen, bekochen und mit ihrer Fröhlichkeit immer wieder aus dem Tunnel holen.

Ich danke meinen verstorbenen Eltern, Susanne und Peter Möller, die mir als Kind den Wald gezeigt haben und für die die Natur immer wichtig war.

Ich danke Alexandra Schwarz-Schilling, die mit ihrer Arbeit und dem Verein Living Gaia e. V. mein Treffen mit Rita und Bunke Huni Kuin ermöglicht hat.

Ich danke Rita Huni Kuin für neue Perspektiven und Jaci Meinhold, die durch ihre Übersetzung die Verständigung mit Rita überhaupt erst möglich gemacht hat.

Ich danke meiner Agentin Rebekka Göpfert, die mich so positiv bestärkt hat.

Ich danke meiner Lektorin Stefanie Gördes vom Kailash Verlag, die die Idee zu diesem Buch hatte, sowie meiner Lektorin Angelika Holdau, die ein solides in ein sehr gutes Manuskript verwandelt hat.

Ich danke meinen Freundinnen Anna Rakemann und Katharina Berardi, die Teile des Manuskripts vorab gelesen haben und es gut fanden.

Ich danke meiner Freundin und Kollegin Annika Köppern, mit der ich meine Liebe zur Natur teile und Workshop-Formate entwickle und umsetze.

Ich danke Bettina Grote, Astrid Habiba Kreszmeier und Hans-Peter Hufenus, die mich in systemischer Naturtherapie ausgebildet haben.

Ich danke Prof. Dr. Judith Mangelsdorf, Dr. Christin Celebi, Nicole Dargent und Michaela Wegener von der DGPP Berlin, die mir die Methoden und Hintergründe der Positiven Psychologie und des systemischen Coachings nähergebracht haben.

Ich danke Gabriele Stiegler, Oren Bar Tal und Dr. Ulrich Ahrens (1956-2023) vom Psychodramaforum Berlin, die mir die vielen Möglichkeiten der Methode vermittelt haben.

Ich danke Prof. Dr. sc. nat. Elke van der Meer und Prof. Dr. rer. nat. Dr. rer. agr. Christian Ulrichs von der Humboldt Universität zu Berlin dafür, dass ich bei ihnen meinen Abschluss in einer interdisziplinären Masterarbeit in Psychologie und Gartenbau schreiben konnte.

Ich danke all meinen Klientinnen und Klienten, von denen ich fortwährend lerne und bestätigt werde.

Ich danke dem Wald, seinen Pflanzen und Tieren für unvergessene Momente und tiefe Einsichten.

Ich danke meiner Freundin, der alten Eiche, die mir geduldig zeigt, was im Leben wichtig ist und wie schön es ist, ihre Sprache zu lernen.

Und ich danke dem Leben dafür, dass ich in einem Land leben darf, in dem vieles möglich ist.

ANMERKUNGEN

1 Ryan M. Niemiec: Charakterstärken – Trainings und Interventionen für die Praxis, Hogrefe Verlag.

2 Daniela Blickhan: Positive Psychologie. Ein Handbuch für die Praxis, Junfermann Verlag.

3 Ryan M. Niemiec: Charakterstärken – Trainings und Interventionen für die Praxis, Hogrefe Verlag.

4 Peterson, C., Seligman, M.: Character strengths and virtues: A handbook and classification, Oxford University Press Inc.

5 Hartmut Rosa: Resonanz – Eine Soziologie der Weltbeziehung, Suhrkamp Verlag.

6 Gabler Wirtschaftslexikon Online: https://wirtschaftslexikon.gabler.de/definition/natur-122426

7 Vining, J., Merrick, M. S., Price, E. A.: The distinction between humans and nature: Human perception of connectedness to nature and elements of the natural and unnatural, Human Ecology Review, 15 (1), 2008.

8 Clemens G. Arvay: Der Biophilia-Effekt – Heilung aus dem Wald, edition a.

9 Qing Li: Effect of forest bathing trips on human immune function, Environmental Health and Preventive Medicine, 15 (1), S. 9–17.

10 Sudimac, S., Sale, V., Kühn, S.: How nature nurtures: Amygdala activity decreases as the result of a one-hour walk in nature, Molecular Psychiatry, 27, S. 4446–4452.

11 Kühn, S., Düzel, S., Eibich, P. et al.: In search of features that constitute an »enriched environment« in humans: Associations between geographical properties and brain structure, Scientific Reports, 7 (1), 11920.

12 Tyrväinen, L., Ojala, A., Korpela, K. et al.: The influence of urban green environments on stress relief measures: A field experiment, Journal of Environmental Psychology, 38, S. 1-9.

13 Marie von Ebner-Eschenbach: Aphorismen, Zenodot Verlagsgesellschaft.

14 Qing Li: Die wertvolle Medizin des Waldes – Wie die Natur Körper und Geist stärkt, Rowohlt Verlag.

15 Neff, Kristin, Germer, Christopher: Selbstmitgefühl – Das Übungsbuch – Ein bewährter Weg zu Selbstakzeptanz, innerer Stärke und Freundschaft mit sich selbst, Arbor Verlag.

16 Doll, A., Hölzel, B. K., Boucard, C. C. et al.: Mindfulness is associated with intrinsic functional connectivity between default mode and salience network, Frontiers in Human Neuroscience, 9:461.

17 Brown, K. W., Ryan, R. M.: The benefits of being present: mindfulness and its role in psychological well-being, Journal of Personality and Social Psychology, 84 (4), S. 822–848.

18 Kwak, S., Lee, T. Y., Jung, W. H. et al.: The Immediate and Sustained Positive Effects of Meditation on Resilience Are Mediated by Changes in the Resting Brain, Frontiers of Human Neuroscience, 13:101.

19 Alexander von Humboldt: Ansichten der Natur, Anaconda Verlag.

20 Katja Dienemann u.a.: Arbeitsraum Natur – Handbuch für Coaches, Therapeuten, Trainer und Organisationen, Springer.

21 Hildegard von Bingen: Welt und Mensch: Das Buch »De Operatione dei«, Otto Müller Verlag.

22 Hoffmann, S., Trost, L., Voigt, C. et al.: Duets recorded in the wild reveal that interindividually coordinated motor control enables cooperative behavior, Nature Communications, 10, 2577.

23 Tschacher, W., Greenwood, S., Ramakrishnan, S. et al.: Audience synchronies in live concerts illustrate the embodiment of music experience, Scientific Reports, 13, 14843.
24 Lamm, C., Decety, J., Singer, T.: Meta-analytic evidence for common and distinct neural networks associated with directly experienced pain and empathy for pain, NeuroImage, 54 (3), S. 2492–2502.
25 Matthias Jung: Sieh's doch mal romantisch, Psychologie Heute, 11/2019, Beltz Verlag.
26 Wolfgang Welsch: Die menschenzentrierte Denkform der Moderne und ihre zeitgenössische Revision. In: Die neuen Naturtherapien. Handbuch der Garten-, Landschafts-, Wald- und Tiergestützten Therapien, Band I: Grundlagen Garten- und Landschaftstherapie von Hilarion G. Petzold, Bettina Ellerbrock und Ralf Hömberg (Hrsg.), Aisthesis psyche Verlag.
27 Lazarus, Richard S., Folkman, Susan: Stress, Appraisal, and Coping, Springer Publishing Company, New York.
28 Perl, O., Ravia, A., Rubinson, M. et al.: Human non-olfactory cognition phase-locked with inhalation, Nature Human Behaviour, 3 (5), S. 501–512.
29 Heck, D. H., Kozma, R., Kay, L. M.: The rhythm of memory: how breathing shapes memory function, Journal of Neurophysiology, 122 (2), S. 563-571.
30 Thich Nhat Hanh: Leben ist, was jetzt passiert, Lotos.
31 Asifa Majid et al.: Differential coding of perception in the world's languages, Proceedings of the National Academy of Sciences, 115 (45), S. 11369–11376.
32 Simons, D. J., Chabris, C. F.: Gorillas in Our Midst: Sustained Inattentional Blindness for Dynamic Events, Perception, 28, S. 1059–1074.
33 Lichtenfeld, S., Elliot, A. J., Maier, M. A., Pekrun, R.: Fertile Green: Green Facilitates Creative Performance, Personality and Social Psychology Bulletin, 38 (6), S. 784–797.
34 R. S. Ulrich: View through a window may influence recovery from surgery, Science, 224, S. 420–421.
35 Akers, A., Barton, J., Cossey, R. et al.: Visual color perception in green exercise: positive effects on mood and perceived exertion, Environmental Science & Technology, 46 (16), S. 8661–8666.
36 DuBose, C. N., Cardello, A. V., Maller, O.: Effects of colorants and flavorants on identification, perceived flavor intensity, and hedonic quality of fruit-flavored beverages and cake, Journal of Food Science, 45 (5), S. 1393–1399.
37 R. T. Buxton et al.: A synthesis of health benefits of natural sounds and their distribution in national parks, PNAS, 118 (14), e2013097118.
38 C. D. Gould van Praag et al.: Mind-wandering and alterations to default mode network connectivity when listening to naturalistic versus artificial sounds, Scientific Reports, 7, 45273.
39 Cascio, C. J., Moore, D., McGlone, F.: Social touch and human development, Developmental Cognitive Neuroscience, 35, S. 5–11.
40 Erceau, D., Guéguen, N.: Tactile contact and evaluation of the toucher, The Journal of Social Psychology, 147 (4), S. 441–444.
41 Crusco, A. H., Wetzel, C. G.: The Midas Touch: The Effects of Interpersonal Touch on Restaurant Tipping, Personality and Social Psychology Bulletin, 10 (4), S. 512–517.
42 Tiffany Field: Touch, MIT Press, Cambridge, Mass, 2014.
43 Hertenstein, M. J., Keltner, D., App, B., Bulleit, B. A., Jaskolka, A. R.: Touch communicates distinct emotions, Emotion, 6 (3), S. 528–533.
44 Ikei, H., Song, C., Miyazaki, Y.: Physiological Effects of Touching Wood, International Journal of Environmental Research and Public Health, 14 (7), S. 801.
45 Meister, L., Pause, B. M.: It's trust or risk? Chemosensory anxiety signals affect bargaining in women, Biological Psychology, 162, 108114.

46 Ackerl, K., Atzmueller, M., Grammer, K.: The scent of fear, Neuroendocrinology Letters, 23 (2), S. 79-84.

47 Irene Habich: Chance zur Früherkennung – Weshalb man Parkinson riechen kann, RedaktionsNetzwerk Deutschland, 2022.

48 Majid, A., Kruspe, N.: Hunter-Gatherer Olfaction is special, Current Biology, 28 (3), S. 409-413.

49 Robert Biswas-Diener: The Courage Quotient, Jossey-Bass.

50 António R. Damásio: Ich fühle, also bin ich: Die Entschlüsselung des Bewusstseins, List Taschenbuch Verlag.

51 Strack, F., Martin, L. L., Stepper, S.: Inhibiting and facilitating conditions of the human smile: a nonobtrusive test of the facial feedback hypothesis, Journal of Personality and Social Psychology, 54 (5), S. 768–777.

52 Die Resonanz der Wälder, philosophie Magazin, Dialog mit Hartmut Rosa und Peter Wohlleben, Philosophie Thema *Pflanzen*, Sonderausgabe Nr. 25, 2023.

53 Erich Fromm: Anatomie der menschlichen Destruktivität, in: Erich-Fromm-Gesamtausgabe, Band VII, dtv Verlagsgesellschaft.

54 https://www.diaart.org/program/artistswebprojects/komar-melamid-the-most-wanted-paintings-web-project

55 Walter Schmidt: Was für ein Blick! Manche Landschaften gefallen uns besser als andere. Woran liegt das? Und was beeinflusst unsere Vorlieben? Psychologie Heute compact, Heft 54, S. 16-21, Beltz Verlag.

56 Daniela Blickhan: Positive Psychologie. Ein Handbuch für die Praxis, Junfermann Verlag.

57 Diessner, R., Woodward, D., Stacy, S., Mobasher, S.: Ten once-a-week brief beauty walks increase appreciation of natural beauty, Ecopsychology, 7 (3), S. 126-133.

58 Ryan M. Niemic: Charakterstärken. Trainings und Interventionen für die Praxis, Hogrefe AG.

59 Weigand, Rosalie, Jacobsen, Thomas: Beauty and the busy mind: Occupied working memory resources impair aesthetic experiences in everyday life, Plos One, 16 (3), 2021.

60 Louv, Richard, Braungart, Michael et al.: Das Prinzip Natur, Beltz Verlag.

61 Cohn, M. A., Fredrickson, B. L.: In search of durable positive psychology interventions: Predictors and consequences of long-term positive behavior change, Journal of Positive Psychology, 5 (5), S. 355-366.

62 Fredrickson, B. L., Cohn, M. A., Coffey, K. A., Pek, J., Finkel, S. M.: Open hearts build lives: Positive emotions, induced through loving-kindness meditation, build consequential personal resources, Journal of Personality and Social Psychology, 95 (5), S. 1045-1062.

63 Martin Buber: Schriften über das dialogische Prinzip, Werkausgabe, Band 4, Gütersloher Verlagshaus.

64 Kernis, M. H., Goldman, B. M.: A multicomponent conceptualization of authenticity: Theory and research, in: M. P. Zanna (Hrsg.), *Advances in Experimental Social Psychology,* 38, S. 283–357, Elsevier Academic Press.

65 Mitschke, Caroline, Höfer, Lisa, Schobin, Janosch: Einsamkeit – Einblicke in Theorie und Praxis; Kompetenznetz Einsamkeit, https://kompetenznetz-einsamkeit.de/publikationen/kne-transfer

66 Holt-Lunstad, J., Smith, T. B., Baker, M. et al.: Loneliness and social isolation as risk factors for mortality: a meta-analytic review, Perspectives on Psychological Science, 10 (2), S. 227–237.

67 Uta Maria Jürgens: Umdenken statt umbringen: Warum wir das Zusammenleben mit Wildtieren üben sollten, SCNAT, 2023.

68 Uta Maria Jürgens: Umdenken statt umbringen: Warum wir das Zusammenleben mit Wildtieren üben sollten, SCNAT, 2023
69 Thomas Krumenacker: Naturentfremdung – Warum wir den Umgang mit wilden Tieren verlernt haben, spektrum.de.
70 Richard Louv: Das letzte Kind im Wald. Geben wir unseren Kindern die Natur zurück! Beltz Verlag.
71 Staudinger, Ursula M., Baltes, Paul: Weisheit als Gegenstand psychologischer Forschung, Psychologische Rundschau, 47, S. 57-77, Hogrefe Verlag.
72 Daniela Blickhan: Positive Psychologie. Ein Handbuch für die Praxis, Junfermann Verlag.
73 Judith Glück: Weisheit – Die 5 Prinzipien des gelingenden Lebens, Kösel Verlag.
74 Hermann Hesse: Wanderung, Insel Verlag.
75 Lea Wintterlin: Philosophie des Baumes, Philosophie Magazin, 2021.
76 Ninkovic, V., Markovic, D., Rensing, M.: Plant volantiles as cues and signals in plant communication, Plant, Cell & Enviroment, 44 (4), S. 1030-1043.
77 Gagliano, M., Manusco, S., Robert, D.: Towards understanding plant bioacoustics, Cell Press, Trends in Plant Science, 17 (6), S. 323-325.
78 Gagliano, M., Grimonprez, M., Depczynski, M. et al.: Plant roots use sound to locate water, Oecologia, 184 (1), S. 151–160.
79 Baluška, F., Yamashita, F., Mancuso, S. (2021): Root Apex Cognition: From Neuronal Molecules to Root-Fungal Networks, in: Mukherjee, S., Baluška, F (Hrsg.): Rhizobiology – Molecular Physiology of Plant Roots. Signaling and Communication in Plants, Springer, Cham.
80 Eisenhauer, Nico, Weigelt, Alexandra: Ecosystem effects of environmental extremes, Science, 374 (6574), S. 1442-1443.
81 Calvo, P., Gagliano, M., Souza, G. M., Trewavas, A.: Plants are intelligent, here's how, Annals of Botany, 125 (1), S. 11–28.
82 Gagliano, M., Vyazovskiy, V., Borbély, A. et al.: Learning by Association in Plants, Scientific Reports 6, 38427.
83 Khait, I., Lewin-Epstein, O., Sharon, R. et al.: Sounds emitted by plants under stress are airborne and informative, Cell, 186 (7), S. 1328-1336.
84 Wolf-Dieter Storl: Unsere fünf heiligen Bäume, Knaur MensSana.
85 Odell Shepard (Hrsg.): The Heart of Thoreau's Journals, Dover Publications Inc., Eintrag vom 14.02.1851.
86 António R. Damásio: Descartes' Irrtum. Fühlen, Denken und das menschliche Gehirn, List Taschenbuch.
87 Herwig, U., Kaffenberger, T., Jäncke, L., Brühl, A. B.: Self-related awareness and emotion regulation, NeuroImage, 50 (2), S. 734-741.
88 Julian Jaynes: Der Ursprung des Bewußtseins, Rowohlt Taschenbuch.
89 Verena Kast, in: Ich verzeihe Dir, Silke Pfersdorf, Psychologie Heute compact, 63, S. 79-83, 2021, Beltz Verlag.
90 Lee, Ru-Yim, Enright, Robert D.: A meta-analysis of the association between forgiveness of others and physical health, Psychology & Health, 34 (5), S. 626-643.
91 Niehoff, E., Petersdotter, L., Freund, P. A.: International sojourn experience and personality development: Selection and socialization effects of studying abroad and the Big Five, Personality and Individual Differences, 112, S. 55-61.
92 Roberts, B. W., DelVecchio, W. F.: The rank-order consistency of personality traits from childhood to old age: A quantitative review of longitudinal studies, Psychological Bulletin, 126 (1), S. 3–25.
93 Specht, J., Luhmann, M., Geiser, C.: On the consistency of personality types across adulthood: Latent profile analyses in two large-scale panel studies, Journal of Personality and Social Psychology, 107 (3), S. 540–556.

94 Oettingen, Gabriele (Autorin), Strerath-Bolz, Dr. Ulrike (Übersetzerin): Die Psychologie des Gelingens, Pattloch Verlag.
95 Kappes, A., Oettingen, G.: The emergence of goal pursuit: Mental contrasting connects future and reality, Journal of Experimental Social Psychology, 54, S. 25–39.
96 Barbara Stollberg-Rilinger: Rituale, Campus Verlag.
97 Geiger, N., Swim, J. K., Gasper, K., Fraser, J., Flinner, K.: How do I feel when I think about taking action? Hope and boredom, not anxiety and helplessness, predict intentions to take climate action, Journal of Environmental Psychology, 76, 101649.
98 Yaden, D. B., Batz-Barbarich, C. L., Ng, V., Vaziri, H. et al.: A meta-analysis of religion/spirituality and life satisfaction, Journal of Happiness Studies, 23, S. 4147–4163.
99 C. G. Jung: Mandala – Bilder aus dem Unbewussten, Patmos Verlag.
100 Sebastian Remmers: Wie der Verlust des Partners bewältigt wird, Cuvillier Verlag.
101 Bond, F., Bunce, D.: Job Control Mediates Change in a Work Reorganization Intervention for Stress Reduction, Journal of Occupational Health Psychology, 6 (4), S. 290-302.
102 Daniela Blickhan: Positive Psychologie. Ein Handbuch für die Praxis, Junfermann Verlag.
103 Greta Thunberg: Rede bei der »Declaration of Rebellion« in London am 31. Oktober 2018.
104 Tugade, M., Fredrickson, B., Feldman Barrett, L.: Psychological resilience and positive emotional granularity: Examining the benefits of positive emotions on coping and health, Journal of Personality, 72 (6), S. 1161-1190.
105 Antonovsky, A., Franke, A.: Salutogenese: Zur Entmystifizierung der Gesundheit, Forum für Verhaltenstherapie und psychosoziale Praxis, 36, DGVT-Verlag.
106 Baumann, Doris, Ruch, Willibald: What constitutes a fulfilled life? A mixed methods study on lay perspectives across the lifespan, Frontiers in Psychology, 13, 2022.
107 Ruales, Jenny García, Gutmann, Andreas: Die Rechte der Natur in Lateinamerika, in: Matthias Kramm (Hrsg.): Rechte für Flüsse, Berge und Wälder, Oekom Verlag.
108 Robin Wall Kimmerer: Geflochtenes Süßgras, Aufbau Verlag.
109 Lumber, R., Passmore, H.-A., Niemiec, R.: Trees are honest, bugs are creative, sunsets are hopeful – Identifying character strengths in nature: A structured tabular thematic analysis, Current Research in Ecological and Social Psychology, 4, 100092.
110 Klimecki, O. M., Leiberg, S., Lamm, C., Singer, T.: Functional neural plasticity and associated changes in positive affect after compassion training, Cerebral Cortex, 23 (7), S. 1552-1561.
111 Thupten Jinpa: Mitgefühl: Offen und empathisch sich selbst und dem Leben begegnen, O. W. Barth Verlag.
112 http://www.compassion-training.org
113 Daniela Blickhan: Positive Psychologie und Coaching. Von der Lösungs- zur Wachstumsorientierung, Junfermann Verlag.
114 Bernd Heinrich: Die Weisheit der Raben, Matthes & Seitz Verlag.
115 Andreas Weber: Lebendigkeit jetzt. Eine erotische Ökologie für das Anthropozän, in: Hans-Joachim Gögl und Josef Kittinger (Hrsg.): Tage der Utopie 2015. Entwürfe für eine gute Zukunft, Bucher Verlag.
116 https://www.gluecksforscher.de

DER MUTMACHPODCAST MIT SUSE SCHUMACHER

Mutmachen in unsicheren Zeiten. Mit Prominenten wie Benno Fürmann und Dunya Hayali, Ranga Yogeshwar oder Professor Judith Mangelsdorff sucht Suse Schumacher gemeinsam mit ihrem Mann Hajo und Sohn Paul nach Lichtblicken, Auswegen und Methoden, um mit Angst, Zweifeln und dem täglichen Unwohlsein besser umzugehen.

Suse und Hajo Schumacher kennen Höhen und Untiefen des Lebens, als Eltern und Nachtschwärmer, als Freiberufler und Kulturfreunde, als Ehepartner und freie Geister. Sohn Paul, Garten- und Landschaftsbauer, bereichert die Gespräche über Natur, Gesellschaft und Politik mit seinem erfrischenden Blick und überraschenden Perspektiven.

Wie lösen wir Konflikte? Wie bleiben wir im Gespräch? Wie trainieren wir unsere Resilienz und bewahren die Freude am Leben? »Im besten Fall«, sagt Suse Schumacher, »sind Krisen unsere Lehrmeister, die uns inneres Wachstum und liebevolles Miteinander beibringen.«

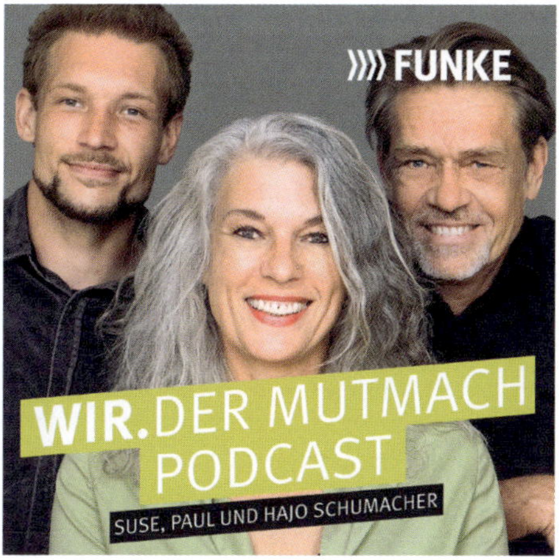

Das Zitat von Wilhelm Bode stammt aus *Alfred Möllers Dauerwaldidee – Mit den Reprints sämtlicher Beiträge Alfred Möllers zur Dauerwaldidee 1920–1922*, mit freundlicher Genehmigung von Matthes & Seitz, Berlin.

MIX
Papier | Fördert gute Waldnutzung
FSC® C106855
FSC www.fsc.org

Penguin Random House Verlagsgruppe FSC® N001967

2. Auflage
Originalausgabe

in der Penguin Random House Verlagsgruppe GmbH
Neumarkter Str. 28, 81673 München
Lektorat: Angelika Holdau
Fotos: Suse Schumacher, außer S.105: Adobe Stock/HildaWeges
Umschlaggestaltung und Layout:
ki 36, Daniela Hofner Editorial Design, München
Satz: Satzwerk Huber, Germering
Druck und Bindung: Print Consult GmbH, München
Printed in Slovak Republic
ISBN 978-3-424-63258-3

www.kailash-verlag.de